静脉血栓栓塞症
防治与护理

主 编 郑喜灿 王 珂 谢素丽

U0325479

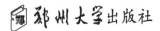
郑州大学出版社

图书在版编目（CIP）数据

静脉血栓栓塞症防治与护理／郑喜灿，王珂，谢素丽主编. — 郑州：郑州大学出版社，2023.6

ISBN 978-7-5645-9698-9

Ⅰ.①静… Ⅱ.①郑…②王…③谢… Ⅲ.①静脉疾病－血栓栓塞－防治②静脉疾病－血栓栓塞－护理 Ⅳ.①R543.6②R473.5

中国国家版本馆 CIP 数据核字（2023）第 077218 号

静脉血栓栓塞症防治与护理

JINGMAI XUESHUAN SHUANSAIZHENG FANGZHI YU HULI

策划编辑	张　霞		封面设计	王　微
责任编辑	张　霞　董　珊		版式设计	王　微
责任校对	吕笑娟		责任监制	李瑞卿

出版发行	郑州大学出版社		地　　址	郑州市大学路40号（450052）
出 版 人	孙保营		网　　址	http://www.zzup.cn
经　　销	全国新华书店		发行电话	0371-66966070
印　　刷	河南省诚和印制有限公司			
开　　本	710 mm×1 010 mm　1／16			
印　　张	17		字　　数	298 千字
版　　次	2023 年 6 月第 1 版		印　　次	2023 年 6 月第 1 次印刷

书　　号	ISBN 978-7-5645-9698-9		定　　价	128.00 元

本书如有印装质量问题，请与本社联系调换。

编委名单

主　编　郑喜灿　王　珂　谢素丽

副主编　张红娟　刘高峰　钱培琳　赵　磊

编　委（按姓氏笔画排序）

丁小勇　于新原　马会勤　王　淼　王　楠　王　路　孔红娜
史　臻　白艳鸽　吕　洋　朱丹凤　刘文倩　刘凌霞　江小萌
孙　柯　杜　芳　杨亚娇　李辰辰　李青青　李海燕　肖　婷
邱　雯　张　瑞　张　岩　张春旭　张海燕　幸超峰　苗　朋
岳　玮　屈晓娜　赵　丽　赵　霞　柳韶真　徐　倩　徐团结
徐琰琰　郭　萍　黄　晶　崔素娟　翟晓丹　潘文文

内 容 提 要

　　本书共分为十二章。第一章主要简述了静脉血栓栓塞症(VTE)的防治历程,围绕血栓的基本概念、流行病学特点进行阐述;第二至四章分别从 VTE 的风险评估与预防、诊断与治疗、健康宣教展开,结合指南及专家共识对各 VTE 相关的风险评估表单、诊断指标、临床表现等内容作了全面梳理;第五至十一章主要概括骨科、妇产科、普通外科、老年内科、肿瘤科、手术室、输液导管相关的高危科室及高危因素进行各专科的产生VTE 机制、预防评估和治疗护理特点进行了总结整理;第十二章将临床中常见的血栓发生情况以案例形式,从人、机、法、环角度对 VTE 发生原因、变化进展机制、评估方法、预防诊疗过程和护理措施进行了深度分析。实用性强,可以帮助大家了解 VTE,提高防治质量,以更好地促进医疗安全。该书主要针对在静脉血栓临床管理过程中的常见问题以及重点难点进行总结归纳,引导医护人员全面掌握并有效管理 VTE 相关的危险因素,了解系统的干预方法对 VTE 的预防作用,对促进医护人员更好地防治 VTE 具有重要的指导意义。

前　言

　　静脉血栓栓塞症(VTE)包括深静脉血栓(DVT)和肺血栓栓塞症(PTE),是仅次于心肌梗死和脑卒中的第三大最常见的心血管疾病,也是住院患者院内可预防的死亡原因之一。近年来,随着对 VTE 的深入研究,国内外医学专家结合临床实际和循证医学证据,相继出台了多个学科静脉血栓栓塞预防和治疗指南,有关 VTE 防治的相关内容也越来越多,这些要求作为临床实践的依据,可有效提高医务人员对 VTE 的认知和防控意识。故医务人员及时掌握相关 VTE 知识,构建院内静脉血栓栓塞防控体系,制定科学标准的防治方案和流程,做到知信行的统一,有助于血栓早预防、早发现和正确治疗,以更好地降低 VTE 发生率。

　　国家卫健委先后两次将提高 VTE 规范预防率作为国家医疗质量安全改进十大目标之一,说明采取规范预防措施的重要性和必要性。护理工作者作为临床一线的有力执行者,在 VTE 防治工作中发挥着不可替代的作用,越来越多的专科护士积极主动参与到此项工作中,她们将临床实践和理论相结合,促进了血栓规范化措施的落实,体现了专科护士的价值和力量。但是血栓的发生不是单一因素,常涉及医疗、护理、康复等多个学科,护士的知识储备稍显不足,大家通常借助碎片化时间翻阅血栓相关的工具书、专著或者期刊来不断提高学习的能力,但学习内容多、耗费时间长且系统性不强。为更好地帮助临床一线工作者熟悉和掌握相关血栓知识,做到知其然知其所以然,进一步加强对交叉学科血栓知识的认知,我们将内科、外科、妇科、肿瘤等高危科室涉及VTE 方面的指南、专家共识、循证医学、最新动态等内容进行了梳理汇总,以问答的形式将血栓公共知识和专科知识进行分类,便于大家查阅和学习,以便快捷、全面、系统和科学掌握 VTE 特点与复杂性,促进 VTE 规范化防治水平提升。

本书不仅涉及VTE相关的公共知识,更融入了骨科、普外科、妇产科、肿瘤、静脉导管相关性血栓等多专科多专业的内容,将国内外专家共识和评估工具进行了罗列汇总,并对常见案例进行了深度分析与思考,适用于临床中高危科室的医务工作人员阅读,有利于帮助医务人员掌握多学科的VTE知识和要点。

　　本书各位编者大多数来自临床,他们利用休息时间反复推敲,在构思、搜集文献、撰写、多次校稿过程中不辞辛苦,感谢她们的辛苦付出和努力。尽管我们很想做到完美,但毕竟水平有限,难免有瑕疵和疏漏之处,敬请各位专家斧正!

郑喜灿　王　珂　谢素丽

2022年7月

目 录
CONTENTS

第二章
VTE 风险评估与预防

第三章

VTE 风险诊断与治疗

第四章

VTE 健康宣传与教育

第五章

骨科 VTE

第六章

妇产科 VTE

第七章
普通外科 VTE

第八章

老年内科 VTE

第九章
肿瘤科 VTE

第十章

手术室 VTE

第十一章

输液导管因素 VTE

第十二章

VTE 病例分析

第一章
VTE 简史与基本知识

一、简史

↘ 1. 我国防治静脉血栓栓塞症(VTE)的发展历程是什么?

2004 年,开始起草《VTE 预防专家建议》。

2005 年,《VTE 预防专家建议》发表。

2006 年,16 个城市召开"VTE 预防专家建议"推广会。

2007 年,《VTE 预防指南(草案)》发表。

2009 年,《中国骨科大手术 VTE 预防指南》发布。

2011 年,《三级综合医院评审标准实施细则》将深静脉血栓(deep venous thrombosis,DVT)和肺栓塞(pulmonary embolism,PE)的发生率列为三甲医院考核指标。

2012 年,《医院内 VTE 预防与管理建议》发布。

2013—2015 年,相关理念逐渐在临床诊治与护理中渗透。

2015 年,发布《内科住院患者 VTE 疾病中国专家共识(2015)》。

2016—2017 年,制定《中国骨科大手术 VTE 预防指南》并发布。

2018 年,《中国血栓性疾病防治指南》正式发布,并修订《医院内 VTE 防治与管理建议》。

2020 年,中国 VTE 防治大会召开。

2021 年,启动《全国肺栓塞和深静脉血栓形成防治能力建设项目》。同年,国家卫健委将提高 VTE 规范预防率作为国家医疗质量安全改进十大目标之一。

2022 年,继续将提高 VTE 规范预防率作为国家医疗质量安全改进十大目标之一。

2. VTE 防治能力建设项目的背景和目的是什么?

为降低院内 VTE 导致的疾病负担、改善患者预后、提高医疗质量、保障住院患者医疗安全,2021 年国家卫生健康委员会启动了《关于同意开展加强肺栓塞和医院内 VTE 防治能力建设项目》工作。其目的是通过构建医院内 VTE 防治管理体系,采取积极有效的风险评估手段,制定有效的预防方法和策略,规范 DVT 和 PE 形成的预防、诊断与治疗,并通过系统的流行病学和临床研究进一步探索中国人群发病规律,带动我国整体医院院内 VTE 防治水平的提升。

3. 建立医院 VTE 管理体系的意义是什么?

VTE 是住院患者常见的并发症之一,其隐匿性强,是院内非预期死亡的重要原因之一。《关于同意开展加强肺栓塞和医院内 VTE 防治能力建设项目》指出,医院管理部门应建立由多学科参与的住院患者 VTE 防治管理体系,制定综合有效的院内 VTE 预防与处理方案,并将住院患者 VTE 预防作为医院医疗质量管理评价的关键指标,推进临床各科室严格、规范落实血栓的各项防范措施,以增强院内 VTE 预防能力和临床诊疗救治能力,提高血栓人群诊出率,有效降低住院患者 VTE 发生率和死亡率,全面提升医疗质量,保障患者安全。

4. 规范的 VTE 防治能力建设内容主要包括哪些?

(1)建立 VTE 防治管理体系,强化血栓防治观念。建立医院 VTE 组织管理架构是实施院内 VTE 防控管理体系的第一步,明确由院领导参与,医务部门、护理部、科室共同参与,通过制定完善的院内 VTE 防控管理制度及流程,建立应急预案,定期培训,进行 VTE 防治工作组织协调、督导检查、问题反馈与分析、效果评价等,持续改进工作,促进院内 VTE 防控工作的有效开展。院内 VTE 组织管理架构基本包括医院级 VTE 管理小组和科级 VTE 管理小组组成,包含医、药、护、技、机关等多学科多部门人员,覆盖医院质量管理的不同层面,各个小组在全院 VTE 预警防治体系中各自履行相应的职责。

(2)规范血栓防治流程,提高血栓防治的临床诊治水平。学科设置方面:配备 VTE 诊治的专业技术人员,满足医疗工作,建立多学科联合诊疗制度,建立治疗绿色通道。诊疗预防方面:开展 DVT 和 PE 的检查、检验技术,具备治疗能力,满足需求的溶栓和抗凝药物,可以开展溶栓、手术和介入治疗能力。及时进行风险评估,提供药物和机械预防措施。

(3)加强患者的管理。建立住院期间、出院、随访管理制度,制定医院内 VTE 防治宣教管理制度并实施,利用报纸、杂志、广播、电视、微信等多种途径开展 VTE 防治健康教育,定期举办 VTE 健康知识讲座等活动。通过问卷调查,了解住院患者对 VTE 防治的知晓率与健康宣教情况。

5. 医院 VTE 防治管理组应具备哪些职责?

(1)建立并完善院内 VTE 防治管理体系、风险评估和执行流程。

(2)根据行业标准和国内外指南,组织制定院内 VTE 防治方案,并动态更新完善。

(3)组织院内 VTE 防治专家组开展临床防治工作。

(4)组织医护人员 VTE 防治知识培训,强化防范意识和规范化管理能力。

(5)组织院内 VTE 防治工作的协调、督查、分析、评价、反馈,并持续改进。

6. 医院 VTE 防治护理组应具备哪些职责?

(1)指导科室对 VTE 高危患者进行评估,并协助临床医师落实院内 VTE 预防方案。

(2)定期对院内各科室护士进行 VTE 知识培训,建立 VTE 护理预警管理的学习交流平台。

(3)参与全院 VTE 疑难病例讨论,负责疑难复杂 VTE 个案的护理会诊工作,收集疑难病例个案,开展 VTE 病例讨论及工作等。

(4)深入临床,定期对 VTE 护理防控措施落实情况进行质量巡查、督导,定期分析和反馈,为临床科室 VTE 防控工作开展和改进提供依据。

7. 国内先后发布了哪些有关 VTE 的相关指南及专家共识?

2008 年,《DVT 形成的诊断和治疗指南(第一版)》,中华医学会外科学分会血管外科学组编写,由《中华普通外科杂志》发表。

2009 年,《中国骨科大手术 VTE 预防指南》,中华医学会骨科学会编写,由《中华骨科杂志》发表。

2011 年,《下肢 DVT 形成介入治疗规范的专家共识》,中华医学会放射学分会介入学组编写,由《介入放射学杂志》发表。

2012 年,《中国颅内静脉系统血栓形成诊断和治疗指南》,中华医学会神经病学分会脑血管组卒中诊疗指南编写组编写,由《中华神经外科杂志》发表。

2012 年,《DVT 形成的诊断和治疗指南(第二版)》,中华医学会外科学分会血管外科学组编写,由《中华普通外科杂志》发表。

2012 年,《择期髋膝关节置换患者静脉血栓栓塞性疾病预防的 AAOS 指南》,中华关节外科杂志编写,由《中华关节外科杂志》发表。

2013 年,《创伤骨科患者 DVT 形成筛查与治疗的专家共识》,中国医学会骨科分会创伤骨科学组编写,由《中华创伤骨科杂志》发表。

2015 年,《内科住院患者 VTE 预防中国专家共识》,中华医学会老年医学会分会、中华医学会呼吸病学分会、内科住院患者 VTE 预防中国专家写作组编写,由《中华老年医学杂志》发表。

2015 年,《肿瘤相关 VTE 预防与治疗指南》,中国临床肿瘤学会(CSCO)肿瘤与血栓专家共识委员会编写,由《中国肿瘤临床杂志》发表。

2015 年,《中国颅内静脉系统血栓形成诊断和治疗指南》,中华医学会神经病学分会脑血管组卒中诊疗指南编写组编写,由《中华神经外科杂志》发表。

2016 年,《中国骨科大手术 VTE 预防指南》,中华医学会骨科分会编写,由《中华骨科杂志》发表。

2016 年,《中国髋、膝关节置换术加速康复——合并心血管疾病患者围术期血栓管理专家共识》,中华医学会骨科学分会关节外科学组编写,由《中华骨科与关节科杂志》发表。

2016 年,《血栓栓塞性疾病抗栓治疗指南》,美国胸科医师学会编写,由 Chest 发表。

2016 年,《中国普通外科围手术期血栓预防与管理指南》,中华医学会外科学分会编写,由《中华外科杂志》发表。

2017 年,《妇科手术后 DVT 形成及肺栓塞预防专家共识》,由《中华妇产科杂志》发表。

2017 年,《DVT 形成的诊断和治疗指南(第三版)》,中华医学会外科学分会血管外科学组编写,由《中华普通外科杂志》发表。

2018 年,《中国血栓性疾病防治疾病》,《中国血栓性疾病防治疾病》专家委员会编写,由《中华医学杂志》发表。

2018 年,《中国 PE 诊治与预防指南》,中华医学会呼吸病分会肺栓塞与肺血管病学组编写,由《中华医学杂志》发表。

2018 年,《中国羊水栓塞临床诊断与处理专家共识》,中华医学会妇产科分会产科学组编写,由《中华妇产科杂志》发表。

2018 年,《下肢静脉血栓形成介入治疗规范专家共识(第二版)》,中国医师协会介入医师分会、中华医学会放射学分会介入专业委员会、中国静脉介入联盟编写,由《中华介入放射学电子杂志》发表。

2018 年,《上海长海医院院内 VTE 预防指南》,由《解放军医院管理杂志》发表。

2018 年,《妊娠期血栓栓塞症的临床管理指南》,美国妇产科医师学会(ACOG)。

2018 年,《儿童 VTE 的治疗——2018 美国血液病学会静脉血栓栓塞管理指南解读》,由《中国普通外科杂志》发表。

2018 年,《胸部恶性肿瘤围手术期 VTE 预防中国专家共识(2018 版)》,中国胸外科 VTE 研究协作组编写,由《中国肺癌杂志》发表。

2018 年,《肺血栓栓塞症诊治与预防指南》,中华医学会呼吸病学分会编写,由《中华医学杂志》发表。

2019 年,《抗凝剂皮下注射护理规范专家共识》,中国静脉介入联盟、中国医师协会介入医师分会外周血管介入专业委员会编写,由《介入放射学杂志》发表。

2019 年,《肿瘤相关 VTE 预防与治疗指南》,中国临床肿瘤学会与血栓专家委员会编写,由《中国肿瘤临床杂志》发表。

2019 年,《梯度压力袜用于 VTE 防治专家共识》,国际血管联盟中国分部护理专业委员会、中国医师协会血管学专业委员会编写,由《介入放射学杂志》发表。

2019 年,《中国颅内静脉系统血栓形成诊断和治疗指南》,中华医学会神经病学分会、中华医学会神经病学分会脑血管学组编写,由《中华神经外科杂志》发表。

2020 年,《中国骨肿瘤大手术 VTE 防治专家共识》,中华医学会骨科分会骨肿瘤学组编写,由《中华骨与关节外科杂志》发表。

2020 年,《VTE 机械预防中国专家共识》,中国健康促进基金会血栓与血管专项基金专家委员会编写,由《中华医学杂志》发表。

2020 年,《输液导管相关静脉血栓形成中国专家共识》,国际血管联盟中国分会、中国老年医学学会周围血管疾病管理分会编写,由《中国实用外科杂志》发表。

2020 年,《颅内静脉系统血栓形成的诊断和防治》,中华医学会神经病学分会编写,由《中华神经科杂志》发表。

2020 年,《成人新型冠状病毒肺炎患者 VTE 防控护理专家共识》,由马玉芬等 12 名专家组成员编写,由《中华护理杂志》发表。

2020 年,《下肢 DVT 形成介入治疗护理规范专家共识》,中国静脉介入联盟、中国医师协会介入医师分会外周血管介入专业委员会编写,由《介入放射学杂志》发表。

2021 版,《中国创伤骨科患者围手术期 VTE 预防指南》,中华医学会骨科学分会创伤骨科学组、中华医学会骨科学分会外固定与肢体重建学组、中国医师协会骨科医师分会创伤专家工作委员会、中国医师协会创伤外科医师分会创伤感染专家委员会编写,由《中华创伤骨科杂志》发表。

2021 年,《欧洲血管外科学会(WSVS)2021 年静脉血栓管理临床实践指南》解读,吴洲鹏等编写,由《中国普外基础与临床杂志》发表。

2021 年,《军事飞行人员 VTE 特许飞行指南》,全军航空航天医学专业委员会编写,由《解放军医学院学报》发表。

2021 年,《妊娠期及产褥期 VTE 预防和诊治专家共识》,中华医学会妇产科学分会产科学组编写,由《中华妇产科杂志》发表。

2021 年,《住院患者 VTE 预防护理与管理专家共识》,国际血管联盟中国分部护理专业委员会编写,由《解放军护理杂志》发表。

2021 年,《中国静脉血栓栓塞症防治抗凝药物的选用与药学监护指南》,中国药学相关专家小组编写,由《中国临床药理学杂志》发表。

2022 年,《胸部创伤静脉血栓栓塞症诊治及预防中国专家共识(2022 版)》,中国胸部创伤临床研究协作组编写,由《中华创伤杂志》发表。

2022 年,《中国胸部恶性肿瘤围手术期静脉血栓栓塞症预防与管理指南(2022 版)》,中华胸外科静脉血栓栓塞症研究组编写,由《中华外科杂志》发表。

2022 年,《间歇气压用于静脉血栓栓塞症预防的中国专家共识》,上海市肺栓塞和深静脉血栓防治联盟、国际血管联盟中国分部专业委员会编写,由《中华普通外科杂志》发表。

2022 年,《手术室静脉血栓栓塞症预防与护理专家共识》,北京护理学会手术室专业委员会编写,由《中华现代护理杂志》发表。

2022 年,《妇科肿瘤患者围手术期静脉血栓栓塞症预防的专家共识(2022版)》,由《中华肿瘤防治杂志》发表。

2022 年,《中国减重与代谢外科围手术期静脉血栓栓塞症预防指南(2021版)》,国家卫生健康委员会能力建设和继续教育外科学专家委员会与代谢外科专业委员会编写,由《中国实用外科杂志》发表。

2022 年,《创伤骨科下肢静脉血栓形成诊断及防治专家共识》,由《中华创伤杂志》发表。

8. 世界血栓日是哪一天?

2014 年 3 月,国际血栓与止血学会(ISTH)宣布将 Rudolf Virchow(鲁道夫·微尔啸)生日 10 月 13 日作为"世界血栓日"。

二、基本知识

9. VTE 的流行病学特点是什么?

欧洲 6 个国家 VTE 的流行病学调查显示,DVT 和 PE 的年发生率分别为1.48% 和 0.95% 。VTE 相关的病死率为 12% ,其中只有 7% 的死亡病例在生前得到正确诊断,34% 为致命性 PE,59% 为漏诊或误诊的 PE。美国每年至少有5 万人死于 PE,占全部疾病死亡原因的第三位,仅次于肿瘤和心肌梗死。据国内文献报道,PE 与 DVT 的诊治例数及患者数呈逐年上升趋势。有研究发现住院患者年发病率超过社区人群 100 倍,且在整体发病患者群中 60% 为住院患者。在临床治疗过程中出现的 VTE 往往缺乏明确诊断,直至出现 PE 等严重并发症。在住院患者的死亡原因中,10% 与 PE 有关。VTE 的临床漏诊率较高,不经治疗的患者病死率高达 25%~30% ,主要死于 PE。

10. VTE 与性别、年龄、季节以及种族的相关性有哪些?

(1)口服避孕药或接受激素替代治疗的妇女,其 VTE 的发病率和不服用者相比高 2~4 倍。男性发生静脉血栓的风险高于女性,有研究显示,对于不明原因诱发 VTE 后,男性再次复发的概率是女性的两倍。

(2)儿童罕见,VTE 的发病率随着年龄的增加而上升,40 岁患者的年发病率增加至 1/10 000,而老年患者的年发病率则增至 1/100。

(3)冬季因 VTE 住院的患者要比夏季高出 10%~15%,与气候寒冷导致运动量减少相关,而运动和 VTE 的发生存在反比关系。

(4)高加索人及非洲裔美国人 DVT 发病率较高,而西班牙人和亚洲人的发病率较低。种族之间发病率存在差异的原因可能与遗传因素有关,特别是 V 凝血因子 Leiden 的变异。

↘ 11. 什么是 VTE?

VTE 是指血液在静脉内不正常地凝结,使血管完全或不完全阻塞,属静脉回流障碍及其一系列相关病理生理改变的潜在性致死性疾病。VTE 包括 DVT 形成和 PE。

↘ 12. 什么是 DVT 形成?

DVT 形成是血液在深静脉内不正常凝结引起的静脉回流障碍性疾病,常发生于下肢。

↘ 13. 什么是 PE?

PE 是以各种栓子阻塞肺动脉或其分支为其发病原因的一组疾病或临床综合征的总称,包括肺血栓栓塞症、脂肪栓塞综合征、羊水栓塞、空气栓塞、肿瘤栓塞等。

↘ 14. 什么是肺血栓栓塞症?

肺血栓栓塞症(pulmonary thrombembolism,PTE)是指来自静脉系统或右心的血栓阻塞肺动脉或其分支导致的以肺循环和呼吸功能障碍为主要表现的病理生理性疾病,是最常见的 PE 类型。

15. 什么是慢性血栓栓塞性肺动脉高压?

慢性血栓栓塞性肺动脉高压(pulmonary hypertension due to chronic thrombotic and/or embolic disease,CTEPH)是以肺动脉血栓机化、肺血管重构致肺血管狭窄或闭塞,引起肺动脉压力进行性升高,最终导致右心衰竭为特征的一类疾病。

16. 什么是小腿肌间静脉丛血栓?

小腿肌间静脉丛血栓(muscular calf vein thrombosis,CMVT)是原发并局限于腓肠肌和比目鱼肌静脉丛的血栓,其形成后可能会向下肢近端的深静脉延续和发展,造成近端 DVT,进而诱发 PE。常见于手术后、长期卧床和外伤、长时间坐位(如长途乘车或飞机)引起。临床表现往往不明显,仅有轻微的小腿胀痛,浅静脉压一般不高。比目鱼肌静脉丛发生率最高,可疑 DVT 形成的患者中有 23%~41% 存在 CMVT,而在确诊 DVT 形成的患者中,存在 CMVT 的比例高达 47%~79%。

17. 什么是孤立性远端深静脉血栓?

孤立性远端深静脉血栓(isolated distal deep vein thrombosis,IDDVT)又称周围型下肢 DVT 形成,包含轴向静脉(胫前静脉、胫后静脉、腓静脉)和小腿肌间静脉丛(比目鱼肌、腓肠肌静脉丛),具有发展为近端 DVT 和 PE 的风险,常因其症状隐匿未引起足够重视,往往容易引起误诊和漏诊,目前尚无文献报道其准确的发病率。

18. 什么是上肢深静脉血栓?

上肢深静脉血栓(upper extremity deep venous thrombosis,UEDVT)是指锁骨下静脉、颈内静脉、头臂干静脉和上肢的深静脉,如腋静脉、肱静脉、桡静脉、尺静脉内血栓形成,腋静脉和锁骨下静脉血栓最常见。局限于腋静脉,前臂和手部肿胀、胀痛。发生在腋静脉、锁骨下静脉时,整个上肢肿胀,患侧肩部、锁骨上静脉和前胸壁浅静脉扩张。上肢下垂时,肿胀和胀痛加重,抬高后减轻。上肢静脉血栓相关的文献报道较少,还需要更进一步的深入研究,发病率2.59%~3.35%。

19. 什么是急性 UEDVT?

UEDVT 是发生在腋静脉、锁骨下静脉、前臂静脉的血栓,UEDVT 形成包括静脉型的胸廓出口综合征和奋力性血栓形成,常因患肢进行较长时间的不习惯活动或上肢直接受击后,骤然发病,有时与原有的胸廓出口综合征有关。患者大多是身体素来健康的青年男子,右上肢较左上肢多见,表现为患肢肿胀、疼痛、发绀,浅静脉曲张和静脉压升高,可高达 30 cmH$_2$O(1 cmH$_2$O=98 Pa)以上。

20. 什么是血栓后综合征?

血栓后综合征(post thrombosis syndrom,PTS)是一种常见的 DVT 后的慢性并发症,一般是急性 DVT 发生 6 个月后,出现慢性下肢静脉功能不全的临床表现,包括患肢的沉重、胀痛、静脉曲张、皮肤瘙痒、色素沉着、湿疹等,严重者出现下肢高度肿胀、脂性硬皮病、经久不愈的溃疡。诊断下肢 DVT 的最初两年,即使经过规范的抗凝治疗,仍有 20%~50% 的患者发展为 PTS。5%~10% 的患者出现严重的 PTS 临床症状,从而严重影响患者的生活质量。

21. 什么是内脏深静脉血栓形成?

内脏深静脉血栓是在内脏血管内包括肝脏、门静脉、肠系膜静脉和脾静脉内发生的一种较罕见的静脉血栓栓塞类型。

22. 什么是浅表性血栓性静脉炎?

浅表性血栓性静脉炎是指中等大小的浅表静脉自限性的血管炎。常表现为浅表静脉的疼痛、压痛、硬结和(或)红斑。伴随皮肤温度高和红斑,常可触及条索状或结节状物。最常发生于下肢的隐静脉及其分支,也出现在上肢、前胸或者颈部静脉,常因静脉曲张、高凝状态、静脉穿刺留置时间长、插管和给予高浓度刺激性药物等引起。疾病初期可予以消炎药、热敷及抬高患肢等对症支持治疗。

23. 什么是胸腹壁血栓性浅静脉炎？

胸腹壁血栓性浅静脉炎也称 Mondor 病,病因尚不明确,易发生于肥胖且缺乏锻炼的妇女,好发于胸、上腹壁静脉和侧胸静脉。主要临床表现为上肢稍用力牵拉时骤感一侧胸壁疼痛,活动肢体时疼痛加剧,很少引起全身反应。体格检查可见沿着受累静脉走向扪之如条索状物,略显红肿伴压痛,开始时条索状物较柔软,随后变硬,直径 3 ~ 4 mm;条索状物与皮肤粘连,但与深部组织不粘连,可移动;上肢高举、外展或用手法使皮肤绷紧时,常可见病变表面的皮肤凹陷,状如浅沟。病程呈自限性,约 2 周后自行消退,局部可遗留色素沉着,条索状物一般要 6 ~ 12 周才能消失。

24. 什么是游走性血栓性静脉炎？

游走性血栓性静脉炎是一种病因不明、经常复发的发作性浅静脉炎,好发于青壮年男性,可在不同部位发病,以下肢多见。它常与某些疾病有密切关系,可为某些内脏肿瘤的早期表现,男子常为肺和胰腺肿瘤,女性则是生殖器官和胰腺肿瘤,这可能与某些肿瘤能产生具有高凝状态的物质有关。因此,游走性血栓性浅静脉炎的患者应充分警惕存在内脏肿瘤的可能,应进行相应的仔细检查。

25. 什么是空气栓塞？

空气栓塞是指大量空气迅速进入血液循环或溶解于血液内的气体迅速游离形成气泡,阻塞血管或心腔导致循环障碍的一种临床综合征。多由创伤或医源性因素所致,可导致肺动脉栓塞甚至死亡的严重后果。

26. 什么是矛盾性栓塞？

矛盾性栓塞指体循环静脉系统血栓通过由右向左的分流导致体循环动脉系统的栓塞,病理学基础是先天性心脏病、卵圆孔未闭(PFO)、希阿里氏网(Chiari's network)及各种动静脉吻合、动静脉瘘。

↘27. 什么是肾动脉血栓？

肾动脉血栓是指肾动脉主干及其分支的血栓形成,致肾动脉管腔狭窄或闭塞,引起肾功能恶化。肾动脉血栓在临床上并不多见,最多见为继发动脉粥样硬化斑块破裂导致肾动脉血栓,肾动脉血栓会造成严重危害。

↘28. 什么是易栓症？

易栓症不是单一的疾病,是一类遗传性或获得性原因所致的血栓栓塞症或血栓前状态。主要是指由于抗凝蛋白、凝血因子、纤溶蛋白等遗传性或获得性缺陷,或存在获得性危险因素而容易发生血栓栓塞的疾病或状态。易栓症的血栓栓塞类型主要是静脉血栓,易栓症可分为遗传性易栓症和获得性易栓症。易栓症是外科围手术期 VTE 的防治重点。

↘29. 什么是颅内静脉血栓形成？

颅内静脉血栓形成(cerbral venous thrombosis,CVT)是由多种原因所致的脑静脉回流受阻的一组血管疾病,包括颅内静脉窦和脑静脉血栓形成。绝大部分归结于各种原因所致的凝血异常,极少数与硬膜外穿刺和外伤有关,另有约 20% 的患者原因不明。

↘30. 什么是经济舱综合征？

经济舱综合征泛指乘客因乘坐飞机所造成的综合征。目前被用来指飞行过程中,因乘客在经济舱狭小的座位上久坐不动,进而导致双下肢静脉血液回流减慢,甚至出现血液瘀滞,诱发下肢深静脉血液发生凝固而形成 DVT。当乘客下飞机活动后,凝固的血栓脱落,可随血流经右心室到达肺动脉引起 PE。事实上,长途火车和长途巴士的乘客,甚至是卡车司机都有可能出现经济舱综合征。所以说,将其命名为经济舱综合征并非妥当,有学者将其命名为"旅行相关血栓形成",即"旅行 VTE"。

↘31. 什么是下腔静脉血栓阻塞综合征？

下腔静脉阻塞综合征是指各种原因引起的完全或不完全的下腔静脉阻塞,

致使血液回流受阻,从而引起脏器功能的改变,或者腹壁脐以下可以出现静脉血管的曲张,出现下肢水肿、溃疡、盆腔腹腔积液等。可以见于下腔静脉的血栓,如下肢深静脉血栓。

↘32. 下腔静脉阻塞血栓的来源有哪些?

下腔静脉阻塞血栓可能源自滤器自身拦截的栓子,也可能是滤器自身形成的血栓,或者二者皆有。

↘33. 什么是股白肿?

发生 DVT 后,数小时内下肢水肿达到最高程度,皮肤张力高,肿胀呈可凹陷性,阻塞主要发生在股静脉系统内。当合并感染时,刺激动脉持续痉挛,可见全肢肿胀、皮肤苍白及皮下网状小静脉扩张,称为疼痛性股白肿。

↘34. 什么是股青肿?

股青肿又称蓝色静脉炎,是指下肢发生 DVT 后,肢体高度肿胀,压迫动脉引起患肢血供障碍的一种急危重症,是下肢 DVT 最严重的一种情况,常伴有动脉缺血、下肢动脉搏动减弱或消失,皮温降低,出现剧烈缺血性疼痛,肢体缺血后出现青紫色瘀斑甚至坏死,以湿性坏疽为主。股白肿和股青肿是 DVT 不同阶段的临床表现,股白肿是早期临床表现,如果不及时治疗,肢体缺血缺氧的症状进一步加重,就会出现股青肿的症状和体征。

↘35. 什么是亚段肺栓塞?

随着胸部 CT 血管造影使用的增加,发现了许多临床意义不明确的小 PE,这些 PE 通常孤立存在于肺动脉的远端(亚段)分支,同时没有 DVT。在无症状的患者中可偶然发现小的远端 PE,更常见的是,这些 PE 是在因呼吸困难而获得的 CT 上发现的,但是血栓太小不会引起明显的症状。亚段肺栓塞是指 5 级及以下肺动脉血管的栓塞,临床上可以无任何症状,或轻微症状,或由肺梗死导致胸膜炎而产生胸痛。

36. 什么是医院获得性 VTE?

对所有在住院期间新发生,或住院超过 2 d 的内科患者及在麻醉下进行手术的外科患者在出院后 90 d 内新发生的 VTE 事件,统称为医院获得性 VTE,亦称医院相关性 VTE。

37. 何为霍夫曼征?

霍夫曼征(Homans 征)是对下肢 DVT 形成患者常用的一种检查方法。嘱患者仰卧,自然伸直患肢并略抬高,检查者用手握住患者足部用力背屈而牵拉小腿腓肠肌,小腿后方肌肉深部疼痛即为阳性,提示下肢 DVT 形成。通常称为 Homans 征阳性。

38. 何为尼霍夫征?

尼霍夫征(Neuhof 征)是对下肢 DVT 形成患者常用的一种检查方法。检查时嘱患者仰卧屈膝,检查者用手指挤压患者腓肠肌,若有增厚、浸润感或腓肠肌压痛者为阳性,是下肢 DVT 形成常见的体征。通常称为 Neuhof 征阳性。

39. 血栓形成的机制是什么?

血栓形成是血小板黏附在血管内皮损伤后裸露的胶原表面,黏附的血小板释放出二磷酸腺苷(ADP)和血栓素(TXA2)促使更多的血小板黏附、聚集形成血小板血栓(血栓头部);血管内皮损伤激活内、外源性凝血系统,在血小板桥梁之间形成纤维蛋白析出,红细胞被网罗在纤维蛋白网中,形成血栓体部,最后局部流血停止、止血凝固,形成血栓尾部。

40. DVT 按解剖可分为哪几种类型?

DVT 形成按解剖可分为 3 种类型:①躯体型,发生在下腔静脉和(或)上腔静脉。②中心型,发生在髂静脉至股静脉(包括盆腔静脉)或锁骨下静脉至腋静脉。③周围型,发生在下肢或上肢。

41. DVT、PE 与 VTE 三者的关系是什么？

DVT 常发生于下肢,血栓脱落后随血液循环至肺动脉可引起 PE,DVT 与 PE 统称为 VTE,是同一疾病在不同部位、不同阶段的两种临床表现形式。

42. 引起 VTE 的栓子有哪些？

常见的栓子有血栓、脂肪、空气、羊水、组织及肿瘤细胞等。

43. PE 的栓子来源是什么？

PE 的栓子可以来源于下腔静脉路径、上腔静脉路径或右心房,其中大部分来源于下肢深静脉。多数情况下 PE 继发于 DVT,约 70% 的 PE 患者可在下肢发现 DVT。随着颈内静脉、锁骨下静脉置管和静脉内化疗的增多,来源于上腔静脉路径的血栓亦较前有增多趋势;右心房来源的血栓所占比例较小。

44. VTE 形成的 Virchow 三角是什么？

血栓形成的 Virchow 三角分别是血管内皮损伤、静脉血流缓慢、血液高凝状态。

45. 血液流动对血管内血栓形成的影响是什么？

完整的血管内皮细胞能防止凝血因子和血小板激活,并有促进纤溶的作用。血管内皮细胞受损后,其结构和功能受到破坏,导致血栓形成。血液流动决定着血小板和凝血因子向管壁输送的速度和频率,流动产生的力可使附着在血管表面的栓子脱落。

46. VTE 的常见危险因素有哪些？

(1)患者相关因素:卧床≥72 h、既往 VTE 病史、高龄、脱水、肥胖[体重指数(BMI)>30 kg/m²]、遗传性或获得性易栓症、妊娠及分娩等。

(2)外科相关因素:手术、创伤、烧烫伤、各种有创操作等。

(3)内科相关因素:恶性肿瘤、危重疾病、脑卒中、肾病综合征、骨髓增殖性疾病、静脉曲张、炎性肠病等。

（4）治疗相关因素：肿瘤化疗或放疗、中心静脉置管、介入治疗、雌激素或孕激素替代治疗、促红细胞生成素、机械通气、足部静脉输液等。

47. 静脉内皮损伤常见因素包括哪些？

主要包括创伤、手术、血管穿刺、化学性损伤、感染性损伤等。

48. 引起静脉血流缓慢常见因素包括哪些？

（1）患者因素：高龄、肥胖、瘫痪、制动等。

（2）手术因素：术中应用止血带、全身麻醉、中心静脉插管、人工血管或血管腔内移植物。

（3）疾病因素：既往 VTE 病史、红细胞增多症、巨球蛋白血症、骨髓增生异常综合征等。

49. 什么是 VTE 遗传性危险因素？

VTE 的遗传性因素是指参与凝血、抗凝、纤溶过程的一些蛋白的基因出现变异，并可遗传给子代，出现临床症状。常见的基因缺陷包括蛋白 C 缺乏症、蛋白 S 缺乏症、凝血酶原基因突变、抗纤维蛋白酶缺乏症、V 因子 Leiden 突变所致活化蛋白 C 抵抗等。在欧美以 V 因子 Leiden 突变所致活化蛋白 C 抵抗常见，我国以蛋白 S 缺乏症常见。

50. 什么是 VTE 获得性危险因素？

VTE 获得性危险因素是指后天获得的易发生 VTE 的多种病理生理异常，多为暂时性或可逆性的。如手术、创伤，急性内科疾病（如心力衰竭、呼吸衰竭、感染等），某些慢性疾病（如抗磷脂综合征、肾病综合征、炎性肠病、骨髓增殖性疾病等）。获得性危险因素可单独致病，也可同时存在，并且起到协同作用。

51. UEDVT 危险因素有哪些？

（1）原发性 UEDVT 的危险因素主要为遗传性血栓形成倾向和胸廓出口解

剖结构异常,约占 20%。

(2)继发性 UEDVT 约占 80%,常见危险因素有中心静脉置管、肿瘤两大类,其他少见因素如起搏器除颤仪植入、既往 DVT 史、住院超过 10 d、年龄大于65 岁、30 d 内手术史或上肢制动史、化学治疗和放射治疗、吸烟、糖尿病、高血压等伴随疾病等。

52. 哪些人群容易发生 VTE?

(1)手术或骨折创伤:手术或骨折创伤患者通常有血管损伤,会刺激局部凝血,术后活动受限,容易导致血流减缓或瘀滞。

(2)长时间制动、卧床不活动、瘫痪所致血流减缓或瘀滞,易形成静脉血栓。

(3)年龄≥60 岁:老年人心肺功能衰退,血流速度减慢,往往伴有高血压、高血糖、高血脂等慢性疾病,腿部肌肉力量减弱,容易导致血流瘀滞。

(4)放化疗:癌症患者放化疗治疗时血管内皮受到损伤,激活血小板,体内的维生素 K 代谢异常,死亡的癌细胞释放促凝物质,纤溶活性减弱;化疗时留置静脉导管等因素都是血栓形成的高危因素。

(5)孕产妇:怀孕后腹腔压力大,容易压迫血管导致血流瘀滞;坐月子期间活动量减少,卧床时间长,静脉血流缓慢、瘀滞。

53. PE 的危险因素有哪些?

对于 PE 患者,除予以及时有效的治疗外,还应积极寻找相关危险因素,尤其是某些可逆的危险因素(如手术、创伤、骨折、急性内科疾病、制动因素等);对于不存在可逆危险因素的 PE 患者,注意探寻潜在疾病,如恶性肿瘤、抗磷脂综合征、炎性肠病、肾病综合征等;年龄相对较轻(<50 岁)或家族性 VTE 且没有确切获得性危险因素的 PE 患者,都建议进行 PE 筛查。

54. PE 诱发因素有哪些?

(1)静脉血栓形成:引起 PE 的血栓主要来自 DVT,其中大部分来自下肢DVT,是故静脉血栓形成的病因,在很大程度上也是发生 PE 的病因。

(2)心肺疾病:慢性心肺疾病是 PE 的主要危险因素,25%~50% 的 PE 患者同时存在心肺疾病。

（3）肿瘤：恶性肿瘤是 PE 的高危因素。来源于肿瘤的栓子可直接导致肿瘤栓塞，例如肾细胞癌较早直接转移或侵犯至肾静脉和下腔静脉。另外，恶性肿瘤患者循环中存在组织凝血活酶，而肿瘤细胞可能产生激活凝血系统的物质，如组蛋白、组蛋白酶和黄白酶等，可促发血液凝固机制，导致 PE 的发生。

（4）其他：肥胖、高龄、长期口服避孕药等，也是 PE 的危险因素。

55. 内科住院患者发生 VTE 的危险因素有哪些？

内科住院患者 VTE 危险因素主要包含"导致急性入院的因素""基础和慢性疾病"和"增加 VTE 患者危险的治疗措施"3 个方面，存在两项以上危险因素的患者发生 VTE 的风险更高。

（1）导致急性入院的因素：急性呼吸衰竭、急性脑卒中、急性心力衰竭、急性感染性疾病、急性心肌梗死、其他导致活动受限≥3 d 情况等。

（2）基础和慢性疾病：VTE 病史、静脉曲张、慢性心力衰竭、恶性肿瘤、偏瘫、年龄>75 岁、慢性肺部疾病、糖尿病、肥胖、胶原血管病、易栓症等。

（3）增加 VTE 患病危险治疗措施：机械通气、中心静脉置管、抗肿瘤治疗、永久性起搏器植入、激素替代治疗等。

56. VTE 的临床表现有哪些？

约80% 的 DVT 是无症状的，因而 VTE 又被称为"沉默的杀手"。DVT 的原因和部位不同，临床表现也各不相同，临床上主要有三大症状：肿胀、发绀、血栓形成造成疼痛。

（1）早期：常表现为一侧肢体突然肿胀，先出现小腿肿，再累及大腿。

（2）病情加重期，患肢疼痛加重，会出现跛行。

（3）晚期：趾甲畸形增厚，肢体出现异样感觉，如烧灼、针刺、麻木，患者全身反应强烈，有些患者甚至出现 PTS。

57. DVT 的典型症状有哪些？

DVT 的典型症状有疼痛、压痛、肿胀、发红。

58. DVT 的临床分期及临床表现如何?

DVT 的临床分期(按发病时间分)及临床表现如下。

(1)急性期:发病 14 d 以内,与骨折无关的突发患肢肿胀及沿静脉走向部位疼痛或伴有浅静脉曲张。

(2)亚急性期:发病 15 ~ 30 d,严重肿胀及沿静脉走向部位疼痛或伴有广泛浅静脉曲张。

(3)慢性期:发病 30 d 以后,随着深静脉大部分或完全再通,下肢肿胀减轻,但是活动时加重,明显的浅静脉曲张,小腿出现广泛的色素沉着和慢性复发性溃疡,有再次发生急性 DVT 的可能。

(4)后遗症期:一般认为急性 DVT 3 ~ 6 个月后,进入后遗症期,可出现 PTS。

(5)慢性期或后遗症期急性发作:在慢性期或后遗症期基础上 DVT 再次急性发作。

59. 急性下肢 DVT 主要表现有哪些?

急性下肢 DVT 主要表现为:患肢突然肿胀、疼痛等,体检患肢呈凹陷性水肿、软组织张力增高、皮肤温度增高,在小腿后侧和(或)大腿内侧、股三角区及患侧髂窝有压痛。

60. DVT 形成的临床分型及临床表现?

(1)中央型:血栓发生于髂股静脉,左侧多于右侧。起病急骤,表现为患肢髂窝和股三角区疼痛、压痛,浅静脉曲张,下肢肿胀明显,皮温及体温均升高。

(2)周围型:包括腘静脉和小腿 DVT 形成,表现为小腿疼痛肿胀且深压痛,Homans 征和 Neuhof 征呈阳性。

(3)混合型:表现为全下肢明显肿胀、剧痛、皮温升高和脉率加速;肢体极速肿胀而压迫下肢动脉,导致下肢动脉血供障碍,引起足背和胫后动脉搏动消失;进而足背和小腿出现水疱,皮肤温度明显降低并呈青紫色(股青肿)。如不及时处理,可发生静脉性坏疽。

61. PE 的典型症状有哪些?

PE 的典型症状有不明原因的气促、胸痛、心跳加快、头晕、知觉丧失。

62. PE 的分型有哪些?

根据发病持续时间和血栓栓塞面积不同,分为:急性小块 PE(呼吸困难伴或不伴有胸痛或咯血)、急性大块 PE(血流动力学不稳定)、亚急性大块 PE(假性心衰或无痛性肺炎)和慢性血栓栓塞性肺动脉高压(慢性进行性呼吸困难)。

63. PE 的临床表现有哪些?

(1)呼吸困难患者可能以无法用常见原因解释的呼吸困难或气促为首发症状。患者突然出现呼吸困难及气促,呼吸频率>20 次/min,伴或不伴发绀,其发生率为 80%~90%,经常在栓塞后即刻出现,栓塞面积越大,呼吸困难越严重,持续时间越长。

(2)胸痛提示 PE 的另一个重要症状,可分为胸膜炎性胸痛和心绞痛性胸痛,前者发生率为 40%~70%,后者为 4%~12%。

(3)咳嗽与咯血发生率为 20%~37%,少量咯血最常见,大咯血较少见,多于发病后不久出现。当继发感染时,可有脓痰并出现体温升高。患者也可发生心悸、烦躁不安、惊恐与濒死感。

(4)心悸发生率为 10%~18%,多因快速性心律失常引起。

(5)烦躁不安、惊恐、濒死感的发生率大约为 55%,患者如出现极度惊恐、焦虑,常提示发生肺梗死面积较大,预后较差。

64. 急性 PE 时动脉血气分析的表现是什么?

急性 PE 常表现为低氧血症、低碳酸血症和肺泡-动脉血氧分压差增大。当肺血管床堵塞 15%~20% 时可出现氧分压下降,当氧分压低于 80 mmHg 时发生率为 88%,但是肺栓塞最可怕的地方在于 70% 患者没有临床表现,也没有临床症状,因此部分患者血气是可以正常的,40% PE 患者动脉血氧饱和度正常,20% PE 患者肺泡-动脉氧分压差正常。

65. 何为 DVT 的"三联征"？

下肢肿胀、疼痛、浅静脉曲张。

66. 股青肿的临床表现是什么？

下肢极度肿胀、剧痛，皮肤发亮呈青紫色、皮温低伴有水疱，足背动脉搏动消失，全身反应强烈，体温升高。如不及时处理，可发生休克和静脉性坏疽。

67. 股白肿的临床表现是什么？

双下肢明显肿胀、剧痛，股三角区、腘窝、小腿后方均有压痛，皮肤苍白，伴体温升高和脉率加速。

68. 下肢 DVT 的好发部位有哪些？

下腔静脉、髂静脉、股深静脉、股总静脉或股浅静脉、腘静脉、胫前静脉等。

69. 为什么 DVT 形成好发于左下肢？

据临床研究显示，下肢 DVT 以左侧多见，为右侧的 2～3 倍。可能与以下因素相关。

（1）左髂总静脉的行径较长，且右髂总动脉跨越左髂总静脉，对左髂总静脉有不同程度的压迫，影响静脉回流。

（2）髂股静脉内可能有瓣膜，且在股管内通过，形成瓶颈状通道，前面受制于腹股沟韧带，可影响静脉回流。

70. 为什么血栓出现在右侧肢体的患者更容易发生 PE？

（1）腔静脉与左髂静脉成钝角，与右髂静脉成锐角。

（2）右髂总动脉走行于左髂静脉前面，对它有压迫作用。

（3）部分人左髂静脉与股静脉交界处，有先天性狭窄和膜状结构。

由于上述原因，左下肢静脉回流要比右下肢缓慢，易发生血栓，但形成静脉血栓后却不易脱落，不易发生肺动脉栓塞。与之相反，右下肢静脉回流要好于左下肢,发生血栓形成机会少于左下肢,而一旦形成血栓后,栓子脱落,顺着血液循环没有阻碍,直接进入肺循环引起肺栓塞,所以发生肺动脉栓塞机会要多于左下肢。

71. 血栓位于小腿肌肉静脉丛时会出现何种体征?

小腿静脉血栓形成常分布在小腿肌肉静脉丛内,为术后静脉血栓形成的好发部位,一般不影响血液回流,病变范围较小,激发的炎症反应也较轻,临床表现常不明显,可伴有小腿部疼痛、压痛和轻度肿胀,常出现 Homans 征和 Neuhof 征呈阳性。

72. 下肢 DVT 中最严重的情况是什么?

股青肿是下肢 DVT 中最严重的情况,由于髂股静脉及其属支血栓阻塞,静脉回流严重受阻,组织张力极高,导致下肢动脉受压和痉挛,肢体缺血。临床表现为下肢极度肿胀、剧痛,皮肤发亮呈青紫色、皮温低伴有水疱,足背动脉搏动消失,全身反应强烈,体温升高。如不及时处理,可发生休克和静脉性坏疽。

73. 股青肿和股白肿如何辨别?

(1)发生时间方面:两者都是发生在 DVT 发生时,股青肿是股白肿的进一步发展和恶化。

(2)肢体疼痛方面:股白肿发生时明显剧痛,在股三角区、腘窝以及小腿的肌层内都会有压痛,并伴有体温升高和脉率加速,股青肿疼痛进一步剧烈,甚至出现痉挛。

(3)肿胀程度方面:股白肿发生时整个下肢出现肿胀,股青肿是极度肿胀,皮肤紧绷、发亮。

(4)血运颜色方面:股白肿早期肢体呈现苍白色,随着病情进展出现下肢小动脉痉挛,肢体呈现花斑色,皮温随之发生改变;股青肿因下肢动脉缺血进一步加重,肢体出现紫色或伴有水泡,皮温改变,足背及胫后动脉消失或明显减弱,全身反应明显,体温升高。

74. UEDVT 临床特点是什么?

大多缺乏典型症状,多于查体后发现患肢肿胀(80%)。30%~50%患者出现患侧肢体疼痛,患肢红斑、浅表静脉曲张、肢体功能障碍等少见。5%患者无症状,患者常以并发症起病。

(1)发生 PE 较下肢 DVT 少,发生率9%。

(2)DVT 复发较下肢静脉血栓多。1~6个月内血栓复发率是下肢 DVT 的1.7倍,6个月是高峰期,多于原位复发。

(3)下肢深静脉血栓(PTS)的发生率可达2%;腋静脉、锁骨下 DVT 更易导致 PTS 的发生。

75. 易栓症包括哪些?

易栓症主要包括遗传性易栓症和获得性易栓症。

76. 常见的遗传性易栓症有哪些?

常见的遗传性易栓症有蛋白 C(PC)缺陷症、蛋白 S(PS)缺陷症、抗凝血酶(AT)缺陷症、凝血因子 V Leiden(F V Leiden)和凝血酶原 20210A 突变等,是基因缺陷导致相应蛋白减少和(或)质量异常所致。遗传性易栓症主要临床表现为静脉血栓形成,患者首次发病多在 50 岁之前,可有反复的静脉血栓形成,有家族史。

77. 遗传性易栓症诊断有哪些?

(1)有自发血栓形成。

(2)可有轻微诱因(如妊娠、分娩、久坐),导致血栓形成。

(3)反复发生复发性血栓形成。

(4)少见部位的静脉血栓如下腔静脉、肠系膜静脉、肝肾静脉。

(5)初发静脉血栓的年龄较轻。

(6)具有静脉血栓形成家族史。

(7)正规抗凝治疗中形成血栓。

(8)习惯性流产或胎死宫内。

（9）双香豆素样皮肤坏死。

（10）新生儿爆发性紫癜。

（11）可通过基因分析和（或）蛋白活性水平测定发现。

78. 常见的获得性易栓症有哪些？

获得性易栓症又称获得性高凝状态，主要包括易栓状态和易栓疾病。如抗磷脂综合征、肿瘤，还有一些则是易发生血栓的危险状态如制动、创伤、手术等。

79. 获得性易栓症诊断依据有哪些？

（1）抗磷脂综合征。

（2）妊娠和口服避孕药。

（3）围手术期和外伤、肥胖。

（4）肿瘤性疾病。

（5）糖尿病。

（6）阵发性睡眠性血红蛋白尿症。

（7）肾病综合征。

80. 易栓症的注意事项有哪些？

（1）主要是避免可能的诱发因素，如长期制动、外伤、感染、口服避孕药等，一旦诱因不可避免，存在血栓形成危险时，应及时进行预防性抗凝治疗。

（2）对于接受手术的凝血障碍患者，需要谨慎评估 VTE 的个体风险，同时兼顾手术和麻醉的性质、出血障碍类型和严重程度、年龄、体重指数（BMI）、血栓形成史、恶性肿瘤和其他高危共患病。

（3）易栓症是围手术期 VTE 预防的重点，应进行规范的药物预防，遗传性易栓症和获得性易栓症中的抗磷脂综合征需要长期进行抗凝治疗。

81. 急性肺栓塞早期死亡风险分层是什么？

根据患者血流动力学及肺栓塞严重指数（PESI）将急性肺栓塞的早期死亡风险分为高危、中危、低危。临床上出现休克或持续性低血压者为高危急性肺栓塞；对不伴休克或持续低血压的非高危患者，根据 PESI 或其简化版 PESI，区分中危及低危患者。根据是否存在右心室功能障碍及心肌损伤生物标志物异常,将中危患者分为中高危及中低危。

82. 矛盾性栓塞的好发部位有哪些?

矛盾性栓塞的栓子在体循环动脉系统多发生于脑部,引起脑栓塞,其次为肢体动脉栓塞及肾动脉栓塞,故临床上对不明原因脑卒中尤其是青年人脑卒中应警惕矛盾性栓塞的可能。

83. 矛盾性栓塞的发病机制是什么?

矛盾性栓塞的发病机制是急性肺栓塞发生后,由于肺动脉的栓塞引起肺动脉压急剧升高,导致右室压和右房压迅速升高,当右房压高于左房压时,部分患者的卵圆孔开放并出现了心房右向左分流,此时脱落的栓子有可能通过开放的卵圆孔进入左心系统而造成体循环栓塞。

有的患者静息状态下并无卵圆孔开放和血流右向左分流,当患者出现咳嗽、大便及瓦尔萨尔瓦(Valsalva)动作时,右心房压力可骤然升高,通过开放的卵圆孔产生短暂的一过性右向左分流形成矛盾性栓塞。

84. PE 对循环功能有哪些影响?

PE 可导致右心功能不全,甚至出现循环衰竭。当发生 PE 时,栓子阻塞肺动脉及其分支,当阻塞程度达到 30%~50% 后,因机械阻塞作用,加之神经体液因素(血栓素 A2 和 5-羟色胺的释放)和低氧所引起的肺动脉收缩,导致肺血管阻力(PVR)增加,PVR 的突然增加导致了右心室后负荷增加,右心扩大致室间隔左移,左心室在舒张早期发生充盈受阻,导致心输出量的降低,进而可引起体循环低血压和血流动力学不稳定。

85. PE 对呼吸功能有哪些影响?

PE 可导致呼吸功能不全,主要为血流动力学障碍的结果。一方面,心输出量降低导致混合静脉血氧饱和度下降,部分患者因心房压力增加,出现卵圆孔再开放,产生右向左分流,导致严重低氧血症;另一方面,血栓导致血管阻塞,栓塞部位血流减少,肺泡无效腔量增大,肺内血流重新分布,而未阻塞血管灌注增加,通气血流比例失调而致低氧血症。远端小栓子可能造成局部出血性肺不张,引起肺泡出血,并可伴发胸膜炎和胸腔积液,从而对气体交换产生影响。

86. PE 患者出现胸痛的原因及特点?

PE 患者由于体内的栓塞物堵塞肺血管和分支,引起患者肺组织缺血坏死,局部血管痉挛,而引起患者出现各种不同程度的胸痛。远端的栓子引发的肺梗死,继发胸膜炎造成,呈现胸膜炎性胸痛,因此,疼痛多与呼吸有关,吸气时加重,而且疼痛可随炎症反应的消退或胸腔积液的增加而逐渐减轻。有少数患者表现为胸骨下胸痛(4%~12%),可能是因为体循环低血压、冠状动脉痉挛、右心室室壁张力增高等因素导致,冠脉血流量减少、低氧血症和心肌耗氧量增加,进而引起心绞痛样胸痛。

87. PE 患者出现晕厥的原因及特点?

晕厥症状主要发生在急性大面积 PE 的患者中,这类患者常常出现严重的血流动力学紊乱,伴急性右心衰竭、心排出量减少,导致脑供血不足,从而引起晕厥,故 PE 患者晕厥的发生常提示预后不良。PE 所致的晕厥主要表现为突然发作一过性意识丧失,并在短期内恢复知觉,多合并呼吸困难、胸闷、气促等。

第二章
VTE 风险评估与预防

一、风险评估

88. VTE 风险评估工具有哪些?

临床评估量表是标准化的预测工具,具有较强的实用价值。目前,临床上常用的 VTE 相关评估量表主要分为四类。

(1)VTE 风险评估量表,主要用于没有 VTE 的住院患者,如 Caprini 量表、Padua 评分、Khorana 评分。

(2)VTE 临床可能性评估量表,主要用于疑诊 VTE 患者,如 Wells 评分、改良的 Geneva 评分。

(3)肺栓塞危险程度评估量表,主要用于确诊肺栓塞患者进行危险分层,如肺栓塞严重指数(PESI)评分。

(4)诊断 PTS 的评估量表,有 Villalta 评分、Ginsberg 评分、Brandjes 评分。常用的主要是 Villalta 评分。

89. 临床常用的血栓风险评估量表主要适用于哪些人群?

Caprini 量表主要用于外科住院患者 VTE 发生风险的评估;Padua 量表主要用于内科住院患者 VTE 发生风险的评估;Autar 量表主要用于骨科患者 DVT 发生风险的评估;RAPT 量表主要用于创伤患者 VTE 发生风险的评估;Khorana 量表主要用于门诊化疗癌症患者 VTE 发生风险的评估;Wells 量表是主要用于 PE 的评估量表。这些量表是国内外目前比较常用的风险评估工具,其评估效果也得到大部分研究者的证实,但都具有一定的局限性。

↘90. 住院患者血栓风险评估的时机是什么?

对于住院患者血栓风险评估并不是入院评估 1 次即可,应实施动态评估,主要包含如下。

(1)入院后 24 h 内应对患者进行静脉血栓风险评估,转科时应及时评估。

(2)患者治疗发生变化时,如手术后第 1 天、行化疗前、机械通气、中心静脉导管置入、石膏固定等应及时评估。

(3)患者病情变化时,如活动能力下降、严重腹泻、脑梗死、心肌梗死、呼吸衰竭等应随时评估。

(4)对有血栓风险因素的患者出院时进行再评估,对患者及家属给予相关预防知识宣教。

↘91. Caprini 量表的来源是什么?

Caprini 量表最早于 1991 年由 Caprini 等学者设计得出,2005 年进一步完善,2010 年 Caprini 发布最新的 Caprini 量表,在 2005 版的基础上做了诸多变动,如年龄、身高、体重指数(BMI)、手术时间、测评条目评分的变动及增加。

↘92. 外科手术患者如何使用 Caprini 量表作为 VTE 风险评估依据?

第 9 版美国胸科医师协会《抗栓治疗与血栓预防临床实践指南》(ACCP-9)的推荐,对于外科手术患者 VTE 风险评估使用 Caprini 量表,国内的相关研究显示 Caprini 量表也适用于中国人,2016 版《中国骨科大手术 VTE 预防指南》推荐使用 2010 版 Caprini 量表评估骨科大手术患者。主要包括术前、术中、术后、出院及病情变化时,根据风险赋予不同分值,1~5 不同风险分值:低危(0~1 分)、中危(2 分)、高危(3~4 分)、极高危(≥5 分)。具体内容见表 1。

表 1   2010 版 Caprini 量表

分类	危险因素	评分
A1	年龄 40~59 岁	1
	计划小手术	1
	近期大手术	1
	肥胖(BMI>30 kg/m²)	1
	卧床的内科患者	1
	炎性肠病史	1
	下肢水肿	1
	静脉曲张	1
	严重的肺部疾病,含肺炎(1 个月内)	1
	肺功能异常(慢性阻塞性肺疾病)	1
	急性心肌梗死(1 个月内)	1
	充血性心力衰竭(1 个月内)	1
	败血症(1 个月内)	1
	输血(1 个月内)	1
	下肢石膏或肢具固定	1
	中心静脉置管	1
	其他高危因素	1
B	年龄 60~70 岁	2
	大手术(<60 min)*	2
	腹腔镜手术(<60 min)*	2
	关节镜手术(<60 min)*	2
	既往恶性肿瘤	2
	肥胖(BMI>40 kg/m²)	2
A2	口服避孕药或激素替代治疗	3
	妊娠期或产后(1 个月)	3
	原因不明的死胎史,复发性自然流产(2~3 次),由于毒血症或发育受限原因早产	3

续表1

分类	危险因素	评分
C	年龄≥75 岁	3
	大手术持续 2~3 h*	3
	肥胖(BMI>50 kg/m²)	3
	浅静脉、DVT 或肺栓塞病史	3
	血栓家族史	3
	现患恶性肿瘤或化疗	3
	肝素引起的血小板减少	3
	未列出的(先天或后天血栓形成)	3
	抗心磷脂抗体阳性	3
	凝血酶原 20210A 阳性	3
	凝血因子 V Leiden 阳性	3
	狼疮抗凝物阳性	3
	血清同型半胱氨酸酶升高	3
D	脑卒中(1 个月内)	5
	急性脊髓损伤(1 个月内)	5
	选择性下肢关节置换术	5
	髋关节、骨盆或下肢骨折	5
	多发性创伤(1 个月内)	5
	大手术(>3 h)*	5

注:①每个危险因素的权重取决于引起血栓事件的可能性。如癌症的评分是 3 分,卧床的评分是 1 分,前者比后者更易引起血栓。②带"*"只能选择一个手术因素。

93. 内科住院患者如何使用 Padua 量表作为 VTE 风险评估依据?

根据第 9 版美国胸科医师协会《抗栓治疗与血栓预防临床实践指南》和 2015 版《内科住院患者 VTE 预防中国专家建议》均推荐应用 Padua 量表对内科住院患者的 VTE 风险评估。主要包括年龄、体重指数、既往史、VTE 史等风险因素,评分大于 4 分即为高风险人群,具体内容见表 2。

表2　2010 版 Padua 量表

危险因素	评分
恶性肿瘤,有局部或远端转移和(或)6 个月内接受过化疗和放疗	3
VTE 病史(不包括浅表静脉血栓形成)	3
活动受限,患者身体原因或遵医嘱需卧床休息至少 3 d	3
已有血栓形成倾向,抗凝血酶缺陷症、蛋白 C 或 S 缺乏、凝血 V 因子 Leiden 阳性、凝血酶原 G20210A 突变或抗磷脂抗体综合征	3
近期(1 个月)创伤或外科手术	2
年龄≥70 岁	1
心脏和(或)呼吸衰竭	1
急性心肌梗死和(或)缺血性脑卒中	1
急性感染和(或)风湿性疾病	1
肥胖(BMI≥30 kg/m^2)	1
正在进行激素治疗	1

94. 创伤骨科住院患者使用 RAPT 的 VTE 风险评估依据是什么?

《创伤骨科患者 DVT 筛查与治疗的专家共识》推荐使用 RAPT 血栓风险评估表,该量表是 1997 年由美国学者针对创伤患者设计的。该评估表共 19 项危险因素,危险等级分为低危组和高危组。2012 年,Hegsted 等学者对评估表内容进行改进,并重新将风险等级分为低风险(<5 分)、中风险(5~14 分)、高风险(>14 分)3 个危险等级。

95. 血液肿瘤住院患者如何使用 Khorana 量表作为 VTE 风险评估依据?

欧洲肿瘤内科学临床实践指南、中国临床肿瘤学会肿瘤与血栓专家共识委员会和英国血液学标准委员等推荐使用 Khorana 量表,该量表是由美国罗切斯特大学医学院 Khorana 等学者于 2008 年提出用于门诊化疗患者的 VTE 风险评估表,主要包括癌症类型、化验数值及风险等级。风险等级分为三级:分别为低危(0 分)、中危(1~2 分)、高危(≥3 分)。具体内容见表 3。

表3　2013 年 ASCO 推荐的修改的 Khorana 量表

（用于化疗相关的 VTE 风险评估）

患者特征	评分
癌症发生的位置	2
非常高风险的癌症类型:胃癌、胰腺癌、脑癌	1
高风险的癌症类型:肺癌、淋巴癌、消化道癌、膀胱癌、睾丸癌、肾癌	1
治疗前的血小板计数>350×10⁹/L	1
血红蛋白水平<10 g/dL,或在使用红细胞生长因子	1
治疗前白细胞计数>11×10⁹/L	1
BMI≥35 kg/m²	1

注:高风险,≥3 分;中等风险,1~2 分;低风险,0 分。

96. Caprini 量表在中国患者的应用价值如何?

目前 Caprini 量表在中国广泛应用,四川大学华西医院肺血管疾病研究团队在国内率先对其在中国人群的有效性和实用性进行了一系列研究,显示出 Caprini 量表在中国住院患者群体中有较好的应用价值,因其涵盖了较全的危险因素,也适用于各种原因住院的内外科患者,量表简单,使用方便,筛选 VTE 高危患者的敏感性较高。

97. Caprini 量表局限性是什么?

Caprini 量表虽被国内相关指南推荐,但一项 Meta 分析表明该量表的特异度较低,且该量表中的实验室检查项目凝血因子 V Leiden、凝血酶原2021A、血清同型半胱氨酸升高等并非常规检查项目,在评估过程中无法对以上项目进行评估,可能会低估一部分患者发生 VTE 的风险,影响评估的准确性。而且,由于其中的一些条目定义不清,如计划小手术、近期大手术、肺疾病等,易受评定者主观因素的影响,导致评估的精准性较低,"其他高危因素"包括哪些难以达成共识,很多文献报道如糖尿病、高血压、吸烟等是发生 VTE 的危险因素,临床观察糖尿病患者发生血栓的概率更大,因此赋值是否合理还有待考证。

98. 根据 Caprini 血栓风险评估量表风险等级采取哪些预防措施?

(1)0~1 分:低危 DVT 发生风险小于 10%,需要尽早活动,主要采取物理预防措施。

(2)2 分:中危 DVT 发生风险 10%~20%,主要采取药物预防+物理预防。

(3)3~4 分:高危 DVT 发生风险 20%~40%,主要采取药物预防+物理预防。

(4)≥5 分:极高危 DVT 发生风险 40%~80%,1%~5% 的死亡率,主要采取药物预防+物理预防。

99. Padua 血栓风险评估量表的来源是什么?

Padua 血栓风险评估量表是 2010 年由意大利帕多瓦大学 Barbar 设计用于评估内科患者 DVT 风险的评估表。该量表简单易行,量表包括恶性肿瘤、VTE 病史及创伤手术、年龄、肥胖等 11 项危险因素,每项按照严重程度评分 1~3 分,根据总积分将患者分为高危(≥4 分)和低危(<4 分)两类,此表使用于内科住院患者。

100. Padua 血栓风险评估量表的局限性是什么?

Padua 血栓风险评估量表的特异度较低,国外一些学者对 Padua 量表危险分层的界值提出了争议,认为不能够只依靠 Padua 量表的危险分层来制定预防措施。Padua 量表对 2 型糖尿病内科住院患者急性肺栓塞的发生风险有一定的预测能力,可能是由于缺少高血糖、血脂异常、大量蛋白尿等糖尿病患者发生肺栓塞常见的危险因素。因此,可在原有量表的基础上增加糖尿病患者发生 VTE 的危险因素,以增加量表的适用范围,提高量表的灵敏度。

101. Autar 血栓风险评估量表来源是什么?

Autar 血栓风险评估量表起源于骨科,由英国德蒙特福德大学学者 Autar 设计,以 Virchow 静脉血栓形成三大因素为基础,最初发布于 1996 年,主要用于骨科创伤者 DVT 发生风险的评估。与 Caprini 量表不同的是,Autar 量表更多体现了骨科患者特点,如卧床、活动能力等。

量表将年龄、损伤部位、肥胖、手术、活动受限、风险等级及预防措施等 DVT 风险因素分为 7 个模块,根据总积分可将患者分为低危(≤10 分)、中危(11 ~ 14 分)和高危(≥15 分)3 种情况。具体内容见表 4。

表 4　2003 版 Autar 血栓风险评估量表

危险因素	评分	危险因素	评分
年龄(岁)		腹部手术	3
10 ~ 30	0	泌尿外科手术	3
31 ~ 40	1	神经外科手术	3
41 ~ 50	2	骨科手术(腰部以下)	4
51 ~ 60	3	活动度	
61 ~ 70	4	可自己活动	0
≥71	5	活动受限(需用步行器)	1
创伤风险(仅在术前评分)		非常受限(需要帮助)	2
头部损伤	1	需要坐轮椅	3
胸部损伤	1	完全卧床	4
脊髓损伤	2	当前高危疾病:适当打分	
骨盆损伤	3	溃疡性结肠炎	1
下肢损失	4	红细胞增多症	2
BMI(kg/m^2)		静脉曲张	3
16 ~ 18(体重过轻)	0	慢性心脏病	3
20 ~ 25(正常)	1	急性心肌梗死	4
26 ~ 30(超重)	2	恶性肿瘤(活跃期)	5
31 ~ 40(肥胖)	3	脑血管意外	6
>40(过于肥胖)	4	DVT 病史	7
外科手术:选择一项		特殊风险:口服避孕药	
小手术时间<30 min	1	20 ~ 35 年	1
择期大手术	2	>35 年	2
紧急大手术	3	激素替代疗法	2
胸部大手术	3	妊娠期/产褥期	3
妇科手术	3	血栓形成倾向	3

102. Autar 血栓风险评估量表的局限性是什么?

Autar 血栓风险评估量表是目前国外应用较为普遍的静脉血栓风险评估工具,已有大量研究验证 Autar 量表的有效性。但目前 Autar 量表较少被相关指南推荐使用,且国内对于其信效度的研究报道较少。该量表多用于骨科创伤患者,通过分析发现由此类患者卧床者居多,对于一部分患者难以准确计算其体重指数,会影响该项评分的准确性。而且该量表对于创伤部位的划分较为笼统,不同部位创伤程度不同,DVT 的发生风险也不同,将患者的创伤部位与创伤程度相结合会更准确地预测患者发生 DVT 的风险。在"外科干预"模块中对于手术等级没有明确的划分标准,这会影响量表评估的准确性。

103. Autar 血栓风险评估表的风险等级怎么划分?

(1)<6 分,无 VTE 风险。

(2)6~10 分,低风险,VTE 发生风险<10%。

(3)11~14 分,中风险,VTE 发生风险 11%~40%。

(4)≥15 分,高风险,VTE 发生风险>41%。

104. RAPT 血栓风险评估量表来源是什么?

RAPT 量表由美国 Greenfield 等学者设计于 1997 年。该量表包括病史、医源性损伤、创伤程度以及年龄 4 个板块,共 19 个条目。RAPT 量表被国内《创伤骨科患者 DVT 形成筛查与治疗的专家共识》所推荐,主要用于创伤骨科患者 DVT 发生风险评估。风险分值:低风险(<5 分)、中等风险(5~14 分)和高风险(>14 分)。

105. RAPT 量表的局限性是什么?

RAPT 量表虽然评估内容具体、客观性强,但由于评分项目过多,评分费时,常不被采用。

106. 什么是 Khorana 血栓风险评估量表？

欧洲肿瘤内科学临床实践指南、英国血液学标准委员和中国临床肿瘤学会肿瘤与血栓专家共识委员会等推荐使用 Khorana 血栓风险评估量表。该量表是由美国罗切斯特大学医学院 Khorana 等学者于 2008 年提出用于门诊化疗患者的 VTE 风险评估表，主要包括风险类型、化验数值及风险等级。风险等级分为三级：分别为低危（0 分）、中危（1 ~ 2 分）、高危（≥3 分）。

107. 什么是 Wells 评分？

Wells 评分是 1998 年由加拿大 Wells 等首先制定的预测 PE 的评分系统，更适合于住院患者、门诊患者及癌症患者。为了使临床评分更简单、实用，Wells 等建议将 Wells 评分由原来的三分法（低度、中度、高度可能性）改为二分法（不考虑 PE、可能为 PE）。其中，0 ~ 1 分为低度可能，≥2 分为高度可能。具体内容见表 5、表 6。

表 5　2003 版 Wells 评分

临床特征	评分
活动性癌症（患者在 6 个月内接受过癌症治疗或近期接受过姑息治疗）	1
下肢瘫痪，轻瘫或下肢石膏固定	1
近期卧床≥3 d 或 12 周内接受过全麻或局麻的大手术	1
沿深静脉分布区的局限性触痛	1
整个下肢水肿	1
小腿肿胀，周径超过无症状一侧 3 cm（测量位置：胫骨粗隆下 10 cm）	1
局限于患侧下肢的凹陷性水肿	1
侧支浅表静脉形成（非静脉曲张）	1
DVT 病史	1
与 DVT 诊断可能性相当或更有可能的其他诊断	2

表6　2008 简化版 Wells 评分

危险因素	评分
PE 或 DVT 病史	1
1 个月内手术或骨折	1
恶性肿瘤	1
心率/(次/min)	
>95	2
75 ~ 94	1
咯血	1
单侧下肢疼痛	2
年龄>65 岁	1
下肢深静脉触痛及单侧下肢水肿	1

↘108. 什么是 Villalta 血栓风险评估表?

　　Villalta 评分是目前国际上公认的作为评估 PTS 发生及其分级的一个可靠且有效的标准,评估内容包括 5 项主观静脉症状(疼痛、痉挛、沉重感、感觉异常和瘙痒)和6 项客观静脉体征(胫骨前水肿、皮肤硬化、色素沉着、发红、静脉扩张和小腿按压疼痛)以及 DVT 患肢是否存在溃疡,0 ~ 4 分提示无 PTS;≥5 分提示存在 PTS:5 ~ 9 分为轻度、10 ~ 14 分为中度、≥15 分或溃疡为重度。

↘109. 妊娠患者推荐使用的 VTE 风险评估模型及方法是什么?

　　2015 年 4 月,英国皇家妇产科医师学会(ROCG)发布了关于降低妊娠期及产褥期静脉血栓栓塞疾病发生风险的诊疗指南,该指南推荐,对所有女性在孕前或早孕期进行 VTE 相关风险的详细评估。对于因妊娠期合并症住院、产程中及分娩后的孕产妇,应再次给予风险评估。若产前评分≥4 分,应考虑自早孕期起开始预防血栓;若评分=3 分,应考虑自孕 28 周起预防血栓形成,若产后评分≥2 分,应考虑产后至少 10 d 内预防血栓;若产褥期延长住院≥3 d 或再入院应考虑血栓形成。详见表 7。

表 7　英国皇家妇产科医师学会(ROCG)妊娠患者推荐使用的 VTE 风险评估量表

分类	危险因素	评分
孕前危险	VTE 病史(与手术相关的 VTE 病史除外)	4
	与手术相关的 VTE 病史	3
	已知的高危易栓症	3
	内科合并症,如癌症、心力衰竭;活动性 SLE、炎症性多关节病或炎性肠病;肾病综合征;1 型糖尿病合并肾病;镰状细胞病;静脉吸毒者	3
	无明显诱因的家族史或一级亲属患与雌激素相关的 VTE	1
	已知的低危易栓症(无 VTE 病史)	1
	年龄(>35 岁)	1
	肥胖	1 或 2
	产次≥3 次	1
	吸烟	1
	静脉曲张	1
	产科危险因素	1
	本次妊娠发生子痫前期	1
	ART/IVF(仅限于产前阶段)	1
	多胎妊娠	1
	剖宫产术	2
	择期剖宫产手术	1
	内旋转或外倒转术	1
	产程延长(>24 h)	1
	产后出血(>1000 mL 或需要输血)	1
	本次妊娠早产(<37 周)	1
	本次妊娠胎死宫内	1
新发或一过性危险	孕期或产褥期的手术(除外急诊会阴修复),如阑尾切除术、绝育术	3
	妊娠剧吐	3
	卵巢过度刺激综合征(仅限早孕期)	4
	当前系统性感染(需要静脉抗炎或住院治疗),如肺炎、伤口感染	1
	制动、脱水	1

110. 内科住院患者出血危险因素有哪些?

内科住院患者出血危险因素包括消化道溃疡、年龄、肝肾功能、静脉导管及各种免疫疾病等相关内容,内科住院患者出血危险因素(IMPROVE 评分表),具体内容见表 8。

表 8　IMPROVE 评分表

分类	标准	评分
具有以下 1 项为出血高危	活动性消化道溃疡	4.5
	入院前 3 个月内有出血事件	4.0
	血小板计数<$50×10^9$/L	4.0
具有以下 3 项以上为出血高危	年龄≥85 岁	3.5
	肝功能不全(INR>1.5)	2.5
	严重肾功能不全[GFR<30 mL/(min·m^2)]	2.5
	入住 ICU 或 CCU	2.5
	中心静脉置管	2.0
	风湿性疾病	2.0
	现患恶性肿瘤	2.0
	男性	1.0

注:总分≥7 分为高危;国际标准化比值(international normalized ratio,INR),重症监护病房(intensive care unit,ICU),心内科重症监护病房(coronary care unit,CCU)。

111. 如何对非瓣膜性房颤脑卒中进行血栓栓塞风险评估?

非瓣膜性房颤脑卒中的危险因素包括既往血栓栓塞史、年龄>65 岁、高血压、心力衰竭、左心室收缩功能受损(LVEF≤40%)、糖尿病、女性和心血管疾病(心肌梗死、复合型主动脉斑块及外周动脉疾病)。其中,既往有血栓栓塞病史、年龄≥75 岁的因素,血栓风险倍增,是非瓣膜性房颤脑卒中的高危因素;合并 1 个及以上高危因素或 2 个及以上中危因素应口服抗凝药,合并 1 个及以上中危因素应口服抗凝药或不抗栓治疗均可,无危险因素无须抗栓治疗。

112. 在血栓的治疗过程中进行出血风险评估的意义是什么？

抗凝治疗是对血栓高危风险患者及血栓形成患者的主要预防和治疗手段，为预防过度抗凝，导致出血并发症的发生，在抗凝治疗前评估血栓形成风险和出血风险至关重要，在 VTE 风险的患者中 10% 被归类为出血高风险患者，应用出血风险评分工具及时评估患者出血风险，以降低出血事件的发生率，确保患者安全。

113. 住院患者出血风险评估包括哪些？

对住院患者实施静脉血栓预防措施前，除了评估患者的血栓风险外，还应评估出血风险。出血风险评估内容应包括以下方面。

（1）患者因素：年龄≥75 岁、凝血功能障碍、血小板$<50\times10^9$/L 等。

（2）基础疾病：活动性出血，如未控制的消化道溃疡、出血性疾病等；既往颅内出血史或其他大出血史；未控制的高血压，收缩压>180 mmHg 或舒张压>110 mmHg；可能导致严重出血的颅内疾病，如急性脑卒中（3 个月内）、严重颅脑或急性脊髓损伤；糖尿病；恶性肿瘤；严重的肝、肾功能衰竭等。

（3）合并用药：正在使用抗凝药物、抗血小板药物或溶栓药物等。

（4）侵入性操作：接受手术、腰椎穿刺和硬膜外麻醉之前 4 h 和之后 12 h 等。

114. 外科住院患者出血危险因素有哪些？

外科住院患者出血危险因素主要包含"基础疾病相关因素"和"手术相关因素"两方面，主要从高血压、活动性出血、血小板相关的凝血障碍、胸腹部手术、心脏手术、脊柱手术等进行评估。具体内容见表 9、表 10。

表9　外科住院患者大出血并发症危险因素评估表

——具有以下任何一项,则为出血高风险或出血会导致严重后果的人群

常规危险因素	手术特异性危险因素	出血并发症可能会导致严重后果的手术
□活动性出血	腹部手术: □恶性肿瘤男性患者,术前血红蛋白<13 g/dL,行复杂手术(联合手术、分离难度高或超过一个吻合术)	□开颅手术
□既往大出血病史		□脊柱手术
□已知、未治疗的出血疾病	胰十二指肠切除术: □败血症,胰瘘,定点出血	□脊柱创伤
□严重肾功能或肝功能衰竭		
□血小板减少症	肝切除术: □肝叶切除数量,伴随肝外器官切除,原发性肝癌,术前血红蛋白数量和血小板计数低	□游离皮瓣重建手术
□急性脑卒中		
□未控制的高血压	心脏手术: □使用阿司匹林 □术前3 d使用氯吡格雷 □BMI>25 kg/m²,非择期手术,放置5个以上的支架,老龄 □老龄,肾功能不全,非搭桥手术但心脏体外循环时间较长	
□腰椎穿刺,硬膜外或椎管内麻醉前4 h~后12 h		
□同时使用抗凝药、抗血小板治疗或溶栓药物	腹部手术: □全肺切除术或扩张切除术	

表 10 不同风险 VTE 评估工具比较

工具名称	开发年份	开发者	危险因素数量	分层方法	优选适合范围	指南推荐
Wells DVT	1995	Wells（加拿大）	10	≤0 分为低危 1~2 分为中危 ≥3 分为高危	门诊患者	《DVT 形成的诊断和治疗指南》
Wells PE	1998	Wells（加拿大）	7	<2 分为低危 2~6 分为中危 >6 分为高危	肺栓塞患者	《疑似急性肺栓塞患者评估：美国医师协会临床指南委员会最佳实践建议》
Autar	1996	Atuar（英国）	7	≤10 分低危 11~14 分为中危 ≥15 分为高危	骨科患者	无
Caprini	1991	Caprini（美国）	38	0~1 分为低危 2 分为中危 3~4 分为高危	非骨科的手术患者、肿瘤患者	《美国胸科医师协会非骨科手术患者抗栓治疗与血栓预防临床实践指南(第9版)》《肿瘤先关 VTE 的预防与治疗中国专家指南(2015 版)》
Padua	2010	Barbar（意大利）	11	≥5 分为极高危 ≤4 分为低危 >4 分为高危	内科住院患者	《美国胸科医师协会非手术患者抗栓治疗与血栓预防临床实践指南(第9版)》《内科住院患者 VTE 预防中国专家建议(2015)》
RAPT	1997	Greenfield（美国）	16	<5 分低危 5~14 分为中危 >14 分为高危	创伤患者	《创伤骨科患者 DVT 形成筛查与治疗的专家共识》
修正 Geneva	2006	Le Gal（法国）	8	0~3 分为低危 4~10 分为中危 ≥11 分高危	肺栓塞	《疑似急性肺栓塞患者评估：美国医师协会临床指南委员会最佳实践建议》《急性肺栓塞诊断与治疗中国专家共识》

二、预　防

115. VTE 预防"三剑客"是什么?

VTE 预防"三剑客"是基础预防、物理预防(机械预防)、药物预防。

116. VTE 三大预防之间关系是什么?

基本预防是其他预防措施的基础,机械预防是 VTE 预防的必不可少的措施之一,是药物预防的必要补充和特定情况下的替代手段,三者相辅相成,合理应用,可以有效预防 VTE 的发生。

117. 常规的基础预防包括哪些?

VTE 的基础预防包括早期下床活动、抬高患肢、床上肢体活动如踝泵运动、多饮水(病情允许每日 2 000 mL 左右)以及保持良好的生活习惯(戒烟限酒)等。基础预防是 VTE 最基本的预防方式,对于预防 VTE 的发生具有一定的效果,但目前尚无统一的标准和流程。

118. 基础预防中早期下床活动的注意事项有哪些?

(1)在病情允许的情况下,应鼓励患者尽早下床活动,避免久站久坐,视患者的具体情况给予活动指导,采取循序渐进的原则,逐渐增加活动量。

(2)下床活动应根据患者病情确定活动的时间、场所等,护理人员和家属要做搀扶等保护措施,避免因下床活动而发生跌倒。

(3)嘱患者下床活动过程中如果出现不适,应及时停止活动并告知医护人员。

119. 基础预防中抬高患肢时的注意事项有哪些?

(1)一般对于卧床患者建议将床尾抬高,使下肢高于心脏水平 20 ~ 30 cm,

抬高患肢可促进静脉回流,预防 VTE 的发生。

（2）在抬高患肢期间,应注意床栏的使用,防止患者发生坠床,抬高下肢时不要在患者腘窝或小腿下垫枕,以免影响小腿深静脉回流。

（3）指导患者床上适当变换体位,防止骨隆突处长期受压引起皮肤损伤。

（4）护理人员应密切观察患者生命体征,询问患者有无胸闷、心悸、呼吸困难等不适。对于心功能不全、下肢外伤等患者存在抬高下肢禁忌时,应采用其他基础预防方式联合物理预防和（或）药物预防措施预防 VTE。

120. 何为踝泵运动？

踝泵运动是一种主动（或被动）屈伸踝关节的运动,可加快血流速度,促进血液循环,有效降低血栓发生风险。

121. 如何进行股四头肌及腘绳肌静态收缩运动？

患者取仰卧位,下肢伸直,在肢体静止不动的状态下,全力或接近全力使肌肉收缩,持续 5 ~ 10 s,放松 5 s,如此反复进行。

122. 何为等张收缩？

当肌肉在没有负重而能自由收缩的情况下收缩时,肌肉的长度缩短而张力没有改变,当肌力大于阻力时产生的加速度运动和小于阻力时产生的减速度运动。运动时肌张力保持恒定,故称等张收缩。等张收缩时肌肉承受力的负荷小于肌肉收缩力,肌肉的收缩力除克服给它的负荷外还能使物体发生位移,引起明显的关节运动,所以它对物体做了功。

等张收缩时肌张力并不恒定,分为2 种:①向心性收缩。当肌肉收缩时,肌肉的起、止点相互接近,长度缩短,成为向心性收缩,如屈肘时的肱二头肌收缩、伸膝时的股四头肌收缩。②离心式收缩。当肌肉收缩时,负荷的重力比自身力量强,即收缩时的肌力小于阻力,使原先缩短的肌肉逐渐被拉长,肌肉的起、止点相互分开,直至恢复到静止时的正常长度,称为离心式收缩。如负重屈肘后缓慢放松时的肱二头肌收缩、下蹲时的股四头肌收缩。

123. 何为等长收缩?

当肌肉在两端被固定或承受的重量不能被拉起的情况下收缩时,肌肉的长度不可能被缩短,不能引起关节运动,只能产生张力。这种长度没有改变而张力增加的收缩,称为等长收缩或静力收缩,如半蹲位时的股四头肌收缩,此时的肌张力恒定,但由于肌肉作用的物体未发生位移,所以对物体做了功。

124. 成人新型冠状病毒肺炎患者 VTE 基本预防方案是什么?

(1)选择适宜的静脉穿刺部位。建议对患者进行静脉穿刺时,选择上肢静脉穿刺,避免在下肢行静脉穿刺。

(2)卧床期间保证下肢静脉回流通畅。重型和危重型患者卧床时间增加,建议卧床期间避免在患者膝下垫硬枕或过度屈髋,避免增加静脉血流回心阻力。

(3)维持出入量平衡。轻型和普通型患者,存在发热、腹泻造成体液丢失过多的风险,建议在病情允许下鼓励患者每日饮水 1 500 ~ 2 500 mL,根据病情严重程度遵医嘱进行静脉补液。重型患者由于呼吸窘迫、血氧饱和度下降等症状,存在摄入过少造成体液不足及电解质紊乱的风险,建议遵医嘱进行肠内营养或静脉补液。危重型患者需要进行机械通气,存在休克、多器官功能障碍等,建议记录患者的出入量,遵医嘱进行肠内营养或静脉补充营养和水分。

(4)维持下肢肌肉泵的功能。轻型和普通型患者存在乏力、发热、腹泻等导致活动量降低的风险,建议在患者耐受情况下,鼓励其多下床活动。重型患者因呼吸窘迫导致活动耐力下降,建议患者卧床期间抬高下肢,鼓励其进行踝泵运动、股四头肌功能锻炼,在病情允许情况下,遵医嘱鼓励患者早期下床活动。危重型患者因需要进行机械通气,存在多器官功能障碍、休克等,处于长期卧床状态,建议根据病情进行间断性被动活动踝关节和膝关节。

125. 机械预防措施包括哪些?

机械预防措施包括梯度压力弹力袜(GCS)、间歇充气加压(IPC)、足底静脉泵(VFP)的使用和经皮电刺激等。

126. 机械预防措施实施的意义和作用有哪些?

机械预防措施的实施对于 VTE 的预防具有重要意义,特点为无创、操作简单、使用安全,其主要机制是模仿机体活动时腿部或足底肌肉收缩对下肢静脉造成压迫,从而促使下肢静脉血液回流,防止下肢血液淤滞,加快下肢血流速度。若患者为血栓中、高危患者并存在出血风险,机械预防是首选推荐的措施,是药物禁忌证患者预防 VTE 的重要替代手段,对 VTE 预防具有重要意义。因此,应加强机械预防措施的规范实施,以有效预防 VTE 的发生,确保患者安全。

127. 什么情况下建议进行机械预防?

(1)VTE 风险为低危的患者,预防措施以健康教育、鼓励活动为主,也可以选择机械预防。

(2)VTE 风险为中危或高危的人群,如有抗凝禁忌证,建议单用机械预防。

(3)VTE 风险为高危的人群,如无抗凝药物应用禁忌,建议机械预防与药物预防联合应用。

128. 什么情况下患者不推荐机械预防?

(1)充血性心力衰竭、肺水肿。

(2)IPC 和 GCS 不适用于下肢局部情况异常,如皮炎、感染、坏疽、近期接受皮肤移植手术等。

(3)新发的 DVT、血栓性静脉炎。

(4)下肢血管严重动脉硬化或其他缺血性血管病、下肢严重畸形等。

(5)严重的下肢水肿慎用,应该查明病因后权衡利弊应用。

129. GCS 的工作原理是什么?

GCS 的工作原理是通过从足踝向腿部施加梯度压力,促进血液从浅静脉通过穿支静脉流向深静脉,增加深静脉血流速度和血流量;适当的逐级加压可改善静脉瓣膜功能,增加骨骼肌静脉泵作用。

↘ 130. GCS 的作用机制是什么?

GCS 从足踝向腿部施加梯度压力,促进血液从浅静脉通过穿支静脉流向深静脉,使深静脉内血流速度和血流量增加。适当的分级加压还可缩减静脉横截面积,改善静脉瓣膜功能,增强骨骼肌静脉泵作用,调节部分凝血因子水平,增强下肢深部组织氧合作用,从而有效预防 DVT,改善慢性静脉功能不全,减少静脉性溃疡发生。

↘ 131. GCS 的适应证、禁忌证有哪些?

GCS 适用人群包括长时间卧床或静坐者、孕妇、术后下肢制动者等。绝对禁忌证:皮肤疾病如皮下组织炎症、进展性的末梢闭塞性动脉疾病(肢体麻木、运动障碍)、严重的神经病变(糖尿病足)、充血性心力衰竭、脓毒性静脉炎如血栓性静脉炎等。相对禁忌证:如渗出性皮炎、对 GCS 过敏、腿部皮肤敏感性异常、周围神经病变、早期的慢性关节炎等。

↘ 132. GCS 分型如何?

VTE 机械预防专家共识指出,根据 GCS 长度的不同,可分为膝长型(短筒)、腿长型(长筒)、连裤型 3 种,前 2 种更常用。

↘ 133. GCS 的不同长度的优缺点有哪些?

对于 VTE 的预防,腿长型 GCS 优于膝长型,但是膝长型 GCS 更舒适,穿着正确率及依从性更高。如果腿长型 GCS 因某些原因不适用,可用膝长型替代,GCS 需要依据下肢直径选择不同型号,尽可能全天穿着,并在住院期间每日评估患者及 GCS 并发症情况。中国血栓性疾病防治指南推荐,当 PTS 导致下肢轻度水肿时,大多数患者可选择膝长型或腿长型 GCS,大腿明显肿胀者应选择腿长型。国外有研究指出,GCS 在近端 DVT 患者预防肺栓塞的应用中,首选膝长型,这可能与患者穿膝长型 GCS 的依从性更好,出现的不良反应较少有关。

↘ 134. GCS 测量部位和要求是什么?

膝下型(短筒)在踝部最小周长处、小腿最大周长处;大腿型(长筒)在踝部最小周长处、小腿最大周长处、腹股沟中央部位向下 5 cm 部位周长处;连裤型可参照大腿型测量部位。

测量要求:按照要求测量双下肢相应部位周长。根据测量尺寸并对照 GCS 说明书中尺寸范围进行选择。若患者偏瘦或过度肥胖,不在说明书提供的尺寸范围,可联系厂家定制或用弹力绷带替代治疗(需在医护人员指导下);若患者双下肢周长相差过大,应根据测量结果分别选择不同尺寸 GCS。同时,测量后应记录 GCS 最初穿着时所测量的腿部周长,以便与下一次测量值进行对比,评估患者有无肢体肿胀发生和发展。

135. GCS 的压力等级是什么?

主要依据在足踝处施压的压力程度,目前有 5 种不同的压力分级标准,可分为 3~4 个压力等级,目前尚无国际统一标准。我国行业标准多参照欧洲(试行)标准实施,对于 DVT 患者推荐使用压力Ⅱ级的 GCS,如 PS 患者出现了静脉性溃疡,可选用压力Ⅲ级的 GCS。压力分级见表 11。

表 11　GCS 的压力分级

标准	压力分级/mmHg			
	Ⅰ级	Ⅱ级	Ⅲ级	Ⅳ级
英国	14~17	18~24	25~30	无
德国	18~21	23~32	34~36	>49
法国	10~15	15~20	20~36	>36
欧洲(试行)	15~21	23~32	32~46	>49
美国	15~20	20~30	30~40	无

136. GCS 清洗方法有何要求?

清洗时间:GCS 无须每日清洗或频繁清洗,建议表面有明显污渍时或出现异味时清洗,或根据患者需求定期清洗。清洗要求:采用中性洗涤剂于温水中清洗,手洗时不要用力揉搓。

晾晒要求:清洗完毕,用手挤去或用干毛巾蘸吸多余水分,不要拧绞,于阴凉处晾干,切勿放置在阳光下暴晒或用吹风机等进行局部加热。晾干后不要熨烫。

137. GCS 的穿着时机是什么?

用于 VTE 预防:有血栓风险的外科手术患者、ICU 患者,自入院起即应考虑穿着 GCS,除非有禁忌证。如果作为术后治疗的一部分,术前就尽可能让患者穿着,一般推荐至少在术前 2 h 穿上,直到患者能完全行走。英国皇家妇产科医师学会(RCOG)颁布的指南鼓励孕期妇女穿着 GCS,以预防 DVT 的发生。

用于 VTE 治疗:深静脉血栓建议在诊断后 2 周内开始穿弹力袜,在开始抗凝治疗后应尽快穿弹力袜。但急性深静脉血栓患者卧床期间应用弹力袜治疗的效果需要进一步研究证实,且国内指南未提及急性 DVT 治疗 GCS 穿着时机。ACCP 指出,DVT 确诊后 3 个月内应用 GCS 并不能减轻腿部疼痛,但对于慢性 DVT,建议确诊后尽快穿着 GCS。穿弹力袜的最佳时间是在早上起床时,因为此时腿部血管系统处于启动最大功能的状态,肿胀还没有发生;若已起床应重新平卧,抬高下肢 3 ~ 5 cm,使静脉血排空再穿。

138. 穿着 GCS 多长时间为宜?

用于 VTE 预防:国外多篇指南推荐,有血栓风险的患者在无使用禁忌证的情况下,白天和夜间均可穿着 GCS,直至活动量不再减少或恢复至疾病前的活动水平。

用于 VTE 治疗:ACCP 不推荐急性 DVT 患者常规穿着 GCS。急性深静脉血栓患者延长穿着弹力袜时间(6 个月以上)对 1 年内症状缓解有效,建议穿着弹力袜治疗 2 年以预防血栓形成后综合征的发生。对于腘静脉、股静脉血栓形成的患者,穿戴梯度压力弹力袜的时间不宜超过 6 周;髂-股静脉血栓形成的患者,可先连续穿戴弹力袜 3 个月,此后间断穿戴直至血栓去除,总时间不宜超过 6 个月。穿着时长主要由患者和医师决定,穿着超过 2 年的更多是对 PTS 进行治疗。

139. GCS 的穿脱步骤是什么?

穿着时,应先确认对应足跟位置,一手伸进袜筒直到 GCS 对应足跟处(袜跟),用大拇指和其他手指捏住袜跟部中间,将 GCS 由里向外翻出至袜跟,舒展袜身。足部伸进袜口前,用两手拇指沿袜筒内侧将袜口撑开,四指握住袜身,两手拇指向外撑紧 GCS 套于足部。示指和拇指合力将 GCS 缓慢拉向足跟,直至 GCS 对应足跟位置与患者足跟吻合。将整个袜筒往回翻,并向上拉至腿部。穿着困难者可借用专用手套和助穿袜套。穿着后用手抚平并检查袜身,保持其平整。若需脱下 GCS,用拇指沿 GCS 内侧向外翻,自上而下顺腿轻柔脱下。

140. 穿着 GCS 时的注意事项是什么?

(1)GCS 应每天至少脱下 1 次检查下肢皮肤情况,并进行下肢皮肤清洁护理,如果肢体出现疼痛、麻木或有瘙痒等不适感,及时告知。

(2)GCS 穿着后应保持表面平整,并经常检查有无被磨损或出现破损的现象。

(3)GCS 无须每日清洗或频繁清洗,建议表面有明显污渍时或出现异味时清洗或根据需求定期清洗。

(4)卧床期间早晚均可穿着,直到活动能力恢复正常,可停止穿着。

141. 穿戴 GCS 期间应重点评估患者肢体哪些内容?

随着患者身体恢复,下肢水肿每日会发生变化,建议每日应脱下 GCS 进行肢体评估,包括下肢皮肤的卫生、皮温、血运、足背动脉搏动、肢体感觉等;对行动能力下降或者皮肤完整性受损的患者,更应该重点评估,以确定 GCS 是否合适。

142. GCS 能预防 PTS 吗?

GCS 预防 PTS 疗效不确切,2016 版《VTE 的抗栓治疗指南》推荐对于下肢急性 DVT 患者,不推荐使用 GCS 来预防 PTS。然而,对于有 PTS 症状的患者,往往可以试用 GCS。

143. 穿着 GCS 会出现哪些并发症,应如何预防及护理?

(1)下肢血液循环障碍的预防与护理:①为患者配置压力等级和尺寸合适的 GCS,定期测量腿部周长,穿着后评估,发现腿部肿胀应及时分析肿胀原因,排除应用禁忌后及时更换相应尺寸 GCS,以免影响静脉回流和动脉供血。②穿着 GCS 时保持平整,不要下卷或翻折,长期穿着时注意评估末梢血运情况。

③膝下型 GCS 穿着期间不能过度上拉至膝盖上,应保持其上端处于膝盖下水平。④一旦出现下肢血液循环障碍,应立即脱去 GCS,评估下肢肿胀或缺血程度,根据病情再次判断是否适合当前 GCS 治疗。

(2)皮肤过敏的预防与护理:①穿着前及时询问有无 GCS 材质过敏史,穿着后 24 ~ 48 h 内评估有无皮肤过敏反应发生。②穿着期间需定期检查患者皮肤情况,做好皮肤清洁护理,每天 2 ~ 3 次。③出现过敏反应,须及时查看过敏部位及严重程度。如果过敏反应仅发生于腿长型 GCS 防滑硅胶区域接触的皮肤,可将该防滑硅胶区域翻折或直接反穿 GCS,使之不直接与皮肤接触。对 GCS 材质严重过敏患者应立即脱去 GCS,及时告知医护人员。GCS 用于 VTE 预防时,在病情允许情况下,可遵医嘱予以其他机械预防方式如 IPC 装置替代治疗;GCS 用于 DVT 辅助治疗时,可遵医嘱予以弹力绷带加压替代治疗(需在医护人员指导下)。必要时遵医嘱予抗过敏药物等治疗。

(3)压力性损伤的预防与护理:①选择合适尺寸和压力等级的 GCS。②每天脱下 GCS 检查皮肤情况。③注意穿着期间有无下肢疼痛等不适主诉。④遵医嘱做好营养不良患者饮食指导和营养供给。⑤出现压力性损伤时,应及时脱去 GCS,若实施机械预防措施弊大于利,可寻找其他替代治疗方法,必要时损伤处予敷料保护,视损伤程度邀请伤口专业护士会诊。

144. IPC 的工作原理是什么?

IPC 的工作原理是通过加压泵装置从远心端到近心端的有序充盈产生的生理性机械引流效应加快血液流动,促进静脉血液和淋巴液的回流;逐级压力治疗可以改善血流淤滞,通过压力诱导的纤维蛋白溶解系统激活改善高凝状态,同时压力本身也可以改善内皮细胞功能紊乱对患者腿部进行充气和放气提供间歇性压缩,模拟骨骼肌波浪式泵血,从而促进下肢静脉血液回流,改善血液异常状态,是一种预防 DVT 的有效方式。

145. IPC 用于 VTE 预防的作用机制是什么?

IPC 可在不增加出血事件及死亡率的同时,通过压迫深静脉促进血液回流,增加静脉峰值血流速度,还可以提高内皮细胞一氧化氮合成酶的活性,使内皮细胞释放一氧化氮,促进血管扩张,减少血液凝集。并可以降低纤溶酶原激活抑制剂-1 的活性,从而提高内源性纤溶活性,有效预防血栓形成。

146. IPC 的适应证是什么?

对于 VTE 低风险患者或者 VTE 中、高风险且同时存在出血风险患者推荐采用机械预防。对于无出血风险但存在 VTE 中(高)风险的患者使用机械预防和(或)药物预防,特别是将 IPC 作为机械预防措施来预防 VTE。国内外指南在 IPC 适应证方面一致,其适用于包括但不限于外科手术(如心脏、血管、胃肠道、神经、骨折、关节置换手术及其他手术)、长期卧床、急性脑卒中患者和妊娠、产褥期妇女等。

147. IPC 的使用禁忌证有哪些?

IPC 的禁忌证为已有下肢 DVT 形成、血栓(性)静脉炎或肺栓塞、严重心力衰竭、肺水肿;严重感染;四肢疼痛不敏感;严重的动脉硬化;严重的四肢畸形;皮炎;近期做过皮肤移植;曾行静脉结扎术。

148. 使用 IPC 会发生哪些并发症,其预防及护理措施有哪些?

(1)PTE:在进行 IPC 治疗前,充分了解患者病情,评估患者无使用禁忌证,必要时进行下肢静脉超声筛查。PTE 一旦发生,应确保患者卧床休息,避免因体位变化引起二次栓塞。密切监测患者呼吸、心率、血氧饱和度、血压及血气的变化,并给予呼吸与循环支持,无出血风险时尽早进行抗凝及溶栓治疗。

(2)肢体缺血:操作前,护士应充分评估患者有无 IPC 应用禁忌证,并根据患者病情选择合适的加压模式及加压时长。治疗期间,应加强巡视,及时查看患者肢体有无缺血表现,特别是本身存在肢体感觉异常或障碍的患者,一旦出现下肢缺血表现,应立即停止 IPC,并及时汇报医生。

(3)压力性损伤:IPC 应用前,应协助患者保持病员裤平整,除去足部或腿部饰物。治疗时确保连接管在腿套外表面,并注意询问、倾听患者有无局部疼痛不适,加强对肢体皮肤的观察,指导患者做好皮肤清洁,保持干燥。

(4)加压套材质过敏:在进行 IPC 治疗前,应详细询问患者有无过敏史,操作时避免加压套长时间直接接触皮肤。如发现患者出现过敏反应,应评估过敏程度,必要时遵医嘱停用 IPC,并给予抗过敏药物等对症处理。

149. IPC 的分型有哪些？

IPC 加压套按长度可分为膝长型和腿长型。使用时应同时结合患者的意愿以及医院的条件。IPC 有两种充气方式，一种是两支充气套筒交替充气加压泵，一种是两支同时充气加压泵，二者作用效果无明显差异。由于种类、规格、厂家的不同，IPC 在使用的标准、强度、频率上有一定的差别，应参照产品使用说明书进行使用。

150. IPC 的应用时长是多久？

IPC 是通过对患者腿部进行充气和放气提供间歇性的周向压缩，模拟骨骼肌波浪式泵血，从而促进下肢静脉血液回流，改善血液异常状态，是一种预防DVT 的有效方式。使用 IPC 能使 DVT 发生率降低 60%。但是，国内外学者对术中 IPC 最佳使用时长缺乏系统的研究，存在争议。美国胸科医师协会和中国普通外科围手术期血栓预防与管理指南均建议，每天使用 IPC 时间至少保证18 h，并尽可能在双下肢应用；英国皇家医学会（NICE）推荐患者从入院即开始使用，直到术后有完全活动能力时停止。

151. IPC 的应用时机是什么？

早期开始机械预防对于预防 VTE 有重要意义。在无禁忌证的情况下，推荐心脏手术、腹部手术、重大创伤和脊髓损伤等 VTE 中风险及以上患者自入院即可使用 IPC 来预防 VTE。推荐对于 VTE 中风险以上的外科患者，可在麻醉前开始使用 IPC，在术中与术后可结合抗血栓袜使用，直到患者可以正常活动或恢复到疾病前的活动水平。急性脑卒中发生 3 d 内的患者应从入院开始，至少连续应用 IPC 30 d 或直至患者出院为止。

152. IPC 的应用压力是多少？

根据患者下肢直径和耐受程度，一般调整压力为 35 ~ 45 mmHg，压力过小，起不到作用，压力过大可引起肢体疼痛或造成损伤。

153. IPC 加压套该如何选择？

临床上可结合患者需求、舒适度及临床经验来进行加压套的选择，对于下肢加压套长度的选择，腿长型、膝长型和足底加压套均可降低患者 VTE 发生率，但相较于腿长型，膝长型加压腿套使用时便捷性和舒适度可能占优势，在双下肢均不存在机械预防禁忌证的情况下，建议尽可能在双腿实施 IPC。

154. 使用 IPC 时的注意事项有哪些？

（1）IPC 主要是利用加压套压缩静脉，从而促进静脉血液回流，防止 DVT 形成，使用时妥善固定引流管。

（2）请不要随意拆卸，不要使用剪刀、针头等尖锐物品划伤加压套，防止加压套漏气、影响治疗效果。

（3）使用 IPC 期间，请尽量卧床，在床上可轻微活动，不可下床走动，谨防跌倒，其间如有任何不适及生活需求，请及时按铃通知护士。

（4）使用的过程中，定期检查皮肤有无红肿及其他异常现象；尤其对糖尿病或者血管病的患者，必须每天进行皮肤检查。注意观察有无伤口情况，如异常及时通知医生。

（5）使用期间定期对 IPCD 装置擦拭消毒，防止交叉感染。

155. 儿童需要使用 GCS 或 IPC 吗？

物理预防在儿童患者中是受到限制的，一般体重>40 kg 可用 GCS，儿童在使用前需要精确测量肢体数据，同时正确安装，当装配不良或 GCS 磨损后会产生止血带效应，反而增加 VTE 的风险，GCS 的顶端不能卷曲，每天都要取下 GCS 或 IPC 进行局部卫生及皮肤消毒。

156. VFP 的工作原理是什么？

VFP 与 IPC 的原理和功效近似，是一种模仿"生理性足泵"的、能有效预防 DVT 的空气脉冲物理治疗仪。VFP 主要由中心控制器、通气软管和充气脚套组成，通过脉冲气体在极短时间内快速冲击足底的方式，使肢体的静脉血获得类似行走状态下的脉冲性加速，从而大幅度提高血流速度。高速脉冲血还可增强纤溶系统活性,降低纤溶蛋白溶酶原的活化抑制因子,增加组织型纤维蛋白溶酶原活化素活性,通过脉冲气体在短时间内快速冲击足底的方式,使制动或偏瘫肢体的静脉血获得正常人行走状态下的一种脉冲性加速,进而提高血流速度,改善肢体末端的供血不足,加快肢体水肿的消除。

157. VFP 工作原理与 IPC 工作原理有何不同之处?

不同之处在于 VFP 主要使足部受压,不包括其他肢体部分,可在更短时间为足部提供高频率的冲击力。

158. VFP 的使用时长及压力各是多少?

按照说明书进行压力设置,使用时间 1 次为 30 ~ 60 min,2 ~ 3 次/d,压力一般在 130 mmHg 左右。

159. VFP 的使用禁忌证有哪些?

不适用于已发生 DVT 的患者,或既往有 DVT、血栓性静脉炎、PE 或严重心力衰竭的患者,也不适用于下肢肢体反应迟钝、皮肤严重畸形、感染的患者。

160. 什么是经皮电刺激?

经皮电刺激指将电流脉冲通过电极施压于皮肤,产生神经动作电位,引起人工肌肉收缩,又称神经肌肉电刺激(NMES)。相关研究表明,NMES 可增加下肢静脉血流速和流量,减轻静脉淤滞,效果优于 IPC。

161. 2020 版《VTE 机械预防专家共识》中建议在不影响手术区域的情况下,首选何种预防方式? 且预防开始时间是什么时候?

在不影响手术区域的情况下,首选 IPC。机械预防应当在麻醉开始前就开始应用,直至手术后患者可以正常活动。

↘162. 2020 版《VTE 机械预防专家共识》中建议 VTE 低危、中危、高危患者主要采用何种预防方式?

建议在术前和术后评估为 VTE 低危的患者主要采用机械预防。中危患者,建议药物预防或者机械预防,首选药物预防。在高危患者中,建议机械预防联合药物预防;严重出血风险的高危患者应接受机械预防,直至出血风险降低到可以应用抗凝药物。

↘163. 对于创伤患者,建议尽早采取预防措施,首选何种机械预防方式?

机械预防在创伤患者的 VTE 预防中起着重要作用,尤其是对于 VTE 和出血都是高风险的患者。在所有的机械预防方法中,IPC 的临床证据相对较多。

↘164. 机械预防在临床实践当中依从性不高的主要原因有哪些?

首先,医务人员相关知识不足,国内临床护理人员 VTE 的相关培训缺乏,直接影响机械措施预防的效果;其次,患者或家属(长期照顾者)不清楚使用目的,患者使用过程中不耐受,尤其是在护士未明确解释使用目的、未及时安置设备,临床医生未及时开具医嘱时更为突出;除了以上因素之外,GCS 穿着困难、医院 IPC 设备配备不足、患者出院后无法继续使用等也影响了机械预防的广泛使用。

↘165. 机械预防过程中可能出现哪些不良反应?

机械预防过程中使用部位可出现下肢循环障碍、皮肤过敏及压力性损伤等不良反应。

↘166. 2020 版《VTE 机械预防专家共识》中建议对于机械预防时间应持续多久?

机械预防的时间建议持续到患者达到其正常时的活动能力或直至出院。

167.2018 版《PE 诊治与预防指南》给出的机械预防效果评价主要结论有哪些?

过膝弹力袜优于膝下型弹力袜;缺血性脑卒中患者 GCS 联合 IPC 预防 VTE 较单用 GCS 效果好;单纯机械预防不能替代药物预防。

168.2018 版中国《PE 诊治与预防指南》中关于右心血栓与 PE 的新版指南推荐内容有哪些?

(1)首选超声心动图进行诊断并评估右心血栓的风险,同时鉴别非血栓性疾病。

(2)右心血栓,建议抗凝治疗至少 3 个月,并定期复查心脏超声,评估血栓变化和疾病风险。

(3)体积较大的右心新鲜血栓,建议普通肝素(UFH)抗凝治疗,如出现血流动力学不稳定,严密监测下,建议行溶栓治疗。

(4)在有技术条件的情况下,建议外科取栓治疗。适用于:体积较大的 A 型血栓、体积较大的 C 型血栓,并具有潜在堵塞右心房或右心室流出道的风险;骑跨于卵圆孔的右心血栓等。

169. VTE 药物预防具体使用方法是什么?

预防 VTE 的药物主要包括低剂量普通肝素(LDUH)、低分子量肝素(LMWH)、磺达肝癸钠和直接口服抗凝药(NOACs)如利伐沙班片等,具体使用方法如下。

(1)LDUH:皮下注射 LDUH 可以预防 VTE。早期研究结果证实,与应用安慰剂比较,使用 LDUH 可以降低无症状 DVT 的患病率。LDUH 的有效剂量为 5 000 U,2 次/d。

(2)LMWH:LMWH 皮下注射预防住院患者 VTE 疗效明显。多中心随机对照临床研究结果显示,LMWH 组的总体 VTE 危险比安慰剂减少50%。有效剂量为依诺肝素 40 mg,1 次/d;达肝素 5 000 U,1 次/d。

(3)磺达肝癸钠:磺达肝癸钠2.5 mg,1 次/d,可有效预防住院患者 VTE 的发生。

(4)NOACs:主要应用于骨科大手术。

170. 抗血小板药物的预防血栓的作用机制是什么？

抗血小板药物主要是阿司匹林,阿司匹林主要通过抑制血小板聚集,发挥抗动脉血栓作用,在 VTE 预防上有一定作用,可以用于下肢静脉血栓的预防。

171. 内科住院患者的预防性抗凝策略推荐有哪些？

(1)内科住院患者,推荐早期活动。

(2)VTE 高风险的内科住院患者,推荐策略是:①不存在高出血风险,推荐药物预防;②存在高出血风险,推荐机械预防。

(3)活动期恶性肿瘤患者,如无其他 VTE 风险,推荐:①单纯接受化疗,不推荐常规预防;②留置中心静脉导管,不推荐常规预防。

(4)多数 VTE 高风险的内科住院患者,建议药物或机械预防 7～14 d。

172. 内科患者进行预防性抗凝药物使用时的注意事项是什么？

在进行药物预防过程中,注意患者出血风险的评估和控制,尤其是对于老年人及合并糖尿病、肾功能不全等基础疾病的患者;对于活动期恶性肿瘤,其他 VTE 风险包括卧床、手术、化疗、因合并其他疾病住院等。

173. 外科手术术中预防 DVT 存在的困难有哪些？

目前,DVT 预防主要包括基础预防、药物预防和物理预防等。基础预防包括主动活动、术后翻身及保护血管等。与术中相关的主要是保护血管,其他预防措施在患者麻醉下难以实现。药物预防首先要判断有无出血风险,因为手术本身有出血可能,所有在术前评估有出血风险的患者一定不可以药物预防。而物理预防很难完善,比如手术体位的摆放、手术时长、麻醉药物的应用、术中各种植入物的放入、术中电极板的贴敷、加温装置的应用、医护人员对血栓的重视和知识的掌握以及预防压力性损伤的措施都会在一定程度上影响 DVT 的物理预防。

174. 外科手术术中 DVT 的风险评估及相关指南有哪些？

手术室护理实践指南《手术室护理实践指南(2018 年版)》全部内容共分为

9 篇,其中,围手术期下肢 DVT 预防的术中护理和 IPC 都属于术中预防 DVT 内容,可见新版指南对于术中预防 DVT 的重视。

175. 外科手术术中 DVT 的措施有哪些?

(1)合理控制手术室温度和湿度,术中常规使用加温毯,尤其做好下肢保暖工作,术中低体温会导致血液更容易凝固。

(2)根据手术需要,合理摆放体位,骨凸处和受压部位均用体垫保护。特殊体位如头低臀高截石位患者定时恢复体位,并定期观察下肢尤其腘窝处皮肤情况。

(3)尽量避免下肢穿刺,术中可选择上肢静脉穿刺,由经验丰富的护士穿刺,提高一次穿刺成功率。进行输液操作时,避免止血带结扎时间过长和同一个部位反复穿刺。输注对血管有刺激性药物时,应稀释后缓慢滴注,防止药物外渗。

(4)及时输血治疗,避免术中部分患者出现失血过多,有效血容量不足,引发凝血酶大量释放,破坏凝血纤溶系统平衡,导致血液呈高凝状态。

(5)无禁忌证的情况下术后开始使用 IPC。

(6)减少止血带应用时长或者尽量不使用。

176. 对 ICU 患者在预防下肢静脉血栓的综合护理措施有哪些?

(1)保护静脉:具体措施可分为抬高下肢以避免血液凝滞,严禁同一部位对静脉实施反复穿刺。

(2)运动指导:适当实施床上活动运动,运动方式可分为深呼吸、下肢被动运动等。

(3)定期观察:对患者的双下肢定期实施周径的定期测量,在周径发生变化的情况下,应判断发生情况的原因是否为静脉回流受阻,若为静脉回流受阻应及时进行处理。

(4)早期发现:在 ICU 患者接受手术治疗后,应对患者的病情进行观察,判断患者是否存在肢体肿胀或疼痛的情况。

(5)心理护理干预:就 ICU 患者而言,患者的病情多较为危急,患者往往需要面临较大的心理压力,为此不仅要求有效完善住院相关准备,而且应该营造出良好的就医环境。同时,护理人员应该积极主动地和患者进行沟通,详细掌握患者的心理变化并采取针对性的调整措施,从而促使患者树立起战胜疾病的信心。

↘ 177. ICU 患者发生 VTE 的危险因素有哪些?

由于存在长期卧床、制动、血管损伤和血液高凝状态等因素,重症监护病房(ICU)患者是 VTE 的高发人群。ICU 患者发生 VTE 的危险因素如下。

(1)患者及其基础疾病因素:VTE 的个人史或家族史、高龄(>75 岁)、脱水、肥胖(体重指数>30 kg/m^2),糖尿病、恶性肿瘤、慢性心力衰竭、慢性肺部疾病、易栓症、妊娠等。

(2)导致患者急性入院因素:骨折、多发性创伤、烧烫伤、急性脊髓损伤、急性呼吸衰竭、急性脑卒中、急性心力衰竭、急性感染性疾病、急性心肌梗死等。

(3)增加 VTE 患病风险治疗相关因素:手术、机械通气、使用镇静剂、中心静脉置管、各种介入治疗、血液净化治疗、输注血小板、应用血管活性加压药、抗肿瘤治疗等。

一、诊　断

178. 哪些情况需进一步诊断 DVT？

急性下肢 DVT 主要表现为患肢突发肿胀、疼痛等,严重者可出现股青肿,患者下肢极度肿胀、剧痛、皮肤发亮呈青紫色、足背动脉搏动消失,若患者近期有手术、严重外伤、骨折或肢体制动、长期卧床、肿瘤等病史,出现下肢肿胀、疼痛、小腿后方和(或)大腿内侧有压痛时,提示下肢 DVT 的可能性大,但当患者无明显血栓发生的诱因,仅表现为下肢肿胀或症状不典型时,易出现漏诊、误诊。对于下肢 DVT 的诊断,无论临床表现典型与否,均需进一步的实验室检查和影像学检查,明确诊断以免漏诊和误诊,D-二聚体异常,进行彩超检查。

179. 怎样依据临床表现评估诊断 PE？

评估 PE 的临床表现多种多样,因缺乏特异性,容易被忽视或误诊。在 PE 的诊断过程中,要注意是否存在 DVT,尤其是下肢 DVT。如患者出现不明原因的呼吸困难、胸痛、咯血、晕厥或休克,或伴有单侧或双侧不对称性下肢肿胀等,高度可疑,应引起重视。

180. VTE 辅助检查有哪些？

(1)血浆 D-二聚体监测,可用于急性 VTE 的筛查、特殊情况下 DVT 的诊断、疗效评估和 VTE 复发的危险程度评估。

(2)彩色多普勒超声检查,是诊断 DVT 的首选方法。

(3)CT 静脉成像,联合应用 CTV 及 CT 肺动脉造影检查,可增加 VTE 的确诊率。

（4）核磁静脉成像,尤其适用于孕妇。

（5）静脉造影,目前是诊断下肢 DVT 的金标准。

181. DVT 诊断流程是什么?

对于血栓发病因素明显、症状和体征典型的患者,首选超声检查。当患者无明显血栓发生的诱因、症状和体征不典型、Wells 评分为低度可能时,行血浆 D-二聚体检测,阴性排除血栓,阳性者进一步行超声检查。具体流程如下。

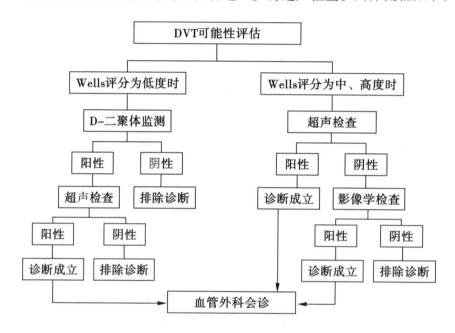

182. 血管超声在 DVT 形成诊断中的优势有哪些?

超声检查是目前诊断 DVT 形成最有效的无创检测方法,临床应用广泛,是DVT 诊断首选方法。①操作简便、无创、无痛苦、患者易于接受。②可判断急、慢性血栓,为选择治疗方案,特别是治疗急性血栓赢得宝贵时间。③无辐射,可反复多次进行,常用于评价溶栓效果。④对 DVT 具有较高的敏感度和特异度。

183. 彩色多普勒超声使用范围和特点是什么?

彩色多普勒超声是确诊 DVT 的首选方法,其敏感性、准确性均较高,在临床应用广泛。该检查对股、腘静脉血栓形成诊断的准确率高,对小腿静脉丛血栓形成和髂静脉血栓形成诊断的准确率较低。

184. 血管超声在 DVT 诊断中的缺点有哪些?

(1)探头加压试验易造成急性期血栓脱落而引发 PTS,威胁患者生命。

(2)对肥胖、下肢水肿明显的患者,离频探头穿透力差,不易发现膝以下 DVT,对盆腔内 DVT 诊断率较低,尤其是髂静脉受压伴附壁血栓形成时更易造成漏诊,遇帕金森病导致的严重震颤或强直、肢体痉挛或患肢处于石膏固定等,保持功能位时,无法进行彩色多普勒超声检查;小腿近端的胫腓干被较厚组织覆盖,远端静脉分支管径过细,超声显示不清。

185. 静脉造影的优点和缺点有哪些?

优点:准确率高,不仅可以有效判断有无血栓、血栓部位、范围、形成时间和侧支循环情况,而且常被用来评估其他诊断,目前仍是诊断下肢 DVT 的"金标准"。

缺点:有创、造影剂过敏、肾毒性以及造影剂本身对血管壁的损伤等。

186. CT 静脉成像使用范围和特点有哪些?

CT 静脉成像主要用于下肢主干静脉或下腔静脉血栓形成的诊断,准确性高。

187. 核磁静脉成像使用范围和特点有哪些?

核磁静脉成像能准确显示髂、股、腘静脉血栓,但不能很好地显示小腿静脉血栓。尤其适用于孕妇,而且无须使用造影剂,但有固定金属植入物及心脏起搏器植入者,不可实施此项检查。

188. 何为血栓弹力图?

血栓弹力图(thrombelasto gram,TEG)是反映血液凝固动态变化(包括纤维蛋白的形成速度、溶解状态和凝状的坚固性、弹力度)的指标,因此影响 TEG 的因素主要有：红细胞的聚集状态、红细胞的刚性、血凝的速度、纤维蛋白溶解系统活性的高低等。

189. TEG 的临床意义和特点是什么？

TEG 的临床意义简单来说是要观察血液系统里面血液凝固的变化指标，即凝血系统有没有异常，检测血液凝固的过程是不是正常，通过这个检测能判断是不是有一些血液系统的疾病，比如凝血因子缺乏的血友病，或者易栓症，是否处于血液的高凝状态，是否有血栓性的疾病。特点：血栓弹性成像监测凝血功能操作方便，准确性高，逐渐引起临床医生的重视。它已被广泛用于普通外科和 ICU 等科室。

190. TEG 在临床科室监测的用途有哪些？

(1)评估出血的风险，判断出血原因，指导成分输血。

(2)区分原发和继发的纤溶亢进。

(3)监测服用氯吡格雷、阿司匹林等药物的患者是否安全。

191. 采集和保存 TEG 的注意事项？

(1)采血时最好一次采血，无须空腹，对于血小板建议先蓝管后绿管，避免肝素污染。

(2)采血后，请务必来回轻轻颠倒几次，使血液与抗凝剂充分混合。

(3)标本最好 1 h 内送检，不要超过 2 h。因为放置时间太长，容易过多激活凝血因子及血小板。

(4)避免血液稀释的影响，不能在输液同侧采集血标本，禁止在留置针及 CVC 等导管处采血。

(5)尽量避免在采血或运输的过程中剧烈晃动血样。

(6)如果测 ADP 和 AA 这两种途径药物药效的话，建议在服药 5 ~ 7 d 以后检测。

192. 何为 D-二聚体？

D-二聚体是交联纤维蛋白在纤溶系统作用下产生的可溶性降解产物，为特异性继发性纤溶标志物。生理状态下,为了保证血管的通畅,组织损伤后所形成的止血栓在完成止血使命后将被逐步溶解,即凝血与抗凝两个系统始终处于一种动态平衡中,而在病理情况下,凝血与纤溶状态的平衡被打破,机体的血管内凝血的倾向增强,纤维蛋白大量聚集,同时激活纤溶系统,使纤维蛋白降解产物增多,导致血浆 D-二聚体的水平增高。因此,D-二聚体可作为体内高凝状态、血栓形成、继发纤溶的标志物之一。

193. D-二聚体测定的含义及意义是什么?

反映纤维蛋白溶解功能及继发性纤溶的特异性分子标志物,对诊断急性DVT 的灵敏度较高。结果阴性可证实血栓形成的风险小,阳性则证实纤溶亢进,但并不能证明血栓形成,可结合彩超和静脉造影进一步完善检查。

194. D-二聚体对 PE 的诊断意义是什么?

D-二聚体对急性 PE 的诊断敏感度在 92% ~ 100% ,对于低度或中度临床可能性患者具有较高的阴性预测价值,若 D-二聚体含量<500 μg/L,可基本排除急性 PE。但 D-二聚体对于诊断 PE 的阳性预测价值较低,不能用于诊断,如恶性肿瘤、炎症、出血、创伤、手术和坏死等情况均可引起血浆 D-二聚体水平升高。故测定血浆 D-二聚体的主要价值在于排除急性 PE,尤其是低度、中度可疑的患者。

195. D-二聚体的检测方法有哪些?

D-二聚体分子量的异质性很大,基于不同原理的试验方法对 D-二聚体检测的敏感性有显著差异。因此,临床医师应了解本医疗机构所使用 D-二聚体检测方法的诊断效能。采用乳胶凝集试验敏感性低,不能用来排除 PE,而采用酶联免疫吸附分析、酶联免疫荧光分析、高敏感度定量微粒凝集法和化学发光法等检测 D-二聚体,敏感性高,其阴性结果在低度、中度风险,能有效排除急性PE 或 DVT。

196. D-二聚体升高即可以诊断 PE 吗?

不可以! 除了 DVT 形成、PTS,许多其他生理或病理情况均可能引起 D-二聚体升高,如弥漫性血管内凝血;心血管疾病(急性心肌梗死、不稳定型心绞痛、动脉粥样硬化、冠状动脉硬化、高血压等);恶性肿瘤(乳腺癌、卵巢癌、急性白血病等);手术、创伤后;溶栓治疗后;脑血管疾病;严重感染、脓毒症、坏疽等;绝经后激素替代治疗;先兆子痫、妊娠;其他(甲状腺功能减退症、慢性肝病等)。可见,D-二聚体对于诊断 PE 的阳性预测价值较低,D-二聚体升高并不能用于直接诊断 PE,需结合临床来综合判断。

197. D-二聚体水平与 VTE 复发有无关系?

前瞻性随访 VTE 患者研究表明,规范抗凝治疗 1 个月后血浆 D-二聚体水平持续升高是 VTE 患者复发的预测指标;对于规范抗凝治疗 1 个月后血浆 D-二聚体仍升高的患者如果终止抗凝治疗,3 个月后复发率约 15%,如果继续抗凝治疗,3 个月复发率仅为 2.9%;对于规范抗凝治疗 1 个月后 D-二聚体恢复正常的患者如果终止抗凝治疗,3 个月后复发率为 62%。可见,血浆 D-二聚体水平可以指导 VTE 预防,血浆 D-二聚体水平是 VTE 复发的独立预测指标。

198. 为什么术前采血需查 D-二聚体?

通过采集静脉血来检测白细胞计数、红细胞计数、血小板计数、红细胞沉降率,判断有无感染以及血小板增多症等引起的凝血功能亢进。目前临床上,D-二聚体<500 $\mu g/L$ 一般可排除急性或活动性 VTE 的可能;但是当结果为阳性时,需要通过动态监测血浆 D-二聚体的变化曲线来筛查高危血栓患者,因此需要查 D-二聚体。

199. D-二聚体水平与年龄有无关系?

D-二聚体的诊断特异性随着年龄的升高而逐渐下降,以往研究发现,小于40 岁的可疑 PE 人群,利用传统的血浆 D-二聚体临界值,可排除 60% 的患者,而在 80 岁以上的患者中,仅可排除 5%,其诊断 PE 的特异性不到 15%。因此,2014 年欧洲心脏病学会(ESC)提出了按年龄校正的血浆 D-二聚体临界值,即50 岁以上,临界值 = 年龄(岁)×10 $\mu g/L$。例如,年龄 60 岁,临界值就 60×10 $\mu g/L$=600 $\mu g/L$=0.6 mg/L。

200. D-二聚体如何反应药物溶栓的效果?

D-二聚体是溶栓药物治疗监控和疗效观察的指标。应用溶栓药物后 D-二聚体明显升高。若达到疗效,该指标在升高后很快下降;如果 D-二聚体升高后持续维持在一定程度高水平则提示溶栓药物剂量不足。纤维蛋白降解产物中,唯有 D-二聚体可反映血栓形成后的溶栓活性。因此定量检测 D-二聚体可以反映药物溶栓的效果。

201. D-二聚体在临床应用时应注意的问题?

D-二聚体是一项阴性排除试验。作为一种无创性检查手段,在 PE、DVT、血管内弥漫性凝血(DIC)排除诊断中有十分重要的价值,在任何情况下,D-二聚体测定值大于试剂盒推荐的截断值,都不能简单地作为急性肺栓塞、深静脉栓塞、血管内弥漫性凝血的唯一确诊依据,必须结合临床情况综合分析。

在脑梗死、肺栓塞、弥漫性血管内凝血、急性静脉血栓形成时升高,从 D-二聚体的检测目标而言,这些归属阳性升高。但是只要机体血管内有活化的血栓形成及纤维溶解活动,D-二聚体就会升高,比如手术、肿瘤、感染及组织坏死等均可导致 D-二聚体升高。特别对 80 岁以上人群及住院患者,因患感染性等疾病易引起凝血异常而导致 D-二聚体升高的患者应注意结合临床情况综合分析,国际上 D-二聚体检测的特异性一般为 50% 左右。

202. 如何诊断急性肺栓塞?

肺动脉造影是诊断急性肺栓塞的"金标准",直接征象有肺动脉内造影剂充盈缺损,伴或不伴"轨道征"的血流阻断;间接征象有肺动脉造影剂流动缓慢,局部低灌注,静脉回流延迟。

二、治 疗

↘203. DVT 的基本治疗是什么?

抗凝。抗凝的目的是通过抗凝使血液高凝状态得到控制,可有效防止血栓的发生和复发,并使已形成的血栓不继续发展,同时可促进机体自身纤溶机制溶解已形成的血栓。值得注意的是,在进行 VTE 药物预防前,需要先评估患者是否存在出血风险,如果存在出血风险,应优先采用基础预防和物理预防,待出血风险降低或消失后,再进行药物预防。

↘204. 深静脉血栓形成的抗栓治疗主要包括哪些?

包括抗凝治疗、溶栓治疗、血管介入治疗及外科血栓清除术。

↘205. 深静脉血栓形成的抗凝治疗禁忌证有哪些?

(1)活动性出血及高危出血风险患者。

(2)肾功能损伤患者使用维生素 K 拮抗剂或低分子量肝素(LMWH)增加出血风险。

(3)近期中枢神经系统出血患者。

(4)肝素诱导血小板减少症(HIT)。

↘206. 常用的抗凝药物有哪些?

常用的抗凝药物见表 12。

表 12　常用抗凝药物

药物名称	VTE 预防	VTE 治疗	逆转药物
LDUH	5 000 U 皮下注射,1 次/8 h	静脉给药,负荷剂量 80 U/kg,以每小时 18 U/kg 输注。治疗目标是使凝血活酶(APTT)达到 2.0 ~ 2.5 倍正常值	鱼精蛋白 1 mg/100 U 肝素,缓慢静脉输入(不能超过 5 mg/min)密切监测活化部分凝血酶时间

续表 12

药物名称	VTE 预防	VTE 治疗	逆转药物
LMWH	皮下注射 (2～5)kU, 1 次/d 或 (2.0～2.5) kU,2 次/d	80～100 U/kg,皮下注射, 1 次/12 h	给药 8 h 内,1 mg 鱼精蛋白/100 U 那屈肝素,或 1 mg 鱼精蛋白(1 mg 依诺肝素),或 1 mg/100 U 达肝素;给药> 8 h,0.5 mg 鱼精蛋白/100 U 那屈肝素,或 0.5 mg 鱼精蛋白/1 mg 依诺肝素,或 0.5 mg/100 U 达肝素
磺达肝癸钠	2.5 mg,皮下注射,1 次/d	50～100 kg 时 7.5 mg, 1 次/d;<50 kg 时 5 mg, 1 次/d;>100 kg 时 10 mg, 1 次/d	用重组人 VII 因子 90 μg/kg 静脉逆转治疗剂量的磺达肝癸钠的作用
华法林		2.5～5.0 mg 口服,调整量使国际标准化比值(INR) 在 2～3,用于长期治疗防止复发	半衰期为 20～60 h,INR<5,无出血或 INR 5～9 无出血;暂停华法林给药,高危出血患者考虑小剂量口服维生素 K 1.0～2.5 mg,密切监测 INR,有无出血
利伐沙班	口服用药 10 mg, 1 次/d	口服用药,急性期初始治疗推荐剂量是前 3 周 15 mg,2 次/d;在初始治疗后,后续治疗的推荐剂量为 20 mg,1 次/d	停止服药 使用特异性拮抗剂 ANDEXXA(中国尚未上市) 静脉注射 AaPCC(活化的凝血酶原复合物)25～50 U/kg 因子 PCC(凝血酶原复合物)25～ 50 U/kg

↘207. Ⅹa 因子抑制剂主要可分为哪两种?

(1)直接Ⅹa 因子抑制剂,如利伐沙班、阿哌沙班,阿哌沙班是国内最新的可用于骨科大手术后的 VTE 预防药物;口服,应用方便;与华法林相比,药物及食物相互作用少。

(2)间接Ⅹa 因子抑制剂,如磺达肝癸钠,安全性与依诺肝素相似。

↘208. 使用维生素 K 拮抗剂（如华法林）效果评估需监测何种指标？

效果评估需监测凝血功能的国际标准化比值（international normalized ratio，INR），调整剂量控制 INR 在 2.0～2.5，INR>3.0 会增加出血风险。

↘209. LMWH 的禁忌证有哪些？

使用 LMWH 预防 VTE 要严格掌握其禁忌证，包括血小板减少（<75×10^9/L）、产前或产后有活动性出血或出血倾向、出血性疾病（如血友病、vonWillebrand 病、获得性凝血病）、严重肾脏疾病（肌酐清除率<30 m/min）、严重肝脏疾病（凝血酶原时间高于正常范围或有血管曲张），以及未控制的高血压［收缩压>200 mmHg（1 mmHg=0.133 kPa）或舒张压>120 mmHg］的孕产妇应禁用或慎用 LMWH。

↘210. 溶栓药物中最常用的是什么药？它的优点和不良反应是什么？

尿激酶。对急性期的治疗具有起效快、效果好、过敏反应少的优点。最主要不良反应是出血。

↘211. 华法林在抗血栓治疗中有哪些局限性因素？

不同个体有效剂量变异幅度较大，抗凝作用易受多种食物和药物的影响，需频繁监测凝血功能及 INR，根据 INR 值调整华法林剂量。

↘212. 抗凝用药观察内容有哪些？

（1）出血：药物预防期间要配合医生做好各项凝血功能指标及血小板的监测，密切观察患者有无出血倾向。常见出血包括伤口出血、皮肤黏膜出血、消化道出血和颅内出血等。在用药期间，一旦发生异常情况，要及时告知医生，遵医嘱做出相应处理，同时尽量减少有创性检查或操作，做好患者心理护理，安慰告知患者，嘱咐患者勿用手挖鼻。

（2）过敏反应：观察患者有无寒颤、发热、荨麻疹等过敏反应，一旦发生过敏反应立即告知医生，遵医嘱处理。

（3）及时对患者进行用药健康教育,告知患者若出现以上相关症状,要及时告知医务人员。此外,对药物和机械预防措施均有禁忌证的患者,应加强临床监护和床旁超声检查,以便尽早发现和预防 DVT。

↘213. 抗凝治疗过程中出血事件的紧急处理是什么?

抗凝药物治疗过程中患者出现出血或需要紧急处理者均应先停止抗凝药物,并根据围手术期抗凝药物使用情况,选择以下措施。

（1）肝素类抗凝药:可用鱼精蛋白中和,鱼精蛋白中和肝素可用(1.1~1.5)∶1,即鱼精蛋白 1.0~1.5 mg 可中和肝素或 LMWH 1 mg。

（2）新型口服抗凝药:可用凝血酶原复合物和(或)冷沉淀或输注新鲜血浆。

↘214. 如何对 DVT 抗凝治疗做好药学监护工作?

药学监护的工作包括 DVT 抗凝治疗药物的选择及剂量、疗程的把握。用抗凝药期间严密观察病情,观察口腔黏膜、鼻腔、皮下出血及大便隐血、血尿。定期复查血红蛋白或白细胞比容。如患者应用 LMWH 皮下注射,应对患者进行较为详细的用药教育,尤其是皮下注射的部位、按压时间等注意事项。用药期间避免不必要的手术操作,避免过度劳累和易致损伤的活动。每天测量患者的小腿围。定期监测 D-二聚体水平,如继发呼吸困难、胸闷、憋气等需警惕肺栓塞的发生。

↘215. 溶栓治疗的适应证是什么?

急性近端 DVT(髂、股、腘静脉);全身状况好;预期生命>1 年和低出血并发症的危险。

↘216. 溶栓治疗的禁忌证?

（1）溶栓药物过敏。

（2）近期(2~4 周内)有活动性出血,包括严重的颅内、胃肠、泌尿道出血。

（3）近期接受过大手术、活检、心肺复苏、不能实施压迫的穿刺。

（4）近期有严重的外伤。

（5）严重难以控制的高血压（血压>160/110 mmHg）。

（6）严重的肝、肾功能不全。

（7）细菌性心内膜炎。

（8）出血性或缺血性脑卒中病史者。

（9）动脉瘤、主动脉夹层、动静脉畸形患者。

（10）年龄>75 岁和妊娠者慎用。

217. 溶栓方法主要有哪些？

（1）导管接触性溶栓（catheter directed thrombolysis, CDT）：是将溶栓导管置入静脉血栓内，使溶栓药物直接作用于血栓。

（2）系统溶栓：经外周静脉全身应用溶栓药物。

218. CDT 主要有哪几种入路？

（1）顺行入路：顺静脉血流的方向置管，对深静脉瓣膜的损伤小。

（2）逆行入路：逆静脉血流的方向置管，易造成深静脉瓣膜的损伤，包括经对侧股静脉穿刺置管、经颈内静脉穿刺置管。

推荐顺行入路置管为首选的方式，具体根据血栓部位、操作者的经验及患者的条件进行选择。

219. 溶栓治疗的并发症有哪些？

溶栓治疗的并发症有出血、肺动脉栓塞、过敏反应。

220. 何种方法可有效清除血栓，迅速解除静脉梗阻？

手术取栓，常用 Fogarty 导管经股静脉取出髂静脉血栓，用挤压驱栓或顺行取栓清除股、腘静脉血栓。

221. 深静脉血栓形成的血管介入治疗主要包括什么？

深静脉血栓形成的血管介入治疗主要包括导管引导的溶栓治疗（CDT）和经皮机械血栓清除术（PMT），PMT 通常与溶栓相结合，另外还包括机械除栓治疗。

222. 什么是经皮机械性血栓清除术？

经皮机械性血栓清除术（percutaneous mechanical thrombectomy，MPT）主要是采用旋转涡轮或流体动力的原理打碎或抽吸血栓，从而达到迅速清除或减少血栓负荷、恢复血流、改善远端血供，使症状得到缓解、解除静脉阻塞的作用。

223. 应用腔静脉滤器的目的是什么？

目的是拦截肢体静脉血栓的脱落，阻止其进入肺循环，防止由此引发的 PE。

224. 腔静脉滤器植入部位有哪些？

正常情况下，腔静脉滤器植入部位应为肾静脉下 1.0 ~ 1.5 cm 的下腔静脉（IVC）内，特殊情况下可以植入肾静脉上或上腔静脉内。

225. 什么是滤器移位？

滤器移位是指经 X 射线片、CT 或 CTA 检查发现滤器位置较释放时位置发生了变化（头侧移位或尾侧移位＞2 cm）。但须在同种检查方法和同种体位下进行比较，而在不同体位下的检查中，滤器位置发生在一个椎体距离范围内的变化不视为移位。

226. 下腔静脉滤器适应证有哪些？

（1）髂、股静脉或下腔静脉内有漂浮血栓。
（2）急性 DVT，拟行 CDT、PMT 或手术取栓等血栓清除术。
（3）具有急性 DVT、PE 高危因素行腹部、盆腔或下肢手术。

227. 什么是永久性滤器植入？

患者需要终生预防血栓栓塞症的发生，放在下腔静脉内不取出的滤器称永久性滤器植入。

228. 什么是可回收滤器植入？

可在规定时间窗内取出的滤器。

229. 永久性滤器推荐植入指征有哪些？

(1)高龄、经过基本治疗仍长期处于有临床意义 PE 高风险状态。

(2)预期寿命短(≤6 个月),不能依从基本治疗或随访安排。

(3)患者因体弱、多器官功能衰竭等因素,难以行滤器取出手术。

230. 可回收滤器推荐植入指征有哪些？

(1)患者无永久性滤器的植入指征。

(2)临床评估 PE 发生为低风险。

(3)VTE 复发为低风险。

(4)患者有较好的生存期。

(5)植入滤器可以被安全取出或转换功能。

231. 滤器植入相对禁忌证有哪些？

(1)腔静脉解剖异常无滤器植入位置。

(2)腔静脉内充满血栓。

(3)腔静脉慢性闭塞。

(4)腔静脉无入路。

(5)无法纠正的严重凝血异常、菌血症或未经治疗的感染。

232. 应用腔静脉滤器的目的是什么？

目的是拦截肢体静脉血栓的脱落,阻止其进入肺循环,防止由此引发的 PE。

233. 腔静脉滤器植入后应进行常规有效抗凝,抗凝的具体期限怎么确定？

抗凝的具体期限应视滤器应用目的来确定。

（1）如滤器植入的目的为临时提供保障,可以不用或单次应用抗凝。

（2）如 VTE 及发生原因在短期内可以消除,可以短期应用抗凝。

（3）如 VTE 的发生原因不明或在短期内无法消除,抗凝至少应维持 > 6 个月。

（4）如患者持续高凝状态,造成 VTE 原因难于消除,须长期甚至终生抗凝。

234. PTS 的治疗方法有哪些?

（1）压力治疗:是 PTS 的基础治疗,有助于减轻或改善 PTS 症状。包括 GCS 和 IPC。

（2）运动训练:能够减轻 PTS 的症状,提高患者生活质量。

（3）药物治疗:静脉活性药如黄酮或七叶皂苷类,可以在短期内改善 PTS 的症状,其长期有效性和安全性尚需进一步评估。

（4）血管腔内治疗:通常适用于中重度 PTS 的患者,目的改善静脉回流障碍,重建深静脉瓣膜,纠正血液反流,缓解浅静脉高压。

235. 急性 PTS 溶栓的时间窗?

急性 PTS 溶栓治疗的主要目的是尽早溶解血栓疏通血管,减轻血管内皮损伤,减少慢性血栓栓塞性肺高压的发生。急性 PS 发病 48 h 内开始行溶栓治疗,效果最好,对于有症状的急性 PS 患者 6 ~ 14 d 内溶栓治疗仍有一定作用。

236. 急性 PTS 溶栓的注意事项有哪些?

（1）溶栓前应行常规检查,血常规、血型、APTT、肝肾功能、动脉血气、超声心动图、胸片、心电图等作为基线资料,用以与溶栓后资料对比判断疗效。

（2）备血,并向患者交待病情,签署知情同意书。

（3）使用尿激酶溶栓期间勿同时使用 LDUH,rtPA(重组组织型纤溶酶原激活剂)溶栓时是否停用 LDUH 无特殊要求,输注过程中可继续应用。使用 rtPA 时,可在第 1 小时内泵入 50 mg,如无不良反应,则在第 2 小时内序贯泵入另外 50 mg。溶栓开始后,每 30 min 做 1 次心电图,复查动脉血气,严密观察生命体征。

（4）溶栓结束后,每 2 ~ 4 h 测定 APTT,水平低于基础线值的 2 倍(或 < 80 s)时,开始规范肝素治疗。常规使用 LDUH 或 LMWH。由于溶栓的出血风

险,以及有时需立即停用并逆转肝素的抗凝效应,推荐溶栓治疗后数小时继续给予 LDUH,然后可切换成 LMWH 或磺达肝癸钠。

↘237. UEDVT 治疗方法有哪些?

关于 UEDVT 治疗的研究数据甚少。原发性 UEDVT 需个体化治疗,抗凝、溶栓、外科矫正手术如锁骨或第一肋骨切除术与斜方肌切除术等。根据症状持续的时间和严重程度选择不同的治疗方式,14 d 内选择溶栓;超过 14 d 溶栓有效率下降。溶栓失败、症状严重者选择静脉重建,症状较轻或无症状选择第一肋骨切除术。即使溶栓成功者或者溶栓未成功者也必须行第一肋骨切除术。均需继续抗凝 3~6 个月。

↘238. 浅表性血栓性静脉炎是否需要抗凝治疗?

《肿瘤相关 VTE 预防与治疗指南(2019 版)》推荐:对于简单的、自限性浅表血栓性静脉炎,不建议预防性抗凝治疗。对于症状恶化的浅表血栓性静脉炎患者或累及邻近大隐静脉与股总静脉交界处大隐静脉近心端的患者,应考虑抗凝治疗,如至少 4 周静脉注射 LDUH 或 LMWH。

↘239. 急性内脏 DVT 该怎么处理?

发生急性内脏 DVT,如出血风险小,建议予以抗凝治疗,治疗开始的时间、疗程和药物选择原则等同于其他急性 DVT。对于急性内脏 DVT,不常规推荐溶栓治疗,除非患者合并肠系膜血栓形成,面临肠坏死风险且抗凝治疗无效时,方可考虑溶栓治疗。

↘240. 急性 DVT 抗凝治疗的起始时间是?

(1)临床高度怀疑急性 DVT,建议立即开始抗凝治疗,无须等待检查结果。临床低度怀疑急性 DVT,如获得辅助检查结果的时间在 24 h 内,建议根据辅助检查结果确定是否开始抗凝治疗。

(2)急性 DVT 一旦确诊,如无抗凝禁忌,推荐立即开始抗凝治疗。

(3)急性孤立性周围型 DVT,如有严重症状或存在血栓进展危险因素,建议立即开始抗凝;如无严重症状及血栓进展危险因素,建议 2 周内复查影像学,并根据复查结果,确定是否开始抗凝。

(4)急性孤立性周围型 DVT,2 周内连续复查影像学,如血栓无进展,不推荐常规抗凝治疗。2 周内连续复查影像学,如血栓进展,但仍局限于远端静脉,建议开始抗凝治疗。2 周内连续复查影像学,如血栓进展至近端静脉,推荐开始抗凝治疗。

241.急性门静脉血栓形成的分期有哪些?

急性期:一般指血栓形成时间<60 d,主要表现为急性腹痛、腹胀等症状,但缺乏特异性,易与其他腹部疾病混淆。

慢性期:指血栓形成时间>60 d,多表现为门静脉高压症的相关表现。在临床中很难准确区分急、慢性血栓,特别是对既往有肝硬化病史者。但结合病史、症状、增强 CT 门静脉形态及侧支循环建立情况,有助于判断病史长短。

242.急性门静脉血栓形成哪些情况可进行抗凝治疗?

以下 3 种情况可进行抗凝治疗:具有潜在的血栓前状态;再发血栓及肠缺血;在抗凝治疗前应采取措施治疗门静脉高压,以降低出血风险。

243.急性 PTE 时为什么要进行溶栓治疗?

溶栓治疗可迅速溶解部分或全部血栓,恢复肺组织再灌注,减小肺动脉阻力,降低肺动脉压,改善右心室功能,减少严重 VTE 患者病死率和复发率。

244.急性 PTE 行介入治疗的目的是什么?

急性 PTE 介入治疗的目的是清除阻塞肺动脉的栓子,以利于恢复右心功能并改善症状和生存率。

245.急性 PTE 时行介入治疗的并发症有哪些?

并发症包括远端栓塞、肺动脉穿孔、肺出血、心脏压塞、心脏传导阻滞或心动过缓、溶血、肾功能不全以及穿刺相关并发症。

246. CTEPH 是否能治愈？

尽管 CTEPH 患者可接受肺动脉内膜剥脱术（PEA）、球囊肺血管成形术（BPA）和靶向药物治疗，但肺循环可能不能完全恢复正常。因此，治疗可能使 CTEPH 患者运动耐量和生活质量得到改善，但所有受累的肺血管并未完全治愈，这也限制了患者恢复正常预期寿命的可能，需要进一步的评估病情，并完善治疗方案。

247. PEA 是治疗 CTEPH 唯一的可治愈手段，其目的是什么？

目的是清除肺动脉内血栓及机化内膜，恢复血流灌注，改善主要的血液动力学，恢复通气血流比例平衡，减轻右室后负荷。

248. 颅内静脉血栓形成该如何处理？

对于有症状的颅内静脉血栓（CVT），无论有无出血性静脉梗死，均推荐皮下注射 LMWH 或静脉使用 UFH 进行初始抗凝治疗，之后桥接为华法林。如 CVT 病因明确，使用华法林 3 个月；如 CVT 病因不明，使用华法林 3～12 个月；如为复发性 CVT，建议使用华法林终生抗凝。

249. 出血性脑卒中患者 VTE 预防抗凝药物的选择？

对于脑出血发生后短期内无法活动的患者，经多学科综合评估，如患者血栓风险高、颅内出血复发风险低，可在出血性脑卒中发生后 4～8 周考虑启动抗凝治疗，可选择 LWMH，在启动抗凝治疗前应进行头颅 CT 或 MRI 等影像学检查。

250. 对于心力衰竭患者预防 VTE 抗凝药物方案如何调整？

对于住院 3 d 以上的 Ⅲ～Ⅳ级心力衰竭患者、心力衰竭伴制动 3 d 以上、心力衰竭伴有严重感染、VTE 评分高危/极高危的患者无抗凝禁忌时，应预防性抗凝，预防使用抗凝药物。

251. 行经皮冠状动脉介入治疗患者术前是否需要停用抗凝药？

对于长期口服 VKA（维生素 K 拮抗剂）及 NOACs（新型口服抗凝剂）的患

者,在行经皮冠状动脉介入治疗(PCI)围手术期不需间断抗凝治疗,且无须肠外抗凝药物进行桥接。

252.《中国血栓性疾病防治指南》中建议急性 DVT 需要住院治疗的情况包括哪些?

(1)近期(≤7 d)手术史。

(2)心肺功能不稳定。

(3)静脉阻塞症状严重。

(4)高危 PE(体循环收缩压<90 mmHg,或收缩压下降>40 mmHg,持续15 min,排除其他因素)。

(5)血小板减少症(血小板<50×10^9/L)。

(6)肝功能不全(INR≥1.5)或肾功能不全。

(7)其他内科或外科情况需要住院治疗。

(8)患者依从性差。

(9)地域远、电话联系不便、家庭医疗条件差等。

253. 抗凝剂皮下注射部位及吸收程度如何判定?

抗凝剂皮下注射部位主要为腹壁、双侧大腿前外侧上 1/3、双侧臀部外上侧、上臂外侧中 1/3,不同注射部位药液吸收速度不同,依次为腹部>上臂>大腿>臀部。

254. 抗凝剂皮下注射操作流程及注意事项是什么?

对非妊娠期成年患者,无论单次注射或长期注射,抗凝剂注射部位优选腹壁。

(1)腹壁注射部位上起自左右肋缘下 1 cm,下至耻骨联合上 1 cm,左右至脐周 10 cm,避开脐周 2 cm 以内。

(2)特殊人群注射部位选择,如对儿童患者,适宜选择臀部或大腿;对妊娠晚期(妊娠 28 周至临产前 48 h)患者选择腹壁注射时,经 B 超测定双侧前上侧腹部、前下侧腹部、中上侧腹部、中下侧腹部 8 个区域皮下组织厚薄程度,在确定皮下组织厚度大于注射针头直径后,予以左右腹部轮换注射。

(3)腹壁注射时,患者宜取屈膝仰卧位,嘱患者放松腹部。

（4）上臂外侧注射患者宜取平卧位或坐位。坐位注射时上臂外展90°（置于椅背），患者肩部放松。

（5）非妊娠期成年患者需长期皮下注射LMWH时，推荐注射前使用腹壁定位卡定位。

（6）推荐采用预灌式抗凝针剂，该针剂注射前不排气，针尖朝下，将针筒内空气轻弹至药液上方。

（7）左手拇指、示指相距5～6 cm，提捏皮肤成一皱褶，右手持注射器以执笔姿势，于皱褶最高点垂直穿刺进针。

（8）注射前不抽回血。

（9）持续匀速注射10 s，注射后停留10 s，再快速拔针。

（10）拔针后无须按压。如有穿刺处出血或渗液，以穿刺点为中心，垂直向下按压3～5 min。

（11）注射后注射处禁忌热敷、理疗。

255. 抗凝剂注射部位皮下出血的原因有哪些？

（1）因抗凝剂本身具有抑制凝血因子活性的作用，操作稍有不慎，易引起出血风险。

（2）注射时针头未垂直于皮肤而是成角度刺入，延长针头在组织内行程，增加针头与皮肤和皮内接触面积，扩大组织损伤面积。

（3）腹壁皮下组织薄的成人或儿童，进针过深刺入肌层，造成不必要的组织损伤。临床表现为：瘀点（<2 mm）、紫癜（3～5 mm）、瘀斑（>5 mm）、血肿（深部出血伴或不伴有皮肤隆起）。

256. 抗凝剂所致皮下出血处理对策是什么？

（1）记号笔标记皮下出血范围，严密观察并记录。

（2）临床上可用于治疗皮下瘀斑的药物有硫酸镁湿敷贴、水胶体敷料、云南白药、多磺酸黏多糖乳膏等。硫酸镁湿敷贴主要利用其高渗透压平衡原理，能缓解组织损伤后的反应；水胶体敷料通过减轻肿胀和疼痛、防止组织坏死而发挥作用；云南白药贴及气雾剂能有效减少出血和抑制炎性物质释放；多磺酸黏多糖乳膏能防止浅表血栓形成，阻止局部炎症发展并加速皮下出血吸收。

第四章
VTE 健康宣传与教育

257. 预防 VTE 在快速康复中的作用是什么?

VTE 是住院患者常见的并发症,也是导致围手术期死亡的重要原因之一,严重影响术后康复和生存质量。快速康复是 20 世纪 90 年代由丹麦外科医生 Kehlet 提出,基于循证医学为支持,将围手术期中麻醉、护理和外科医学等一系列措施进行优化,在术前、术中、术后应用有效的方法(如不常规肠道准备、不长时间禁食、采用微创技术、采用合理的麻醉方式等)阻断或减轻手术应激反应,降低围手术期并发症的发生,其目的是缩短术后恢复时间,降低下肢 DVT 发生率,降低患者再入院率,降低患者治疗费用,帮助患者早日康复。

258. 围手术期患者良好的生活方式有哪些?

良好的生活方式有利于健康的保持和促进疾病的康复,对降低 VTE 的发生有重要意义。因此,改善饮食习惯,选择低盐、低脂、低胆固醇、高维生素饮食,平时保持大便通畅,以免发生便秘,导致腹压增高,影响下肢静脉回流,此外还应戒烟、限酒。相关研究显示,吸烟可导致血管内皮细胞结构的改变,而内皮损伤被认为是深静脉的启动因素,通过氧化的自由基产生的一氧化氮灭活作用,从而促进血栓形成。另外,国内外也有研究发现,适度饮酒可预防 VTE 的发生,严重的酒精滥用会增加 VTE 的发生风险。

259. 入院以后,如何预防 VTE 的发生?

(1)"动":做四肢主动或被动活动,如手指(足趾)活动练习、膝关节屈曲、踝关节活动;在护士指导下进行功能锻炼(如股四头肌等长收缩练习、踝泵练习等)。

（2）"穿"：遵医嘱穿抗血栓逐级加压袜。

（3）"依"：配合并依从医护人员给予各项治疗及护理方案,包括基础预防、机械预防及药物预防方案。

（4）"切"：切记要配合医护人员,遵医嘱定期抽血查看凝血指标,密切关注用药后有无出血倾向,如手术切口的出血、牙龈出血、鼻出血等情况;有出血或出血倾向时,应及时告知医护人员。

↘260. 入院及手术后,患者饮食上有哪些注意事项?

由于手术禁食水、失血及创伤等因素,术后机体处于恢复期,易出现贫血、低蛋白等现象。

（1）"宜"：宜多摄入高纤维素（芹菜、韭菜、粗粮、菠菜、油菜等）、优质蛋白质（瘦肉、鱼类、乳制品、豆类等）、高热量（牛奶、蛋糕、鸡蛋等）及易消化的食物,高血压患者要在此基础上注意低盐、低脂饮食,糖尿病患者要在此基础上注意低糖饮食。

（2）"忌"：不喝咖啡及浓茶,少吃动物肝,不吃肥腻食物,以免增加血液黏稠度,加重病情,避免摄入过咸、过辣的食物,住院期间戒烟酒。

↘261. 出院后如果仍口服抗凝药,饮食上有哪些注意事项?

多吃富含维生素（芹菜、韭菜、粗粮、油菜等）、优质蛋白质（瘦肉、鱼类、乳制品、蛋类等）、高热量（牛奶、蛋糕等）的食物,高血压患者在此基础上应注意要低盐、低脂饮食,糖尿病患者在此基础上应注意要低糖饮食。少吃动物肝,不喝咖啡及浓茶,尽量减少食用肥肉、猪肝等胆固醇较高的食物,避免过咸、过辣的食物。尽量减少摄入影响抗凝作用的食物,增强抗凝效果的食物有大蒜、生姜、茴香、洋葱、人参、鱼油、石榴、芒果等,减弱抗凝效果的食物有绿叶食物和水果（菠菜、绿叶花、青椒、胡萝卜、绿茶、苹果等）、各种植物油、动物肝、奶酪和蛋黄等。

↘262. 吸烟的患者为什么更容易发生 DVT?

吸烟与 DVT 的发生有很大关系,主要是因为烟草中含有大量的有害物质,其中所含的尼古丁会破坏血小板的表面,还会促进破坏的血小板聚集,从而导致大量被破坏的血小板黏附在血管内皮表面。此外,烟草中的一氧化碳还会直接损害血管内膜,进而也会引发血管中的白细胞、炎症细胞发生聚集,增加 DVT 的风险。

263. 为什么手术前要进行彩色多普勒超声检查?

彩色多普勒超声是利用多普勒信号观察血流频谱,可以准确地显示静脉结构、血栓的部位和形态、管腔阻塞程度、血管周围组织等,而且该检查简便易行、成本低且无任何创伤,是诊断 VTE 的首选方法。彩色多普勒超声是骨科患者术前的必要检查之一,为完善手术做准备。

264. 术后为什么要复查凝血指标?

手术结束后,由于手术创伤、术中失血、麻醉、手术室温度低等多方面因素,均易导致血栓形成,所以术后要求患者复查血常规、凝血等指标,评估血栓的风险因素。

265. LMWH 腹部皮下注射时应注意什么?

(1)嘱患者注射过程中勿突然更换体位。

(2)注射部位禁忌热敷、理疗或用力在注射处按揉,以免引起毛细血管破裂出血。

(3)皮带、裤带避免束缚过紧。

(4)指导患者发现下列情况要及时告知医务人员,如牙龈、眼睑、球结膜、呼吸道、消化道出现出血症状;腹壁注射部位出现硬结、瘀斑、疼痛;局部或全身有过敏反应,如皮疹、发热、发冷、头晕、胸闷等。

266. 预防 VTE 上肢的锻炼方法都有哪些?

(1)手指活动练习:①五个手指伸直屈曲并握拳,分指收指。②腕部屈曲过伸、内旋外旋。③手掌互拍法,两手掌心相对,轻轻互拍。

(2)肩、肘活动练习:①肩肘关节活动,将健手托住患肢腕部,做肩部前屈、后伸,然后做屈曲肘关节、伸直肘关节等动作。②取站立位,两臂外展伸直,用肩部带动上肢做画圈动作。

（3）贴墙画弧法：患者胸、腹或肩、背、臀部贴近墙壁，上肢自然下垂于身体两侧，自下而上、自上而下地反复在墙壁画弧形，每次尽量自最低处画至最高处，主要目的是锻炼上肢外旋、外展肌群。

（4）手触墙摸高触肩法：患者面墙站立，胸腹部尽量贴近墙壁，双上肢自然下垂于身体两侧，一侧上肢抬起，沿墙摸高，直至上肢完全伸直摸至最高，下落时斜向对侧摸头顶、对侧耳及肩，然后，用同样的方法锻炼另一侧上肢，主要目的是锻炼上肢内旋、内收肌群。

（5）双臂背伸互握法：两上肢背伸，两手互握，健手逐渐沿患肢腕、臂握动上移，直至握至肘关节上停，再循原路握回，由患手握健侧，沿腕、臂握动上移，至肘关节上停，循原路握回至手，如此交替互握锻炼。

（6）握力器握拳锻炼：握力器握拳锻炼能促进上肢血液循环，以弱档水平、25 次/min、持续 2 min 的锻炼为最佳模式。具体方法为：采用电子握力器弱档水平（电子握力器可测量力度大小，分为强、中、弱 3 档），频率为 20 次/min，操作时按口令"握-松-握"进行，时长为 2 min，每次操作后至少休息 15 min。

267. 预防 VTE 下肢的锻炼方法有哪些？

（1）足趾屈伸练习：每组动作 5 ~ 10 s，5 ~ 10 min/次，3 ~ 5 次/d，并辅以下肢肌肉的被动按摩。

（2）股四头肌等长收缩练习：股四头肌及小腿肌肉进行舒缩运动，足趾用力做上勾和下踩的动作，每个动作均持续 3 s，每 10 个动作为 1 组，早、中、晚各练习 4 ~ 5 组。

（3）起腰抬臀练习：进行三点或五点支撑的起腰抬臀练习，使用双手拉住牵引架的拉手，抬高上身和臀部，同时用健侧腿蹬在床面上，无牵引架时用两肩或肘关节支撑将整个上身和臀部抬起来，每次至少抬高 10 ~ 15 s，每天可以做数次。

（4）以深呼吸为节拍引导各种体位的足踝运动练习。

268. 如何提高患者及家属功能锻炼的依从性？

家属作为患者主要的社会支持群体，应多鼓励、多帮助患者进行主动和被动的功能锻炼，患者遇到困难时，家属要及时帮助解决，体弱及老年痴呆患者锻炼时,家属一定要陪护在床旁,增加其信心,督促其完成功能锻炼任务。

269. 外科手术患者踝泵运动从何时开始?

对于手术患者,一般认为麻醉恢复后(术后 6 h)即可开始实施踝泵运动,术后尽早开展踝泵运动能有效预防下肢 DVT。

270. 踝泵运动的机制是什么?

主要利用小腿三头肌与胫骨前肌。收缩时,血液和淋巴液被挤压回流;放松时,新鲜的血液重新流入,有效地减少血液潴留在下肢静脉内,从而加速下肢静脉血液的流动,缓解血液淤滞状态,减少下肢 DVT 发生。

271. 踝泵运动的作用是什么?

促进血液循环、消除肿胀;防下肢 DVT 发生;发挥肢体的残存功能,使其发挥最大潜能;避免肌肉萎缩、韧带变形;避免关节僵硬导致足下垂。

272. 踝泵运动对血流有哪些影响?

有学者通过观察股静脉血流发现,踝关节跖屈 45° 至背伸 30°,在 3 s 时股静脉血流已达高峰,3 s 后血流速度开始下降;表面肌电图结果显示,3 s 时屈伸肌群力量达高峰,3 s 后肌力开始下降,即做踝泵运动时踝关节保持在屈伸位的持续时间在 3 s 时效果更佳。这一结果和美国预防 DVT 形成联盟的指南中关于踝泵运动的观点相符,即跖屈和背伸都停留 3 s。值得注意的是:对血栓高风险患者仅仅使用踝泵运动的方式不能有效预防 VTE。但由于关于踝泵运动节律的研究比较少,还需要更多研究才能证明这一观点。

273. 踝泵运动的适应证有哪些?

完全卧床休息、各种外科手术后、关节挛缩、循环不良、骨质疏松等。

274. 踝泵运动的禁忌证有哪些?

各种原因导致的踝关节不稳、踝部骨折未愈且未做内固定、骨关节肿瘤、全身情况极差、病情不稳定、运动导致新的损伤疼痛及炎症加重时,应停止训练。

275. 踝泵运动使用的临床特点是什么?

踝泵运动作为一种简便易行、经济实用的锻炼方法被广泛应用于临床。对于长期卧床、孕产妇、手术、外伤、肿瘤等患者,踝泵运动能够有效预防下肢 DVT 发生,在促进下肢血液循环、增强运动耐力、促进创面愈合等方面也具有其有效性。同时,在久站、久坐或长时间蹲位的人群中也被推荐应用。

276. 如何进行直腿抬高运动?

直腿抬高不仅能够促进相关肌群肌力恢复,早期还有助于患肢静脉回流,是锻炼肌力的主要办法。患者取平卧位,用力使脚背上勾,再将膝关节绷直,将整条腿抬高至床面呈 45°角或离床面 15～20 cm,停留 10～30 s,然后将腿放下,完全放松,5～10 次/组,5～10 组/d。

277. 发生 VTE 时的危险信号是什么?

下肢出现肿胀、疼痛感(主要表现为胀痛,如为骨折患者,创伤部位肿胀、疼痛是正常现象),行走时或活动后症状加重,或朝轻暮重;下肢静脉曲张、踝部明显肿胀、足靴区皮肤色素沉着、湿疹样皮炎、慢性溃疡等;更有甚者会出现胸闷、憋气、呼吸困难、胸痛、咯血等症状,出现以上危险信号时,应高度警惕 VTE 的发生,要及时报告医生,遵医嘱进行超声等检查以明确诊断,并予以对症治疗。

278. 发生 VTE 第一时间应怎么处理?

如临床已确诊患 VTE,应严格卧床,将患肢抬高,禁止按摩热敷、挤压患肢,避免用力排便,防止血栓脱落造成 PE,如有心慌、胸闷、气短等症状,应及时告诉医务人员。

279. 如何识别 VTE 的早期出血?

出现下列一种或以上情况为大出血事件:血红蛋白下降至少 20 g/L;为纠正失血需要输血至少 2 U(红细胞悬液或全血);腹膜后、颅内、椎管内、心包内或眼底出血;导致严重或致命临床后果(如脏器衰竭、休克或死亡);需内科抢救或外科止血。

280. VTE 出血并发症如何处理?

明确出血原因与部位以及患者的出凝血状态;延迟抗凝药物的给药时间或终止药物治疗;选用相应的拮抗药物,如鱼精蛋白、维生素 K;选用一般止血药物;输注新鲜血浆、凝血酶原浓缩物或进行血浆置换;局部加压包扎或外科干预等。

281. 如何避免急性 PE 的发生?

防止血液瘀滞,降低血液黏稠度,认识 DVT 和 PE 的表现。

282. 如何防止因血液瘀滞引起的急性 PE 发生?

(1)对存在发生 DVT 危险因素的人,指导其避免可能增加静脉血流瘀滞的行为,如长时间保持坐位,特别是架腿而坐、穿束膝长筒袜、长时间站立不活动等;鼓励卧床患者进行床上肢体活动,不能自主活动的患者需进行被动关节活动。

(2)病情允许时需协助早期下地活动和走路,不能自主活动的患者,将腿抬高至心脏以上水平可促进下肢静脉血液回流。

(3)利用机械作用,促进下肢静脉血液回流。

283. 下肢 DVT 形成后如何测量腿围?

腿围是下肢静脉血栓治疗过程中常用的观察指标,在测量时,被测者应当两腿开立同肩宽,通常选择可伸缩软尺,于髌骨上 15 cm 测量上围周径,在髌骨下 10 m 处测量下围周径,反复测量 3 次,取平均值,并做详细记录,同理测量对侧腿围。在测量患肢时,动作要轻柔,避免按摩、挤压患肢,避免导致血栓脱落引起肺栓塞。治疗期间,每天详细记录测量值,并做详细比较。

284. 下腔静脉滤器置入后多久进行影像学检查?

滤器置入后第 1 年内,患者至少在第 1、3、6、12 个月进行影像学检查,1 年以后检查次数可递减。对手可回收滤器,置入后,影像学和超声复查应根据滤器的类型、预期回收时间等因素安排,但不可以忽视检查。

285. 急性 DVT 患者能否早期活动?

急性 DVT 患者在充分抗凝治疗的前提下,建议早期下地活动,除非患者有严重的肢体肿痛症状。急性 DVT 患者在充分抗凝的前提下早期下地活动,不会增加 PE 的发生率,同时可降低 PTS 发生率。

286. 胸痛、咯血、呼吸困难同时出现时才能诊断 PE 吗?

不是! 胸痛、咯血和呼吸困难,称为"肺梗死三联征",若同时出现,则非常支持急性 PE 诊断,但临床上不足 1/3 的 PE 患者满足。这意味着如果只靠三联征诊断的话,2/3 的患者可能都要漏诊。80% 以上 PE 患者没有任何症状而易被临床忽略。常见的症状有胸闷、呼吸困难、胸痛、咳嗽、咯血、心悸甚至晕厥等,缺乏特异性,且大部分患者只出现上述症状中的 1~2 个。因此,我们要特别重视不明原因的突发性呼吸困难或胸闷、憋气,重视与呼吸动作有关的胸膜炎样胸痛,反复或一过性晕厥也同样重要。

287. 服用利伐沙班抗血栓药物的注意事项有哪些?

可与食物同服,也可以单独服用。如果发生漏服,应立即补充利伐沙班,并于次日继续每日服药 1 次,密切观察患者有无鼻出血、牙龈出血、胃肠道出血、泌尿生殖道出血及贫血等,定期复查血红蛋白或血细胞比容,避免重度肾功能不全(肌酐清除率<15 mL/min)者,不用于急性肺栓塞及人工机械瓣膜患者,避免联用吡咯类抗真菌药或 HIV 蛋白酶抑制剂。

288. 服用阿司匹林抗血小板过程中的注意事项有哪些?

通过抑制环加氧酶和血栓素的合成达到抗血小板聚集的作用,所以只要患者没有禁忌证都应该服用。阿司匹林最佳剂量范围为 75~150 mg/d,对于 ACS 应该给予负荷剂量 300 mg,一旦出现胸痛症状,应立即口服水溶性阿司匹林或咀嚼服用,立即给药并持续用药。不能耐受阿司匹林的患者,可改用氯吡格雷作为替代治疗。

289. 出院后在家应用抗凝药的注意事项有哪些？

（1）用药期间一定要定期到医院复查血常规、凝血功能等。

（2）以下情况提示抗凝药的不良反应：新出现的刷牙时牙龈出血或牙龈自发出血；新出现的鼻出血；皮肤轻碰后出现瘀斑；突发的四肢活动、言语障碍；平素月经量少，现突然多或经期延长，出现不良反应时应停药并立即到医院接受相关检查，以辨明是因为服用抗凝药过量引起的不良反应还是其他原因所致。

（3）尤其需要警惕以下几个部位出血时的症状：①内出血，出现神志、瞳孔发生改变，头痛、呕吐。②胃肠道出血，胃内容物的颜色、大便的颜色和性状发生改变。③泌尿系统出血，尿液的颜色发生改变。④腹膜后出血，出现腰痛、腹痛，必要时要行超声检查等。⑤肺出血，痰液的颜色改变。⑥术后伤口出血，敷料的状况、伤口引流液的量和性质发生变化。⑦其他，如中心静脉导管、动脉导管、气管切开导管处出现渗血等。

（4）抗凝药量不足引起的栓塞表现：突发的胸闷、气促，甚至咯血、晕厥，肢体活动、言语障碍（脑栓塞）、肢体痛（肢体动脉栓塞）、腹痛（腹腔动脉栓塞）。若有以上情况出现，请及时到医院就诊遵医嘱调整用药剂量。

（5）切勿擅自调整服药剂量或服用中药、保健品等，以免影响药物效果，如果偶尔漏服一次，不建议将漏服的剂量在后一天"补上"，如果漏服多日，应立即就医，遵医嘱重新开始抗凝治疗，同时严密监测凝血指标变化。

290. 急性冠脉综合征患者为什么除了抗血小板治疗外，还需要抗血栓治疗？

PCI 手术是心血管疾病治疗中重要的手段，在术前、术后的抗栓治疗方案尤为重要，可降低心血管事件及心肌梗死事件，术前给予负荷剂量，同时应加强抗凝药物的使用。对于高危患者应考虑 *CYP2C19* 基因检测，以确定是否应该选用适宜的 P2Y12 受体拮抗剂。

291. 临床护士在血栓防控中的作用是什么？

（1）评估者：获取患者 VTE 风险的相关信息并及时反馈给医生。

（2）措施落实者：执行基础、物理和药物预防措施，监控给药并观察不良反应。

（3）预防效果的主要评估者：及时评估 VTE 预防的效果。

（4）患者和家属的主要教育和指导者：实施干预，更好地预防 VTE。

（5）VTE 预防的主要管理者：促进 VTE 预防管理模式的完善。

292. 临床护士在工作中如何有效减少患者静脉内膜的损伤？

（1）静脉穿刺时要避免反复穿刺，尽量缩短扎止血带的时间，减少对局部和远端血管的损害。

（2）偏瘫患者尽量避免患侧输液及下肢输液，还应注意减少输入对血管有刺激性的药物。

（3）下肢静脉血栓发生率是上肢的 3 倍，因此应尽量减少或避免对下肢静脉的穿刺。如上肢没有损伤，避免在下肢进行穿刺。

（4）对于需要长期静脉输液或经静脉给药的患者，可采用静脉留置针的方式，以减少静脉穿刺次数。局部出现炎症反应时，应立即重新建立静脉通路。

第五章
骨科 VTE

293.《中国骨科大手术 VTE 预防指南》形成的背景是什么?

(1)2004 年 3 月中华医学会骨科学分会组织 50 位骨科专家对骨科大手术后 DVT 的发生率、危险因素、预防策略等 16 个子课题进行调查研究。

(2)2005 年 7 月骨科专家对前期的研究结果进行讨论,达成初步共识后邀请心内科、血管外科等相关专业专家对争议点进行讨论,将多专业观点与骨科特殊专业性相结合。2006 年 1 月发表预防骨科大手术后 DVT 形成的专家建议。经过 3 年的临床实践并结合国际研究进展于 2009 年 1 月发布指南草案,经多次总结、讨论,于同年 6 月发布 2009 版《中国骨科大手术 VTE 预防指南》。

(3)2015 年 5 月中华医学会骨科学分会及《中华骨科杂志》编辑部于 2015 年 5 月启动"中国骨科大手术 VTE 预防指南更新"项目,以 2009 版指南为基础,经过华南、华北、华东等地多次会议,邀请国内各地区多位骨科知名专家及心内科、血管外科、血液科专家进行讨论研究,形成现有版本 2016 版《中国骨科大手术 VTE 预防指南》。

294. 什么是骨科大手术?

2016 版《中国骨科大手术 VTE 预防指南》中指的骨科大手术是人工全髋关节置换术(THA)、人工全膝关节置换术(TKA)和髋部骨折手术(HFS,股骨颈、股骨转子间、转子下骨折的内固定手术)。

295. 什么是骨肿瘤大手术?

2020 版《中国骨肿瘤大手术 VTE 防治专家共识》中指的骨肿瘤大手术是脊柱、骨盆、髋、膝、肩关节周围恶性肿瘤进行的切除、重建手术。

296. 骨科大手术 VTE 的流行病学特点是什么?

骨科大手术 VTE 预防后的相关流行病学:欧、美洲 DVT 发生率为 2.22% ~ 3.29%,PE 发生率为 0.87% ~ 1.99%,致死性 PE 发生率为 0.30%;亚洲 DVT 发生率为 1.40%,PE 发生率为 1.10%;中国 DVT 发生率为 1.8% ~ 2.9%。

297. 骨肿瘤相关的 VTE 的流行病学特点是什么?

骨与软组织肿瘤 VTE 的整体发生率为 2.7%,但恶性肿瘤患者可增高至 6.7%。不同部位骨肿瘤术后静脉血栓发生率不尽相同,股骨近端骨肿瘤术后血栓发生率高于股骨远端,胫骨近端 VTE 发生率略低。总体上骨肿瘤术后 VTE 的发生率为 5.7% ±1.5%,软组织肿瘤术后 VTE 的发生率为 7.0% ± 2.0%。

298. 创伤骨科相关的 VTE 的流行病学特点是什么?

(1)国外:骨盆骨折 VTE 发生率为 61%,其中症状性 PE 的发生率为 2% ~ 10%,致死性 PE 发生率为 0.5% ~ 2.0%。髋部骨折术后 VTE 的发生率:总 DVT 发生率为 50%,近端 DVT 发生率为 27%,致死性 PE 发生率在手术后 3 个月内为 1.4% ~ 7.5%,远端术后 DVT 发生率为 10.5%。

(2)国内:股骨干骨折、髋部骨折、膝关节周围骨折、胫腓骨骨折、多发骨折(3 个部位以上)术后 DVT 发生率分别为 30.6%、14.5%、10.8%、50.0%。新鲜下肢骨折,接受抗凝措施后 DVT 发生率为 16.5%,具体骨折部位 DVT 发生率从高到低分别为:多发骨折(29.6%)>骨盆与髋臼骨折(21.1%)>股骨中上段骨折(20.0%)>膝部周围骨折(17.8%)>小腿骨折(10.3%)>足踝骨折(2.2%)。

299. 脊柱外科相关的 VTE 的流行病学特点是什么?

脊柱术后 DVT 的发生率为 3% ~ 31%,Yamaguchi 等统计的大手术术后 DVT 发生率为 4.2% ~ 58.3%,急性脊髓损伤的患者血栓发生率高达 81% ~ 100%。

↘300. 为什么骨科大手术容易发生 VTE？

静脉血栓形成包括 3 个方面主要因素：静脉内膜损伤、静脉血流淤滞以及高凝状态。骨科大手术患者有以下危险因素，可增加静脉血栓形成风险。

（1）静脉内膜损伤因素：创伤、手术、化学性损伤、感染性损伤等。

（2）静脉血流淤滞：术中应用止血带、术后制动等。

（3）高凝状态：高龄、肥胖、全身麻醉、中心静脉插管、术中应用电刀、填塞骨水泥等物。

↘301. 骨科大手术术中发生 VTE 的危险因素有哪些？

（1）麻醉方式：骨科大手术患者常用的麻醉方式是全身麻醉和硬膜外麻醉。美国胸科医师协会循证临床实践指南指出，全身麻醉超过 30 min 是 DVT 形成的独立危险因素，而骨科大手术麻醉时间均超过 1 h。目前较多研究显示，无论何种手术，全身麻醉患者 DVT 发生率更高。

（2）术中温度：术中大量低温液体的输入，降低患者体温，使血流减慢，进而增加 DVT 形成的风险。

（3）手术时长：手术时长是影响 DVT 形成的重要因素。手术持续时间大于 2 h 是 DVT 发生的危险因素。

（4）手术操作：术中手术操作不当，骨科手术使用止血带，出血量过多，释放的凝血因子会导致血小板聚集血液淤滞，可增加 DVT 形成风险。

↘302. 骨科大手术后患者发生血栓高峰时间及其原因？

术后 24 h 是血栓发生高峰时间。

（1）手术时体位和固定必会造成骨折周围静脉的损伤或血流动力学改变。

（2）围手术期的禁食水造成血液的浓缩，会增加 DVT 发生的概率。

（3）术后早期的疼痛和局部水肿会限制肢体的活动，造成血流缓慢。

（4）术后患者的应激状况，会增加血小板的黏聚力。

↘303. 脊柱外科患者血栓发生的原因有哪些？

（1）脊柱外科患者卧床时间长，病情危重，常合并神经损伤，术后运动量减少,血流相对缓慢,静脉瘀滞,增加 DVT 的发生。

(2)脊柱外科手术患者由于创伤及手术因素可引发机体的应激反应,导致体内释放大量的凝血酶;患者术前禁食、禁水导致患者血容量减少;术中麻醉药物的应用导致患者术后肌肉对静脉的压迫作用减弱。

(3)脊柱手术多是俯卧位,手术时间一般 3～5 h,麻醉时间也延长,麻醉药物的用量也随之增加,静脉血液回流速度减慢,血液在静脉内淤滞,导致 DVT 的发生。

(4)脊柱手术多为椎管内操作,为防止椎管内血肿等严重并发症发生,一般慎用抗凝药物。

304. 骨盆骨折患者不同于其他骨科大手术患者发生血栓的高风险因素有哪些?

(1)解剖因素:骨盆骨折可损伤髂总静脉及其分支,易损伤盆腔内重要血管,导致髂股静脉血栓发生。

(2)制动因素:骨盆骨折术后较其他骨科大手术患者卧床时间长,耐受性及依从性差,肢体长期制动致肌肉松弛,造成血流缓慢。

(3)其他:骨盆骨折极易造成失血性休克,输血增加 VTE 的发生风险,输入血液中可能含有颗粒、细胞碎片,进入人体后激活机体的凝血系统,诱发血栓形成;损伤大手术时间长采用全身麻醉方式后,导致周围静脉扩张,下肢肌肉完全麻痹,丧失收缩功能。

305. 创伤骨折患者 DVT 发生的独立危险因素有哪些?

创伤骨折患者 DVT 发生的独立危险因素主要有年龄>60 岁,BMI ≥30 kg/m²;未行功能锻炼;重大创伤或下肢损伤;既往有糖尿病及冠心病史。

306. 创伤性骨折易形成血栓高凝状态的作用机制是什么?

骨折后断端的微小骨片及软组织碎屑会经由破裂血管进入血液循环,同时血管内皮细胞受损,内源性凝血途径和外源性凝血途径同时激活,血液易成为高凝状态。

307. 脊髓损伤患者易发生下肢 DVT 的原因是什么?

(1)肌力:脊髓损伤患者常伴有下肢肌力的改变,下肢肌肉泵作用减弱或者丧失,血流速度减慢。

(2)交感神经作用:脊髓损伤还伴随继发自主神经功能紊乱引起的心血管系统的改变,交感神经放电减少,副交感神经活动增加,这使得动脉压力降低,心率减慢,血压下降,使下肢血流量降低。血流降低的同时,还影响肌肉的氧供,进一步影响肌肉泵作用,使血流速度降低,增加 DVT 的发生。

(3)创伤:脊髓损伤大部分是由于外伤造成的,创伤性脊髓损伤伴发 DVT 的概率高于非创伤性脊髓损伤,创伤引起的失血、缺氧等可作为应激原激活凝血系统;而同时伴有的组织损伤、血管损伤及血容量不足,易形成 DVT。

(4)其他:手术时间长,麻醉药物的用量也随之增加,术后肢体肌肉力量恢复较慢,导致肌肉对静脉的压迫作用较弱,静脉血流缓慢;术后卧床时间延长,术后运动量减少,血流相对缓慢,静脉瘀滞;椎管内操作使用抗凝药物增加出血风险,慎用抗凝药物。

308. 断指(肢)再植会发生血栓吗?

会,此类文献报道相对较少,与手术时长(普遍 6 ~ 12 h)、术中患者长时间平卧制动、血管内膜损伤、手术创伤应激使血液呈高凝状态及术后长期卧床(7 ~ 10 d)有关系。

309. 骨科大手术患者的血栓风险评估工具是什么?

2016 年《中国骨科大手术 VTE 预防指南》,推荐采用 Caprini 血栓风险评估量表来评估骨科大手术患者的 VTE 发生风险,临床使用过程可根据具体情况适当修订具体评估项。

310. 骨科患者 VTE 评估的时机是什么?

应对每位骨科住院患者进行动态的 VTE 风险评估。

(1)手术患者:在患者入院时、手术前、有创诊疗操作前、手术当天、手术后 3 ~ 5 d、病情变化、转科和出院前,均应进行动态评估。

（2）非手术患者：入院时评估、3～5 d评估、病情变化、转科和出院前均应进行动态评估。

311. 骨科大手术患者术后 VTE 不同风险等级的处理措施是什么？

（1）0～1分：属于低危人群，应积极采取基础预防或物理预防。

（2）2分：属于中危人群，应积极采取物理预防+药物预防。

（3）3～4分：属于高危人群，应积极采取物理预防+药物预防。

（4）≥5分：属于极高危人群，应积极采取综合预防措施；对合并较高出血风险的患者，首选物理预防，待出血风险降低后在此基础上加药物预防。

个体化的评估方法有助于骨科医生根据具体得分高低更合理地选择预防措施和具有相应的 VTE 发生警惕性和处理，最终起到降低 VTE 发生率、提高早期诊断率和降低死亡率的作用。

312. 如何快速筛查骨科大手术患者 VTE 极高危人群？

高龄并伴有基础疾病（高血压、糖尿病、冠心病等）病史的患者；有严重外伤及各种创伤型手术病史的患者；各种原因导致长期卧床及肢体瘫痪的患者；既往有下肢静脉曲张、DVT 病史的患者；吸烟、肥胖、长期口服避孕药等患者，此类高危人群要做好充分的评估和筛查。

313. 骨科大手术后患者下肢静脉血栓形成的诊断有哪些？

近期有手术、严重外伤、骨折或肢体制动、长期卧床、肿瘤等病史，出现下肢肿胀、疼痛、小腿后方和（或）大腿内侧有压痛时，提示下肢 DVT 的可能性大；但当患者无明显血栓发生的诱因，仅表现为下肢肿胀或症状不典型时，易出现漏诊、误诊，应引起重视，并进行下一步检查。

314. 何时为骨科大手术 DVT 形成的时间？

骨科大手术围手术期 DVT 形成的高发期是术后 24 h 内，故预防应尽早进行；而骨科大手术后初期血小板血栓形成稳定血凝块的时间约为 8 h，故越早进行药物预防发生出血的风险也越高。

315. 骨科大手术预防 DVT 的时限是多长时间？

《中国骨科大手术 VTE 预防指南》中指出骨科大手术后凝血过程持续激活可达 4 周,术后 DVT 形成的危险性可持续 3 个月。骨科大手术患者,推荐药物预防时间至少 10 ~ 14 d,髋关节置换患者术后患者建议延长至 35 d。

316. 创伤骨科患者预防 DVT 的开始时间和时限是多久？

创伤骨科患者发生 DVT 的危险期始于受伤即刻,创伤患者受伤后 24 h 内即可表现出血栓形成的倾向,血液也表现为高凝状态。这种倾向在伤后 5 d 左右最明显,伤后 14 d 开始下降。故无禁忌证时,应尽早预防。在血流动力学稳定时,创伤发生 24 h 内给药优于延迟 24 h 后给药,且出血风险无明显增加。预防 DVT 的时限一般为伤后 14 d,当患者接受骨科大手术时,预防期限应延长至术后 35 d。

317. 脊柱外科 DVT 预防方法有哪些？

(1)推荐临床采取个体化的静脉血栓预防措施及方法。

(2)对于大多数出血风险较低的患者,最好在术前开始机械性预防,术前 2 ~ 12 h 内使用药物治疗,但磺达肝素除外,该药通常在术后 6 ~ 8 h 才开始使用。

(3)抗凝药禁忌的患者、出血高风险的患者或潜在出血不良结局的患者,可以术前使用机械方法预防,术后充分止血并评估安全(2 ~ 72 h),开始药物预防。

(4)对于颈髓损伤的患者,建议选择小剂量肝素,结合弹力袜和电刺激疗法作为预防治疗策略,直到患者的活动有所改善。

318. 髋部骨折手术的药物预防具体方案有哪些？

(1)伤后 12 h 内手术患者:①术后 12 h(硬膜外腔导管拔除后 4 h)皮下给予常规剂量 LMWH;②磺达肝癸钠 2.5 mg,术后 6 ~ 24 h 皮下注射。皮下注射预防剂量及频次(参见药物说明书和患者病情)。

(2)延迟手术患者自入院之日开始综合预防。①术前 12 h 停用 LMWH;

②磺达肝癸钠半衰期长,不建议术前使用;③若术前已使用药物抗凝,则手术应尽量避免硬膜外麻醉;④术后预防用药同伤后 12 h 内手术者。

(3)高出血风险者推荐采用 VFP、IPC 及抗血栓 GCS,不推荐药物预防。当高出血风险下降时,可再与药物联合预防。

319. 股骨干骨折、膝关节周围骨折手术治疗的患者 DVT 药物预防建议有哪些?

建议术前、术后都进行预防。

药物预防的具体方案(以下药物选择一种使用)如下。①LMWH:住院后开始应用常规剂量至手术前 12 h 停用,术后 12 h 后(对于延迟拔除硬膜外腔导管的患者,应在拔管 2~4 h 后)继续应用。②间接 Ⅹa 因子抑制剂:术后 6~24 h 开始应用。对于延迟拔除硬膜外腔导管的患者,应在拔管 2~4 h 后开始应用。③华法林:不建议在硬膜外麻醉手术前使用;术后使用时应监测 INR,目标为 2.5,范围控制在 2.0~3.0。以上药物推荐预防的时间 ≥10 d。

320. 多发跖骨或趾骨骨折手术治疗的患者 DVT 药物预防建议有哪些?

(1)不存在高龄、既往 VTE 病史、肥胖、妊娠、肿瘤、肿瘤治疗、中心静脉置管和慢性静脉瓣膜功能不全等危险因素的情况下,无须常规进行药物预防血栓。

(2)存在危险因素的情况下,特别是既往有 VTE 病史,术前、术后均应进行药物预防,具体方案与股骨干骨折相同。

321. 骨盆髋臼骨折手术患者药物预防的推荐意见是什么?

接受骨盆髋臼骨折手术的患者,建议在确认血流动力学稳定后或伤后 24 h 内,早期开始药物预防。推荐使用 LMWH 或 LDUH、磺达肝癸钠、小剂量 LDUH 预防 VTE,不推荐手术前、后 4 h 内应用抗凝药物。有限的证据支持药物预防可酌情持续至术后 12 周。血流动力学不稳定的患者禁用药物抗凝,但可选择物理预防措施。

322. 脊髓损伤对脊柱创伤患者血栓预防周期的影响是什么？

无脊髓损伤的脊柱创伤患者，术后血栓预防时间至少 2 周，或直至患者完全下地自主活动；有脊髓损伤患者推荐术后抗凝时间至少 3 个月或者一直持续到康复期结束，康复期仍需警惕血栓形成。

323. 不完全脊髓损伤应用 LMWH 的注意事项有哪些？

不完全脊髓损伤患者常需要尽早施行手术减压以避免神经功能完全丧失。由于抗凝可能造成硬膜外血肿压迫神经导致完全脊髓损伤；故对于不完全脊髓损伤患者，抗凝治疗需更谨慎。不完全脊髓损伤患者在创伤后 1 ~ 3 d 暂不予抗凝治疗，先行 CT 或 MRI 明确是否存在脊柱血肿，如证实血肿存在，则推荐早期应用物理方法而不是药物预防血栓。

324. 什么是桥接抗凝治疗？

许多因 VTE、机械性心脏瓣膜或房颤长期给予华法林抗凝治疗的患者在行重大外科手术或有创性操作时需停用华法林。在围手术期以治疗性剂量 LMWH 或 LDUH 暂时替代华法林拮抗剂治疗的方法称为桥接抗凝治疗。

325. 桥接抗凝治疗需评估的内容有哪些？

桥接抗凝需评估围手术期出血风险，主要取决于手术的种类以及其他的危险因素，包括抗凝或抗血小板药物影响、癌症和化疗、出血史，术后 24 h 内重新开始抗凝或抗血小板治疗。

326. 髋膝关节置换术患者合并心脏疾病术前应用华法林的桥接抗凝方法是什么？

（1）在髋、膝关节置换术前需暂时停药至凝血功能接近于正常。若非急诊手术，建议术前 5 d 停用华法林，术前 1 d 检测 INR 值，使术前 INR 降低至 1.5 以下。

（2）停用华法林期间推荐给予治疗剂量的 LMWH 或 LDUH 皮下或静脉注射进行桥接抗凝，并于停用华法林后第 2 天启用。桥接抗凝首选 LMWH 皮下注射。

（3）髋、膝关节置换术前接受 LMWH 治疗的患者,术前最后 1 次注射 LMWH 应在术前 12～24 h 进行;接受 LDUH 治疗的患者,术前最后 1 次注射应在术前 4 h 以上进行。术后继续应用治疗剂量的 LMWH 或 LDUH 1～2 d。

327. 2016 版骨科大手术预防指南中药物预防的注意事项有哪些?

（1）由于各种抗凝药物作用机制、分子质量、单位、剂量等存在差异,且每种药物均有其各自的使用原则、注意事项及不良反应,所以在应用时需参照说明书。

（2）对存在肾功能、肝功能损害的患者,应注意调整药物剂量。LMWH、磺达肝癸钠、利伐沙班、阿哌沙班等不适用于严重肾损害患者,可以选择应用 LDUH。

（3）椎管内血肿少见,但后果严重。因此,在行椎管内操作(手术、穿刺、硬膜外置管拔除等)前 12 h、后 2～4 h,使用抗凝药物会增加出血风险。服用阿哌沙班时,需要在末次给药 20～30 h 后才能取出硬膜外导管;服用利伐沙班时,需要在末次给药 18 h 后才能取出硬膜外导管;若使用 LMWH,应于末次给药 18 h 后拔管;磺达肝癸钠半衰期较长,不建议在硬膜外麻醉或镇痛前使用。

（4）佩戴心脏起搏器、冠心病需长期服用氯吡格雷或阿司匹林的患者,术前 7 d 停用氯吡格雷,术前 5 d 停用阿司匹林,停药期间桥接应用 LMWH。

（5）对于使用口服抗凝药预防 VTE 的患者,需关注术后呕吐症状。

328. 2016 版骨科大手术预防指南中药物预防绝对禁忌证是什么?

近期有活动性出血及凝血功能障碍、骨筋膜间室综合征、严重头颅外伤或急性脊髓损伤、血小板计数<$20×10^9$/L、肝素诱发血小板减少症病史者,禁用肝素和 LMWH;华法林具有致畸性,孕妇禁用。

329. 2016 版骨科大手术预防指南中药物预防相对禁忌证是什么?

近期颅内出血、胃肠道出血病史、急性颅内损害或肿物、血小板计数减少至 $(20～100)×10^9$/L、类风湿视网膜病、有眼底出血风险者。

330. 髋膝关节置换术患者合并心脏疾病的手术时机是什么?

髋、膝关节置换术患者若合并心脏病急性发作或慢性心脏病,需经内科治疗一段时间控制症状后,待心肌损害恢复、心房颤动患者心率控制在 80 ~ 90 次/min、心脏功能 Ⅰ 级或 Ⅱ 级或心脏射血分数达 60%,冠心病发生心肌梗死、心绞痛经内科治疗病情稳定,才能考虑行髋、膝关节置换术。具体手术时机 6 个月以上,心脏金属裸支架植入术后 6 周以上,药物洗脱支架植入术后 1 年以上。

331. 髋、膝关节置换术患者合并肢体 DVT 的手术时机是什么?

根据 DVT 发生的部位为手术侧或非手术侧肢体:DVT 规范化抗凝治疗 3 个月以上,血栓稳定(机化)或部分再通,血栓远端无肢体肿胀者,可以行髋、膝关节置换术,但术前应桥接抗凝;DVT 规范化抗凝治疗<3 个月或血栓纤维化不完全,无再通表现或有血栓远端肢体肿胀者暂不考虑手术,继续抗凝治疗至 3 个月以上再次评估后手术。

332. 如何选择创伤骨科患者术前确诊 DVT 的手术时机是什么?

创伤骨科患者在术前确诊为 DVT(新鲜近段血栓),如需急诊或限期手术,建议放置下腔静脉滤器后手术,无抗凝禁忌者给予抗凝治疗;如无须急诊或择期手术,对于无抗凝禁忌者给予抗凝治疗 4 ~ 6 周后手术,对于有抗凝禁忌者建议放置下腔静脉滤器,1 周后再评估:如抗凝禁忌已不存在,则给予抗凝治疗 4 ~ 6 周后手术治疗,如仍存在抗凝禁忌,则结合此时是否需急诊或限期手术的情况判断是否在放置下腔静脉滤器后手术治疗。

333. 抗凝治疗患者接受髋膝关节置换术的麻醉方式如何选择?

选择全身麻醉时抗凝药物无须停用,若采用硬膜外穿刺至少在停用 LDUH 6 h 以上,LMWH 12 h 以上;术后用药,LDUH 至少在硬膜外导管拔出 6 h 以上,LMWH 在硬膜外导管拔出 12 h 以上。

334. 骨科大手术患者 DVT 基本预防措施有哪些？

（1）手术操作规范,减少静脉内膜损伤。

（2）正确使用止血带。

（3）术后抬高患肢,促进静脉回流。

（4）注重预防静脉血栓知识宣教,指导早期康复锻炼。

（5）围手术期适度补液,避免血液浓缩。

335. 骨科围手术期患者全程血栓防控体系的应用有哪些？

全程血栓防控体系:根据 2016 版 ACCP-10 结合 2016 版《中国骨科大手术 VTE 预防指南》制定的医护患一体化方案,以患者需求为起点,以患者的满意为结果,医护共同合作,调动患者和家属的积极性,共同战胜疾病,完成医疗服务的全过程。

（1）术前:护理人员评估疼痛等级、生活自理能力、手术前 VTE 风险等,根据评估结果进行术前危险等级分组;宣传手术及术后 VTE 形成与预防,提高对术后 VTE 的认识程度;指导学习预防下肢 DVT 的护理方法,如术后腿位摆放、患肢抬高、患肢通风保温等预防血管痉挛的方法,预防 VTE 形成。

（2）术中:护理人员对健侧肢体做好保温工作,摆好手术体位,维持手术姿势;输注药液进行保温处理,如放进保温箱中,药液温度保持在 37～38 ℃,预防术中低体温;观察术中压眶反应,防止出现术中苏醒及麻醉过深现象。

（3）术后:进行 VTE 风险等级判定,出具 VTE 风险告知书,在告知书内标注 VTE 的风险等级,根据病情、风险告知书共同制定具体操作干预措施。加速扩容补液,排气后增加至每天 2 000 mL 饮水量。术后 48 h 协助患者进行早期踝泵训练,每天 400 次,气压泵每天 3 次,每次 30 min,连续被动运动（CPM）每天 3 次,每次 30 min。术后注意防止因过度止血造成的下肢静脉回流受阻。

336. 口服避孕药和雌激素增加血栓形成的原因是什么？

避孕药易引发血栓的原因可能与凝血因子 V 变异有关，变异的凝血因子 V 会降低蛋白 C 的抗凝作用。雌激素可使血液黏稠度增加，提高血液纤维蛋白原、血浆凝血因子 Ⅶ 和 X 的浓度，增加血小板的黏附和聚集等，故雌激素可增加血栓形成的危险性。

337. 服用抗凝药物利伐沙班会导致月经量增多吗？

会。利伐沙班可导致育龄期妇女发生月经过多的概率增加，女性患者在应用利伐沙班期间，应注意监测月经情况，对于有异常子宫出血患者，抗凝治疗更易选择华法林。

338. 服用华法林期间可以怀孕吗？

不建议怀孕。华法林可能导致胎儿的生育缺陷，建议服用华法林期间采取避孕措施。

339. 接受辅助生殖技术后发生 VTE 的危险阶段主要在哪个时期？

随着辅助生殖技术（ART）的发展及广泛临床应用，ART 相关并发症，如多胎妊娠、卵巢过度刺激综合征（OHSS）等，均可增加孕产妇发生 VTE 的风险，而且与 ART 相关的 VTE 主要发生于早孕期，这与早孕期孕妇接受 ART 后发生 OHSS 有关。OHSS 孕妇发生上肢 DVT 的风险增高，这可能与 ART 后，腹腔液中大量雌激素经血管、淋巴系统沉淀于上肢静脉有关，上肢 DVT 最常见于锁骨下和颈内静脉。

340. PE 合并月经过多的处理方法是什么？

正常月经量为 20~60 mL,超过 80 mL 为月经过多(HMB),当 PE 患者因抗凝治疗发生 HMB 时,最简单、常用的预防方法为经期短暂性暂停抗凝药物,但不推荐初始抗凝 3 个月内患者应用此方法,因经期暂停利伐沙班会显著增加患者抗凝治疗时 PE 的复发风险;针对抗凝治疗 3~6 个月的患者可考虑经期短暂性暂停抗凝药物;针对抗凝治疗 6 个月以上患者可考虑减少抗凝药物剂量预防HMB 的发生。

除此之外,还可考虑月经期间口服氨甲环酸、口服避孕药、打长效避孕针、使用宫内左炔诺孕酮系统控制 HMB;对于 HMB 反复发作难以控制,患者无生育要求也可选择子宫切除治疗。

341. 妇产科盆腔手术后 DVT 的临床表现是什么？

妇科盆腔手术后的 DVT 患者无典型的临床表现,下肢近端静脉血栓形成的症状和体征为下肢弥漫性疼痛和肿胀,伴或不伴下肢红斑、皮温升高和压痛;髂静脉血栓形成则表现为整个下肢肿胀,伴或不伴侧腰部、下腹部、一侧臀部或背部疼痛。

342. 妇科手术后 DVT 的筛查重点有哪些？

(1)重点对术后 DVT 进行下肢筛查,高危因素包括 6 个:年龄≥50 岁、高血压、静脉曲张、手术时间≥3 h、术后卧床时间≥48 h 以及开腹手术。

(2)血管加压超声(CUS)检查:因术后的 DVT 常发生于术后 1 周内,故推荐于术后 2~7 d 进行下肢血管加压超声检查。

(3)临床症状的观察:妇科手术后出现低氧血症、呼吸困难、晕厥、心动过速、胸痛等可疑 PE 症状者,建议进行 PE 相关检查。

(4)影像学检查:首选 CT 肺动脉造影(CTPA)。

343. 妇科手术 VTE 预防措施有哪些？

(1)低危患者术后尽早下床活动。

(2)中危患者术后采取 LMWH 或低剂量 LDUH 药物预防或机械性预防。

（3）高危患者，术后无大出血风险者，采取药物预防 LMWH 或低剂量 LDUH；术后有大出血风险者，采取机械性、药物序贯预防，先机械性预防，待出血风险降低后改为药物预防。

（4）极高危患者，术后无大出血风险者，采取机械性与药物联合预防；术后大出血较高者，建议采取机械性、药物序贯预防，先机械性预防（IPC 为佳），待出血风险降低后改为机械性与药物性联合预防。

（5）恶性肿瘤患者术后推荐 LMWH 或低剂量 LDUH 药物预防持续 4 周。

（6）不推荐将下腔静脉滤器作为围手术期 PE 的预防措施。

↘344. 妇科手术后 DVT 形成后药物预防开始时间为何时？

（1）术后 DVT 多发生于 24 h 内，由于抗凝药物可能导致出血，一般药物预防于术后 6 ~ 12 h 开始使用。

（2）良性疾病患者术后药物预防的时限为 7 ~ 10 d 或至可以自由下床活动。

（3）恶性肿瘤患者药物预防至术后 4 周。

（4）不同 LMWH 用于预防的剂量有不同，需参考药物说明书，不建议减量。

↘345. 孕妇生理性高凝状态的特点有哪些？

孕妇生理性高凝状态（HCS）会持续至产后 12 周。高凝状态的形成有利于产后胎盘剥离面血管内迅速形成血栓，使产后快速有效止血及促进子宫内膜修复，是预防产后出血的重要生理机制。特别是妊娠中晚期，血液会呈现进一步高凝状态。

↘346. 妊娠期及产褥期 VTE 的危险因素有哪些？

（1）VTE 或 VTE 史：包括既往有 VTE 病史、经过治疗后目前仍存在的 VTE 等。

（2）存在与 VTE 发病相关的合并症：活动性自身免疫性或炎症性疾病、肾病综合征、心力衰竭、1 型糖尿病肾病、镰状细胞贫血、恶性肿瘤等。

（3）暂时性危险因素：妊娠期间外科手术、妊娠剧吐、卵巢过度刺激综合征等。

（4）产科及其他危险因素：VTE 家族史、高龄、肥胖、截瘫或长时间制动、全身性感染、多胎妊娠、子痫前期、剖宫产术、产程延长、死胎、严重产后出血或大量输血等。

347. 妊娠期、产褥期容易出现血液高凝的原因是什么？

女性妊娠后，雌激素水平增高，影响肝脏内凝血因子合成，凝血因子Ⅶ、Ⅷ和Ⅹ显著增加。此外，妊娠期女性的纤溶系统活性，在一定程度上受抑制，如组织纤溶酶原激活物和尿激酶纤溶酶原激活物减少，凝血酶激活纤溶抑制物与胎盘源性纤溶酶原激活剂抑制物-2（PAI-2）及内皮源性纤溶酶原激活物抑制剂-1（PAI-1）均增加，从而导致孕妇体内凝血系统和纤溶系统失衡，使其血液处于高凝状态。妊娠期的这种生理变化过程，一方面可作为保护机制，降低产后出血等并发症的发生，但另一方面也可促进血栓形成，增加 VTE 的发生风险。

348. 妊娠期、产褥期血流循环改变后增加静脉血栓发生风险的原因是什么？

（1）随着妊娠期子宫体积逐渐增大，对下腔静脉及髂静脉等的压迫作用逐渐增加，导致下肢静脉和髂静脉血液回流不畅，从而使下肢静脉血栓形成风险增加。

（2）妊娠期孕妇由于行动不便，缺乏锻炼及活动。

（3）高危孕妇由于各种原因需采取保胎治疗，而需要绝对卧床休息。

（4）我国传统习俗产后"坐月子"等，均可加重血液循环淤滞，从而促进 VTE 的发生。

349. 易栓症对妊娠妇女的影响？

良好的妊娠依赖于胎盘循环有足够的血液供应，而易栓症患者体内持续的、异常的高凝血状态可导致胎盘组织出现血栓倾向，引起胎盘绒毛间隙纤维蛋白的沉积和胎盘血管小血栓形成，胎盘灌注量下降，胎儿供血不足，从而导致流产、妊娠期高血压疾病、胎盘早剥、羊水过少。

350. 易栓症对胎儿的影响是什么？

易栓症孕妇由于胎儿血供不足，极易发生胎儿营养物质供给障碍，导致胎儿生长受限、胎儿窘迫、早产、孕晚期胎儿死亡及胎儿遗传性易栓症的发生。

351. 妊娠合并 VTE 的临床表现有哪些？

妊娠妇女发生 DVT 和（或）PS 时的临床表现与普通 VTE 相同，但妊娠时腿部肿胀及伴随的不舒适很常见，呼吸困难、心动过速也是正常妊娠妇女的一个常见特征，妊娠时通气量将增加约 40%，因此，妊娠期 VTE 的临床表现更缺乏特异性，诊断也更为困难，更应该注重鉴别诊断。

352. 妊娠期筛查 VTE 的高危对象包括哪些？

（1）特发性或复发性血栓栓塞患者。
（2）曾生育发生内脏血栓、暴发性紫癜、皮肤出血性坏死新生儿的患者。
（3）复发性流产>3 次者，应考虑抗磷脂综合征。
（4）围生期或口服避孕药、雌激素替代治疗后发生血栓者。
（5）有 VTE 家族史，尤其较年轻的一级亲属发生 VTE 者。

353. D-二聚体在妊娠期 VTE 的诊断价值是什么？

妊娠期间 D-二聚体水平常出现生理性增高（假阳性），且与妊娠时间呈正相关。虽然单纯 D-二聚体升高不具有诊断价值，但阴性仍具有排除诊断价值。指南推荐：妊娠期疑诊急性 PE，建议行 D-二聚体检测，若阴性可基本除外急性 PE；当血 D-二聚体水平测定>500 μg/L 时，可进行静脉彩超检查以进一步明确诊断。

354. 下肢血管彩超对妊娠期 DVT 的诊断价值是什么？

由于妊娠后期下肢肿胀很常见，其症状与体征与 DVT 相似较难发现，且最常发生于腓肠肌静脉或髂静脉，需通过下肢多普勒超声进一步检查，故首选对近端静脉行加压超声检查，若发现 DVT 应结合临床表现，即可按照 VTE 进行处理,无须进行肺通气灌注(V/Q)显像或 CT 肺动脉造影(CTPA)检查。

355. 为什么妊娠期确诊 PE 优先选择肺通气灌注显像?

对妊娠期 PE 具有诊断意义的是 CT 肺动脉造影(CTPA)及肺通气灌注(V/Q)显像,但因 CTPA 对孕妇乳腺的辐射量高达 70 mSv,增加孕妇乳腺癌的患病率。V/Q 显像对外周小栓子的敏感度高于 CTPA,几乎没有禁忌证,辐射低<2 mSv,所以诊断妊娠合并 PE 优先选择 V/Q。

356. 妊娠期接受 VTE 相关影像学检查对母儿安全吗?

诊断 PE 的相关影像学检查中,胸部 X 射线检查、V/Q 扫描以及 CTPA 检查都是放射性检查。胸部 X 射线辐射量低(0.1~0.2 mSv),作为妊娠期疑似 PE 患者首选影像学检查,但仅从胸部 X 射线不能确诊或排除 PE。

低剂量辐射(<50 mSv)不会增加胎儿死亡率或致畸率,但对于临床可疑 PE 的孕产妇,建议在详细告知孕产妇在潜在风险的基础上,积极行相关的诊断性检查。

CT 检查所需造影剂中的碘可以通过胎盘进入胎儿循环和羊水中,但尚未有致畸风险的报道,也未观察到甲状腺吸收碘造影剂后对胎儿有不良影响,其在乳汁中的分泌<1%,新生儿胃肠道吸收率<1%。所以对有适应证的妊娠期和产褥期妇女合理使用碘造影剂是相对安全的。

357. 妊娠中晚期血栓前状态是指什么?

血栓前状态(PTS)是由在多种因素共同作用下促使凝血、抗凝、纤溶系统失衡的一种复杂的病理过程,机体存在多种血液学变化,极易导致血栓形成。妊娠中晚期,孕妇体内凝血成分、纤维蛋白活性等存在明显异常,加上子宫增大对盆腔静脉和下肢静脉的压迫,均为 PTS 形成提供了病理基础。PTS 是血栓形成的基础,但并未形成血栓,故妊娠中晚期 PTS 的早期确诊更有利于防治血栓形成,降低血栓栓塞的风险。

358. 对于原发性因素,孕产妇 VTE 的预防措施有哪些?

原发性危险因素主要包括:凝血因子 V 基因 *G1691A*、凝血酶原基因杂合突变,蛋白 C 或蛋白 S 缺陷,凝血酶原基因纯合突变,抗凝血酶缺陷,抗磷脂综合征。

(1)对于无 VTE 病史,合并凝血因子 V 基因 *G1691A* 和凝血酶原基因杂合突变,蛋白 C 或蛋白 S 缺陷,产前无须特殊处理,仅需严密监测即可,产后若合并其他 VTE 危险因素可考虑抗凝药物预防。

(2)对于既往或现有 VTE 病史,合并凝血酶原基因纯合突变,凝血因子 V 基因 *G1691A* 和凝血酶原基因纯合突变,或存在抗凝血酶缺陷及抗磷脂综合征的孕产妇,产前对其采取预防性 LMWH 治疗措施预防 VTE。在产后 6 周内继续采用 LMWH 预防性治疗措施,预防 VTE。

359. 妊娠期怎样有效预防 VTE?

对有高危因素的孕产妇,要注意去除病因;对有遗传性高凝状态的孕妇,推荐妊娠及产褥期全程预防性抗凝治疗;加强孕期管理,纠正不良饮食习惯,适当运动,避免体重增长过快;对妊娠呕吐或其他疾病造成失水,及时补液,避免血液浓缩;孕期腹压增高时,可穿着孕妇专用的弹力袜;产后尽早下地活动,避免长期卧床;出现疑似 VTE 症状,及时检查,早发现早治疗。

360. 妊娠合并 PE 的治疗有哪些?

妊娠期间需要充分考虑抗凝药物对孕妇及胎儿的影响,初始抗凝治疗首选皮下注射 LMWH,并根据体重调节剂量。分娩 12 h 前停用 LMWH,妊娠期间不建议使用华法林,该药可导致胎儿中枢神经系统异常。妊娠合并急性 PE 抗凝疗程至少 3 个月。因华法林不经过乳汁代谢,产后可给予 LMWH 重叠华法林治疗,INR 值控制在 2~3 之后,停用 LMWH。单独使用华法林,产后抗凝治疗至少维持 6 周,总疗程不少于 3 个月。鉴于出血风险和对胎儿的影响,妊娠合并 PE 溶栓治疗应极其慎重。

361. 妊娠期抗凝治疗的监测建议是什么?

指南指出,目前尚无妊娠期抗凝治疗的最佳监测方案,对预防性抗凝治疗通常不需要监测。妊娠 36 周以后转为皮下注射治疗剂量 LDUH 的患者,应监测活化部分凝血活酶时间(APTT),并维持活化部分凝血活酶时间在治疗范围内(注射后 6 h APTT 为参考值的 1.5~2.5 倍)。

362. 妊娠期肝素过敏时抗凝剂如何选择？

指南建议首选磺达肝素,磺达肝素是一种与肝素敏感患者有最少交叉反应的 LMWH,虽然目前没有充分的数据证明磺达肝素能作为妊娠期预防性抗凝肝素的替代品,但对于妊娠期肝素过敏的患者,磺达肝素可能是一种优先考虑的抗凝药物。

363. 妊娠期 VTE 如何选择抗凝药物？

(1)根据指南推荐妊娠期间初始抗凝治疗首选皮下注射 LMWH,并根据体质量调节剂量。

(2)肝素安全系数高,不能穿过胎盘,也不会随乳汁大量分泌。

(3)使用 LDUH 要求监测 APTT,长期应用可能引起骨质疏松。

364. 妊娠期间 LDUH 或 LMWH 给药具体方法是什么？

(1)方法一:LDUH 可先给予静脉滴注(5 000 ~ 10 000 U,即 50 ~ 100 mg/kg 体重),6 h 后检测 APTT,调整肝素剂量,使 APTT 延长 1.5 ~ 2.0 倍,5 d 后改为皮下注射(500 ~ 600 U/kg,24 h),使 APTT 延长 1.5 ~ 2.0 倍,连续使用直到分娩前 24 h。

(2)方法二:开始即使用皮下注射肝素(500 ~ 600 U/kg,24 h),2 次/d,调整剂量使 APTT 时间延长 1.5 ~ 2.0 倍,连续使用直到分娩前 24 h。使用 LMWH 要注意按照体重调节剂量(以依诺肝素为例,200 U/kg),使 APTT 延长 1.5 ~ 2.0 倍。皮下注射直到分娩前 24 h 停用 LMWH,原因是分娩时剖宫产采用硬膜外麻醉,减少产后硬膜外血肿和出血发生的可能。而不主张持续使用 LMWH 到分娩时。

365. 妊娠期进行抗凝治疗时并发症有哪些？

妊娠期是一个特殊的时期,其抗凝治疗的并发症主要涉及孕妇和胎儿两方面,孕妇相关并发症主要有出血、肝素诱导血小板减少症、瘀伤、肝素相关骨质疏松,以及肝素相关的过敏性皮炎等;胎儿相关并发症主要有胎儿出血、先天性畸形等。

366. 妊娠期是否可进行溶栓治疗？

（1）不建议常规应用，鉴于出血风险及胎儿的影响，妊娠合并 PE 溶栓应极其慎重。

（2）如果使用溶栓治疗，可选用不能通过胎盘的尿激酶、重组组织型纤溶酶原激活剂（rt-PA）或极少量可通过胎盘的链激酶。

溶栓治疗期间应注意其并发症，如孕妇出血、胎盘早剥、早产和死胎等。

367. 妊娠期 DVT 形成后能否放置下腔静脉滤器？

不主张常规放置，因为严格的抗凝治疗即可有效降低 PE 发生率，孕期或长期放置下腔静脉滤器（IVCF）可能出现的并发症（致畸、滤器变形移位等）；如果在孕晚期发生 DVT，抗凝治疗疗程不足者，抗凝期间出现 PE，可考虑在产前放置临时性 IVCF，PE 发生风险降低后再取出滤器，可降低孕产妇 PE 的死亡率。

368. 分娩过程中的抗凝治疗有哪些？

对于接受预防性 LMWH 抗凝治疗的女性，建议至少在计划性引产或剖宫产术前 12 h 停药；对于使用治疗性抗凝治疗的孕妇，建议计划性引产或剖宫产术前 24 h 停药；对于皮下注射 LDUH 7 500 U/次，≥2 次/d 者，建议计划性引产或剖宫产术前 12 h 停药，并行实验室检查评估凝血状态；如果即将分娩，可将 LMWH 改为 LDUH，或在停用治疗性抗凝药物 24 h 内引产；对于暂时停用抗凝治疗的孕妇，建议使用机械预防措施（IPC）。

369. 阴道分娩需要常规预防血栓吗？

阴道分娩正常情况下不需要进行血栓预防，应鼓励产妇尽早活动并保证充足的水分。

370. 产后能否使用华法林抗凝治疗？

虽然妊娠期禁止使用华法林，但产后可以使用华法林，因为华法林不经过乳汁代谢，产后可给予 LMWH 重叠华法林，INR 达标（2.0~3.0）后，可停用

LMWH,单独使用华法林继续抗凝治疗。

371. 剖宫产后患者使用 LMWH,观察要点有哪些?

(1)观察患者腰部麻醉穿刺部位有无渗血。

(2)观察患者剖宫产手术伤口处有无出血或血肿形成。

(3)密切关注子宫收缩情况及阴道出血情况,做好生命体征的监测,并评估有无出血倾向。

(4)观察注射点有无瘀斑形成,有无全身出血点,有无便血、呕血、血尿等情况。

372. 剖宫产术后使用抗凝药物导致的阴道出血与产后恶露如何区分?

(1)颜色不同:产后恶露分为血性恶露,色红,血液易凝固;浆液性恶露,色淡红;白色恶露,色泽较白。而抗凝药物引起凝血功能障碍造成的产后阴道出血,血液呈鲜红色,且不凝固。

(2)量不同:产后恶露持续 4~6 周,总量为 250~500 mL。而抗凝药物引起凝血功能障碍造成的产后阴道出血通常为大量阴道出血或少量持续不断出血,同时身体其他部位可见出血征象。

373. 卵巢静脉血栓的流行病学特征有哪些?

卵巢静脉血栓(OVT)是一种少见且隐匿的疾病,症状不典型,血栓位置较深,容易被漏诊或误诊,主要发生于产后 4 d 内,发生率为 1/2000~1/600;最常见的症状为发热和下腹部或腰部疼痛,其他症状包括弥漫性腹痛、气短、恶心、呕吐等,实验室检查可见白细胞计数及 D-二聚体升高。

374. 产后 OVT 的易感因素是什么?

产后容易发生 OVT 主要与血液高凝状态、内皮损伤和血流减慢有关。妊娠及产后血液处于高凝状态,血小板黏附能力增强,纤溶功能减弱,凝血因子Ⅰ、凝血因子Ⅱ、凝血因Ⅶ、凝血因子Ⅷ、凝血因子Ⅸ增加,有助于减少产后出血量。孕晚期卵巢静脉直径扩大 3 倍,产后卵巢及子宫血供减少,加重了卵巢静脉的血液瘀滞。

375. 产后 OVT 的治疗有哪些?

（1）对于产后 OVT 的主要治疗方法包括抗凝和抗生素治疗。

（2）建议对有发热、白细胞计数升高的 OVT 患者使用广谱抗生素 7～10 d。

（3）如血栓增大,达下腔静脉,血栓脱落风险较高,可考虑在下腔静脉放置滤网。

（4）如果血栓较大,保守治疗过程中血栓继续增大并且症状不缓解,可行手术取栓。

376. 胎盘血栓的危害是什么?

持续的、异常的高凝血状态可导致胎盘组织出现血栓倾向,其结果是引起胎盘血栓形成和子宫胎盘血流量减少从而引起胎盘功能不良,诱发妊娠高血压,引发胎儿生长受限、羊水过少、胎儿宫内窘迫甚至胎死宫内。

377. 脐动脉血栓发生的部位在哪里?

导致脐血管发生血栓的病因目前还不明确。妊娠期母体血液的高凝状态、各种因素导致的脐带受压,均可以引起脐血管血流发生改变,形成脐血管内血栓。有学者发现,脐动脉血栓会伴有血管壁部分坏死,坏死部分大都局限于血管内层,考虑可能由于脐动脉缺乏滋养血管,其营养供给主要来自流经血管内的血液和外周羊水,一旦血流减少,脐动脉易出现缺氧,引起血管内皮细胞损伤,导致血栓形成。

378. 脐动脉血栓的诊断依据是什么?

脐血管血栓发病率低,但对胎儿危害极大,现有临床研究认为超声检查是首选的诊断方法,但是超声检查依旧很难在产前及时发现脐血管栓塞,并且容易与单脐动脉发生混淆。单脐动脉是一种先天脐血管数目的异常,发生率很低,通过孕期超声的检查可以及时发现。当脐动脉发生血栓时,超声检查也会呈现出单脐动脉样的改变,可能会导致严重后果。

379. 新生儿凝血系统的特点是什么?

正常生理情况下,机体凝血因子在血管受损时按照一定的顺序相继激活而生成凝血酶,最终使纤维蛋白原转变成纤维蛋白促使血液凝固。整个凝血过程由凝血酶原酶复合物形成、凝血酶原激活和纤维蛋白生成三个基本步骤组成。外源性凝血系统和内源性凝血系统、促凝因子和抗凝因子均保持稳定和平衡的状态。但是新生儿凝血系统与大儿童及成人不一样,表现为Ⅷ因子及血管性抗凝因子增多,而维生素 K 依赖的凝血因子和促凝因子及血小板的反应能力低下,一旦促凝因子及抗凝因子的相对平衡被任何先天的或后天的因素打破,就会出现出血倾向或血栓形成。

380. 新生儿血栓相关的危险因素有哪些?

新生儿血栓相关的危险因素见表 13。

表 13　新生儿血栓相关的危险因素

母体危险因素	分娩相关危险因素	新生儿相关危险因素
不孕症	急诊剖宫产	中央导管置管
羊水过少	胎心异常	先天性心脏病
凝血功能障碍	助产器械的使用	脓毒症
子痫前期		出生时窒息
糖尿病		呼吸窘迫综合征
宫内发育迟缓		脱水
绒毛膜羊膜炎		先天性肾病综合征
胎膜早破		坏死性结肠炎
自身免疫性疾病		红细胞增多症
		肺动脉高压
		凝血功能异常
		外科手术
		体外膜肺氧合术

381. 新生儿肢体动脉血栓临床表现是什么?

新生儿临床表现不典型,主要表现为肢体皮肤温度下降及脉搏减弱。当出现皮肤花斑、肢体瘫痪及脉搏消失、无毛细血管灌注,均提示已经出现肢体缺血症状,需立即采取措施。肢体动脉栓塞除了局部症状,还需警惕其他部位栓塞形成。

382. 新生儿血栓常见静脉、动脉血栓发生部位是什么?

静脉血栓发生部位:常见部位有上腔静脉、肢体静脉、肾静脉及右心房。动脉血栓发生部位:包括肢体动脉、肾动脉、肠系膜上动脉等。

383. 什么是羊水栓塞?

羊水栓塞(AFE)是由于羊水进入母体血液循环,而引起的肺动脉高压、低氧血症、循环衰竭、弥散性血管内凝血(DIC)以及多器官功能衰竭等一系列病理生理变化的过程。

384. 典型羊水栓塞的临床表现是什么?

典型羊水栓塞:以骤然出现的低氧血症、低血压(血压与失血量不符合)和凝血功能障碍为特征,也称羊水栓塞三联征。

(1)前驱症状:30%~40%的患者会出现非特异性的前驱症状,如呼吸急促、胸痛、憋气、寒战、呛咳、头晕、乏力、心慌、恶心、呕吐、麻木、针刺样感觉、焦虑、烦躁和濒死感,胎心减速,胎心基线变异消失等。重视前驱症状有助于及时识别羊水栓塞。

(2)心肺功能衰竭和休克:出现突发呼吸困难和(或)发绀、心动过速、低血压、抽搐、意识丧失或昏迷、突发血氧饱和度下降、心电图 ST 段改变及右心受损和肺底部湿啰音等。严重者,产妇于数分钟内猝死。

(3)凝血功能障碍:出现以子宫出血为主的全身出血倾向,如切口渗血、全身皮肤黏膜出血、针眼渗血、血尿、消化道大出血等。

(4)急性肾衰竭等脏器受损:全身脏器均可受损,除心肺功能衰竭及凝血功能障碍外,中枢神经系统和肾脏是最常见的受损器官。

以上临床表现有时按顺序出现,有时也可不按顺序出现,表现具有多样性和复杂性。

385. 不典型羊水栓塞的临床表现是什么?

不典型羊水栓塞:有些羊水栓塞的临床表现并不典型,仅出现低血压、心律失常、呼吸短促、抽搐、急性胎儿窘迫、心脏骤停、产后出血、凝血功能障碍或典型羊水栓塞的前驱症状。当其他原因不能解释时,应考虑羊水栓塞。

386. 儿童发生静脉血栓的影响因素有哪些?

静脉置管、血液净化、住院时间≥7 d、入住 ICU≥4 d、手术、D–二聚体水平升高是儿童静脉血栓发生的独立危险因素。

387. 为什么儿童脑膜脑炎易引起静脉血栓?

由于脑膜脑炎颅内压升高,需使用甘露醇、甘油果糖脱水剂治疗,可导致血容量不足,血液浓缩,血液黏稠度增加。并且婴儿股静脉腔相对狭小,引起血液动力学改变,使血流缓慢,易发生静脉血栓。

388. 对于 DVT 和 PE 儿童患者,抗凝药物应如何选择?

在患有症状性 DVT 或 PE 的儿童患者中,推荐使用 LMWH 或维生素 K 拮抗剂,不推荐使用直接口服抗凝药,包括直接凝血酶抑制剂达比加群和 Xa 因子抑制剂。

389. 对于 DVT 和 PE 儿童患者,需要多长时间抗凝治疗?

对于继发性(可以识别的基础疾病和危险因素)的 DVT 或 PE 的儿科患者,使用抗凝治疗一般≤3 个月;对于持续存在的 DVT 或 PE 的儿科患者,一般建议使用抗凝治疗 6~12 个月。

390. 儿童无症状血栓发生率比有症状血栓发生率高的原因是什么?

儿童毛细血管网丰富,血管堵塞时,侧支循环很快建立。部分留置 CVC 的患儿定期进行超声检查,发现血栓后能及时处理,致使血栓不会进一步增大、脱落,不会出现很明显的血栓症状,因此儿童无症状血栓发生率比有症状血栓发生率高。

391. 对于儿童症状性 DVT 和 PE 应如何治疗?

指南建议单独抗凝治疗,反对使用血栓清除术或放置下腔静脉过滤器后抗凝,因为虽然在某些情况下(如继发于 VTE 的心血管疾病)血栓切除术可能是合理的,但是无法通过极少数的导管血栓切除术案例来评估血栓清除术的可行性。另外过滤器应该是临时的,并且有明确的移除计划,当无抗凝绝对禁忌证时,应重新抗凝,并去除滤器。

392. 对于 DVT 和 PE 儿童患者,是选择溶栓后抗凝还是单独抗凝呢?

对于患有 DVT 的儿科患者,可单独抗凝治疗,不推荐溶栓后抗凝治疗,因为溶栓有出血的风险,溶栓治疗应限于危及肢体或生命且单独抗凝不太可能成功的案例;对于血流动力学不稳定的 PE 儿童患者,PE 会危及生命,而标准抗凝治疗的起效时间较慢,所以建议溶栓后抗凝治疗,而不是单独抗凝治疗;而对中危肺栓塞(肺动脉严重指数≥1 分,临床多伴有呼吸困难、胸痛、咯血、咳嗽等症状)的儿科患者,一般血流动力学稳定,无低血压和休克现象,建议单独抗凝治疗,反对溶栓后抗凝治疗。

393. 普通外科患者 VTE 发生率如何？

VTE 是外科手术常见并发症。如无预防措施,普通外科手术患者 DVT 发生率为 10%~40%。大型手术患者同时具有多种 VTE 风险因素时(年龄>40 岁、VTE 病史、肿瘤等),致死性 PE 发生率高达 5%。亚洲人群中,普通外科未进行抗凝预防的手术患者 DVT 发生率为 13%,症状性 PE 发生率为 1%。

394. 普通外科胃肠道手术患者 VTE 发生率高的原因是什么？

(1)胃肠道肿瘤手术主要涉及腹盆腔可能是一个促发因素,也是 VTE 的独立风险因素。胃肠道恶性肿瘤中的血栓形成的原因复杂,涉及大量分子通路紊乱的相互作用。此外,肿瘤的性质和位置、涉及的手术类型等都会影响 VTE 风险的评估,从而影响治疗措施。

(2)结直肠手术患者术后伤口感染也是发生 VTE 的重要危险因素。

(3)结直肠手术患者中 PE 的发生率比其他普通外科手术患者 PE 的发生率大约高 4 倍。

395. 普外科不同手术发生血栓的风险等级有哪些？

(1)相对风险较低的手术:腹腔镜胆囊切除术、腹腔镜阑尾切除术、腹股沟疝修补术、甲状腺及乳房手术。

(2)相对风险较高的手术:脾脏、肝脏、胰腺手术及其他盆腹腔开放性手术。

(3)风险因素最高的手术:腹盆腔肿瘤手术。

396. 普通外科哪类手术易发生 DVT?

胃肠道手术患者术后发生 DVT 的风险较高。

(1)胃肠道手术患者中高龄、吸烟、肥胖、合并冠心病或糖尿病等的比例较高,而这些都是 DVT 的主要危险因素。

(2)手术时机体处于应激状态,手术创伤本身可造成血液高凝,根据肿瘤的性质和位置容易误伤髂股部大血管,或者手术时间较长、双下肢悬吊制动过久、输血、中心静脉置管等均易诱发 DVT。而术后长期卧床,活动减少也是 DVT 的诱发因素;另外腹胀、使用腹带等增加腹压的因素也会影响下肢静脉回流,易导致 DVT。

397. 腹部手术中发生 VTE 的风险最高和最低的手术是哪种?

研究表明减重手术术后 VTE 发生风险最低,脾切除术后 VTE 发生风险最高,脾脏切除术后血小板一过性增高,使血液的黏稠度增高,易引起血栓的形成。肝切除术次之。

398. 疝气手术的患者术后需要进行 VTE 防护吗?

疝气手术本身创伤较小,住院时间不长。但疝气患者多为高龄人群,其术后卧床时间相对较长,同时多数合并心血管疾病、高脂血症等 DVT 高危因素,因此仍需根据 Caprini 评分模型对患者状况进行观察和评估,加强健康教育,采取一系列措施,预防 VTE 的发生。

399. 肝脏手术 VTE 预防建议有哪些?

除伴有出血性疾病或明显正在出血的患者外,肝脏切除术患者应在充分评估出血风险的基础上,考虑应用 VTE 药物预防措施。

400. 普通外科长期口服维生素 K 拮抗剂患者围手术期用药的具体建议有哪些?

(1)建议长期服用维生素 K 拮抗剂(VKA)的患者行普通外科手术前进行

血栓与出血风险评估。

（2）术前停药方案：术前 5 d 停用华法林（常用的维生素 K 拮抗剂），术前 1 d 监测 INR，若 INR 仍延长（>1.5，正常范围 0.8～1.2）但患者须及早手术，则口服小剂量维生素 K(1～2 mg)使 INR 尽快恢复正常。

（3）桥接抗凝时间：一般在停用华法林后第 2 天启用 LDUH 或 LMWH 治疗，术前 4～6 h 停用 LDUH，术前 20～24 h 停用 LMWH。术后根据不同出血风险选择 24～72 h 开始使用 LDUH 或 LMWH，对于出血风险高的大手术，LDUH 或 LMWH 在术后 48～72 h 恢复。

（4）术后患者血流动力学稳定，应 12～24 h 恢复华法林治疗（常用剂量，一般在手术当晚或第 2 天），当 INR 达到 2 或以上时，停用肝素类药物。

401. 普通外科服用新型口服抗凝药患者围手术期的具体推荐有哪些？

（1）一般出血风险类手术可在停药 48 h 后手术。

（2）高出血风险手术的患者，需停药 72 h 后手术。

（3）除考虑手术出血风险，肾功能减退的患者可能需要术前停药更长时间。对于主要经肾脏排泄的新型口服抗凝药术前停药时间还需考虑患者肾功能情况。

（4）大多数外科手术和操作，应在手术后 1～2 d(有些患者须延迟到术后 3～5 d)出血风险下降后再开始服用新型口服抗凝药。

（5）对于大多数手术类型，术后 48～72 h 如直接使用完整剂量利伐沙班可能会增加出血风险，建议开始减量至 10～15 mg,1 次/d(血栓风险高使用 15 mg),72 h 内恢复至完整剂量 20 mg。

402. 长期服用抗凝或抗血小板药物患者行普通外科急诊手术的建议有哪些？

（1）术前应仔细询问患者病史和查体，了解血小板、凝血功能，如刷牙是否有出血、皮下有无瘀斑、术前抽血后压迫是否较易止血等。

（2）术前常规检查凝血功能[国际标准化比值(INR)<1.5],大部分手术均可安全进行，而无须特殊处理。

（3）对于术前口服华法林等药物的患者，若需急诊手术，而 INR 明显延长，可以给予输注新鲜冰冻血浆(5～8 mL/kg)或凝血酶原复合物。

(4)术前口服氯吡格雷等药物的患者,若需急诊手术或发生大量出血,可以给予输注单采血小板或其他止血药物(如抗纤溶药物、重组凝血因子)。

(5)对于联合服用抗血小板药物的患者,可动态检测患者 TEG 和 D-二聚体。对于抗血小板治疗不可长期停药的患者,可使用抑制剂或特定时间点输注血小板,短暂逆转抗血小板药物的作用。

403. 普通外科患者滤器植入后的抗凝治疗包括哪些?

(1)行下腔静脉滤器植入的普通外科大手术患者,在有条件的情况下尽快进行标准剂量抗凝治疗,围手术期抗凝治疗首选 LMWH,尤其对于恶性肿瘤患者,建议 LMWH 使用3～6个月。

(2)非恶性肿瘤手术的患者,尽快过渡到口服抗凝治疗,可以选择维生素 K 拮抗剂或新型口服抗凝药。选择维生素 K 拮抗剂,应监测 INR 在2～3范围内;选择新型口服抗凝药,不需要进行凝血监测。

(3)抗凝时间根据血栓的危险因素确定。植入永久型滤器的患者,建议抗凝1年后,评价抗凝与出血的风险,再决定是否延长抗凝时间。

404. 普通外科日间手术患者及快速出院患者怎样进行 VTE 预防?

(1)日间手术患者通常指从入院手术至出院总计在24 h 内的患者;而快速出院患者定义为术后当天即可恢复术前的活动状态,且从入院至出院总计为5 d 内的患者。这类患者应根据患者的基础情况及手术操作的种类来评估是否需要采取预防措施。建议对所有患者按照 Caprini 评分进行风险评估。

(2)需要采取预防措施的患者术前以 LMWH 预防 VTE,首剂注射时间应早于术前12 h,如术后开始给予首剂药物抗凝,则应在术后6～8 h 注射。

(3)对接受 VTE 治疗的患者,推荐 LMWH 至少维持治疗7 d,高危 VTE 风险患者建议维持至术后4周。

405. 普通外科患者住院期间怎样选用口服抗凝药物预防 VTE?

(1)目前对于普通外科中非恶性肿瘤患者,建议住院期间使用 LMWH 联合出院华法林口服抗凝治疗;亦可直接使用新型口服抗凝药(利伐沙班片)治疗。

（2）对于恶性肿瘤患者，建议住院期间首选 LMWH 抗凝治疗，也可以华法林或利伐沙班抗凝治疗。

406. 普通外科围手术期应怎样预防 VTE？

（1）围手术期内患者病情变化快，围手术期体内凝血、抗凝、纤溶系统异常和术后制动导致的血流缓慢等都是引起 VTE 的原因。术前应做好 VTE 高危患者的评估和筛查，基础预防到位。根据患者不同风险等级情况，可以联合使用机械预防或者药物预防。

（2）术中在邻近四肢或盆腔髂股静脉周围操作轻柔仔细，避免损伤内膜。

（3）术后密切观察 VTE 形成的潜在症状，做好 VTE 防控是所有普通外科临床工作者共同关注的问题。必须了解并掌握在发生 VTE 时如何有效处理、如何把握干预原则与策略以及后续手术方案的抉择等问题，才能有效缓解病情，减轻患者痛苦，提高其生活质量。

407. 普通外科腹腔镜手术对于 VTE 的影响是什么？

（1）腹腔镜手术因其具有伤口小、出血少、术后卧床时间短、恢复快等优势，减少了 VTE 相关的危险因素。

（2）腹腔镜又因其特殊的手术方式存在额外增加 VTE 风险的因素。腹腔镜手术在术中建立的气腹使腹内压超过下肢静脉血液回流的压力，该操作可导致患者深静脉血流速度减慢，进而引起血液淤滞，增加 VTE 发生可能。

408. 普通外科合并恶性肿瘤的下肢 DVT 患者抗凝推荐使用哪种药物？

LMWH：由于 LMWH 需要每日皮下注射，存在血小板减少症风险。

利伐沙班：除胃肠道恶性肿瘤。

409. 普通外科患者 VTE 手术操作相关危险因素有哪些？

手术时间：大手术、腹腔镜手术>45 min。

手术类型：腹腔镜手术、开腹手术。

麻醉方式：腹盆腔开放性手术、恶性肿瘤手术 VTE 发生风险较高，全身麻醉的 VTE 发生风险比椎管内和硬膜外麻醉高。

410. 普通外科 VTE 风险评估工具是什么?

《中国普通外科围手术期血栓预防与管理指南》推荐使用 Caprini 模型对普通外科患者进行 VTE 风险评估。

411. 普通外科手术患者 VTE 的预防策略是什么?

(1)术后早期下床活动预防 VTE 发生。

(2)动态监测评估患者的 VTE 风险情况,进行机械或药物预防措施,及时调整预防策略。

(3)一般手术患者推荐预防 7 ~ 14 d 或直至出院。对腹盆腔恶性肿瘤等 VTE 高危患者,推荐使用 LMWH 预防 4 周。对于 VTE 高风险但无大出血风险的患者,若不能耐受 LMWH 或 LDUH,可考虑使用磺达肝癸钠或阿司匹林预防。

412. 普通外科患者术前抗凝药物治疗的基本原则有哪些?

以手术类型评估出血风险为基础,术前抗凝药物使用原则如下。

(1)低出血风险手术的患者,可继续抗凝治疗。

(2)非低出血风险的手术患者,术前应暂停抗凝药物。

(3)正在服用华法林的患者需根据患者发生血栓栓塞的风险,决定停药后是否要行桥接抗凝。

413. 腹部手术患者下肢 DVT 高发的原因是什么?

(1)外科大手术(手术时间>45 min)是 VTE 发生的危险因素之一。腹腔镜手术可导致血流动力学改变、血液高凝及全身细胞因子反应等改变,影响血液循环,使下肢静脉血液回流受阻,增加了术后 DVT 的概率。

(2)手术时间的延长会造成患者持续麻醉时间的延长,进而导致患者下肢肌肉的松弛。由于缺少了肌肉泵的帮助,患者下肢静脉血流速度明显减慢而增大了下肢 DVT 形成的风险。

414. 抗凝治疗对于普通外科 DVT 患者围手术期的重要性是什么?

抗凝是 DVT 的基本治疗,可有效抑制血栓蔓延,加速血栓机化和管腔再通,从而降低 PE 发生率和病死率,减轻患肢症状。普通外科围手术期属于高出血风险,抗凝药物的选择必须严谨,抑制血栓蔓延,加速血栓机化,剂量偏小达不到抗凝效果,剂量偏大则会明显增加出血等并发症风险,此外术前准备、术后康复以及普通外科各手术种类均是影响抗凝药物选择的重要因素。在使用过程中,应注意检测血液的凝血功能变化,根据检测结果及时调整药物剂量。

415. 普通外科手术 VTE 预防的一线用药是什么?

LMWH 是普通外科手术 VTE 预防的一线用药,指南目前推荐是非足量、1 次/d,皮下注射。

416. 普通外科恶性肿瘤患者围手术期的风险因素有哪些?

VTE 是恶性肿瘤最常见的并发症之一,可导致肿瘤患者出血、血栓复发、死亡等,大大增加了患者围手术期发生 VTE 的风险,肿瘤患者高凝状态是发生 VTE 的高风险因素,且该风险还受肿瘤类型、肿瘤分期、辅助治疗(放化疗等)等因素影响,肿瘤转移也会导致发生 VTE 的风险增加。

417. 普通外科手术及操作导致不同的出血危险因素有哪些?

(1)低风险:内镜检查无外科操作、皮肤浅表手术、脓肿切开引流、皮肤活检。

(2)中风险:经内镜取组织活检。

(3)高风险:脊髓或硬膜外麻醉、腹部外科手术、肝脏活检。

418. 普通外科手术患者出血危险因素包括?

(1)一般危险因素:如活动性大出血、既往大出血史、重度肝肾功能不全、血小板减少症、伴随使用抗栓或溶栓药物等。

(2)手术操作相关危险因素:如恶性肿瘤、手术步骤复杂或解剖结构复杂、多处吻合口、肝脏切除、术前血红蛋白或血小板水平低等。

419. 普通外科高风险(Caprini≥5 分)手术患者的预防措施是什么?

(1)不伴高出血风险:LMWH、LDUH,建议同时使用机械预防措施,如 GCS

或 IPC。

（2）伴高出血风险：使用 IPC，直到出血风险消失可启用药物预防。

（3）对 LMWH、LDUH 禁忌的患者同时不伴高出血风险：磺达肝癸钠、小剂量阿司匹林，建议同时使用机械预防措施，如 IPC。

（4）腹盆腔肿瘤手术患者同时不伴高出血风险：延长 LMWH 预防（4 周）。

420. 肝脏切除手术发生 VTE 风险较高的原因是什么？

肝功能不全的患者，其凝血因子与抗凝因子的合成均异常，导致机体凝血与抗凝平衡紊乱，患者同时面临出血风险和血栓风险。在临床上，由于更加担心出血风险，对围手术期抗凝药物的使用较为谨慎。

421. 为什么甲状腺手术围手术期不建议常规使用抗凝药物？

患者术后 VTE 的发生率明显低于出血率。而无论是甲状腺恶性疾病还是良性病变，术后手术部位的出血均可能会危及患者生命，因此《中国普通外科围手术期血栓预防与管理指南》指出对于甲状腺切除术，不建议围手术期常规使用抗凝药物预防。

422. 减重及代谢手术患者发生 VTE 的危险因素有哪些？

（1）肥胖：重度肥胖患者血清纤维蛋白原升高，导致高凝状态，尤其是下肢静脉血流缓慢，易导致 VTE，肥胖所导致的低通气综合征、鼾症、肺动脉高压、心功能不全等均为 VTE 的高危因素。

（2）气腹：气腹建立后腹内压升高，下腔静脉受压，下肢静脉血流速度减慢，血液淤滞可导致血管内皮细胞破裂产生凝血酶原，增加发生 DVT 的风险。

（3）其他风险：年龄、活动障碍、手术时间、术后卧床过久等。

423. 老年人年龄如何划分?

世界卫生组织对老年人的年龄划分:60 ~ 74 岁为年轻老年人(the young old);75 ~ 85 岁为老老年人(the old old);90 岁以上为非常老的老年人(the very old)或长寿老年人(the longevevous)。

424. 老年人血栓相关病理生理改变有哪些?

(1)凝血因子增多:血浆纤维蛋白原、凝血因子 V、凝血因子 Ⅶ、凝血因子 Ⅸ、凝血因子 Ⅺ、凝血因子 Ⅰ 等多种凝血因子水平随年龄增长而升高;纤溶酶原激活物抑制剂–1 是纤维蛋白溶解的主要抑制剂,会随着年龄的增长而增加。

(2)血管结构的改变:年龄与某些因素(如弹性蛋白和血管紧张素 Ⅰ 受体)之间的相互作用可能导致血管硬化;基质金属蛋白酶(MMPs)与动脉重塑和动脉活性下降有关,MMPs 水平与斑块不稳定性相关。

(3)血小板功能改变:血小板会随着年龄的增长而增强,从而导致血小板的高活性和聚集性增强;血小板活性增加与基础血小板多磷肌苷含量(PIP 和 PIP2)的增加有关;血小板球蛋白和血小板因子 4 水平随年龄显著升高。

(4)氧化水平增加:内源性 NOS 抑制剂不对称二甲基精氨酸(ADMA)在健康老年人中水平升高,使 NO 的水平降低。

425. 为什么老年患者发生 VTE 的危险性较高?

(1)老年患者多种疾病共存,运动量相对较少,体内凝血系统等功能衰退,自发纤溶能力下降,加之合并高脂血症、高血糖、严重感染、肥胖等,从而导致血液流动减慢,易凝固形成血栓。

（2）老年患者体液量减少,渴觉中枢敏感性降低,往往自觉口渴时体内已有相当多的液体缺失。

（3）老年人年龄增长,血液处于高凝状态,内皮功能紊乱和血小板功能改变,临床上容易出现年龄相关性的下肢静脉变化,如静脉曲张等,增加了老年患者 VTE 的发生率。

426. 老年肾病综合征患者血栓栓塞如何预防?

（1）应采取低脂、低蛋白饮食,避免长期卧床,适当活动,控制体重。

（2）积极治疗原发病,尽快解除高凝状态。应用糖皮质激素治疗时充分权衡利弊,对于激素疗效不佳患者不宜盲目加大、延长激素使用,避免持续大剂量使用利尿药。

（3）对高血脂患者给予降脂药物。

（4）对于膜性肾病,尤其大量蛋白尿及血白蛋白持续 20 g/L 以下,且存在血栓风险(如曾有血栓事件、心力衰竭、卧床、使用大量利尿药、长期使用糖皮质激素等)的患者,建议预防性抗凝治疗。

427. 为什么老年人更容易发生 PTE?

年龄是 PTE 的独立危险因素。随着年龄增长,PTE 的发病率逐渐增高,据统计,40 岁以后每增加 10 岁,危险性增加近 2 倍,尤其是 60 岁以后,其发病率呈指数级直线上升。老年人自身存在的基础疾病较多,如高血压、高血脂及心律失常等疾病,会使血液处于高凝状态,从而使老年人 PTE 的发病率大大增加。

428. 老年 PE 的临床表现是什么?

老年 PE 的临床表现是多样的,对诊断的敏感性和特异性都不高。

（1）呼吸困难及气促是最常见的症状,尤以活动后明显。

（2）胸痛:包括胸膜炎性胸痛或心绞痛样疼痛。

（3）晕厥:可为 PTE 的唯一或首发症状。

（4）烦躁不安、惊恐甚至濒死感。

（5）咯血:常为小量咯血,大咯血少见。

(6)咳嗽。

(7)心悸。

429.老年人如何预防 PTE 的再发生？

(1)饮食调整:在饮食方面进行积极地调整,避免吃辛辣刺激和油腻的食物,戒烟禁酒。

(2)运动锻炼:不要保持固定的坐卧姿势过久,需要在自身条件适宜的情况下,进行运动锻炼,可以选择轻度的运动和有氧运动。

(3)穿 GCS:GCS 是属于机械预防的方法,可以在平时穿 GCS,也能够对于静脉栓塞进行预防,从而能够预防 PTE 疾病。

(4)增强服药的依从性,定时服用抗凝药物。

(5)定期到医院进行检查。

430.老年患者合并高血压为什么会更容易发生 DVT？

高血压本身就是一种心血管疾病,高血压的患者往往存在动脉粥样硬化,血小板和凝血因子的活性增高,导致抗凝物质减少,凝血发生障碍,从而增加了 DVT 的风险。血脂异常影响血管的生理功能,一方面破坏了血管内膜的完整性;另一方面三酰甘油在血液中的增多会导致血管壁上黏附物增多,导致管壁逐渐肥厚,管腔狭窄,弹性下降,增加血栓形成的风险,而静脉曲张会对血管壁造成破坏,也会导致 DVT 的形成。

431.老年患者合并糖尿病为什么会更容易发生 DVT？

在糖尿病患者中,持续的高血糖状态会导致血管内皮细胞和红细胞膜遭到破坏,血小板的黏附性增高,血浆中纤维蛋白的含量增加,明显破坏了人体的凝血-纤溶系统的平衡性,导致血液黏稠处于高凝状态,从而诱导 DVT 的发生。此外糖尿病患者术后切口恢复困难,导致下床活动时间延迟,活动量小,也会增加 DVT 的风险。

432.急性冠状动脉综合征患者血栓形成的诱因包括哪些？

(1)晨起时交感神经活动增加,机体应激反应性增强,心率、血压明显增高,冠状动脉张力也相应增高。

（2）在饱餐特别是进食大量脂肪后,血脂增高,血黏稠度增高。

（3）重体力活动、情绪过分激动、血压剧升或用力排便时,继发左心室负荷明显加重。

（4）休克、脱水、出血、外科手术或严重心律失常,导致心排血量骤降,冠状动脉灌注相应锐减。

433.脑卒中肢体偏瘫患者下肢静脉血栓的基本预防措施有哪些?

（1）卧床期间定时变换体位,抬高患肢高于心脏水平 20 ~ 30 cm,避免膝下垫枕使髋部过度屈曲,保持大便通畅,避免便秘引起腹压增高,影响下肢静脉回流。

（2）按摩患肢,从下向上,从小腿远端开始,协助患者做抬腿,膝、踝及足趾的伸屈活动。

（3）健康肢体做足踝关节、膝关节屈伸运动,避免患肢穿刺,选择静脉的小分支,针头宜细,力求一次成功,拔针后棉球按压时间不宜过长,避免在同一部位、同一静脉反复穿刺,尽量不在肢体偏瘫侧穿刺。

434.75 岁以上老年人预防血栓常用的口服药物是什么?

利伐沙班口服是预防老年人血栓栓塞性疾病的有效方法,10 mg/d 利伐沙班是预防血栓性疾病的安全有效剂量,治疗简便、依从性好、安全性高。

435.提高老年患者下肢静脉血栓服药的依从性有哪些?

老年人同时患有多种疾病,用药多且复杂;记忆力减退、视力差,容易忘记服药或未按规定量服用,服药依从性较低,不利于疾病的治疗。提高患者服药依从性的方法有:

（1）制作服药日志卡,教会患者在卡片上记录每日服药的时间与所服药量。

（2）药品标签应用大字标出,注明用法、用量等。

（3）对患者及护理者讲清如何正确用药。

436.心房颤动老年患者血栓栓塞流行病学特征是什么?

老年心房颤动患者血栓栓塞的发生率高于年轻患者。在 50 ~ 59 岁的患者中,心房颤动所致脑卒中的发生率为 1.5%/年,占脑卒中总数的 6.7%;而在 80~89 岁的患者中,心房颤动所致脑卒中的发生率则升高到 23.5%/年,约占脑卒中总数的 36.2%,男性患者栓塞发病率在各年龄段均高于女性。

437. 老年患者抗栓治疗应如何进行出血风险的预防和管理?

随年龄增加,抗栓治疗的出血风险逐步增加,死亡率升高。因此,应重视高龄患者出血的风险管理。

(1)老年人应当尽量避免延长三联抗栓治疗时间。

(2)接受手术的高龄患者应尽量避免联合应用抗血小板和抗凝治疗。如必须接受手术,应尽量推迟手术,直至抗栓治疗终止或可减量时,并于术前充分评估出血风险。

(3)推荐使用质子泵抑制剂作为预防消化道出血的药物。

(4)血压管理、增加出血风险药物的管理、应用华法林患者的监测以及酒精禁止或者限制摄入。

438. 老年人预防静脉血栓的健康宣教如何实施?

(1)保持病室安静、整洁、减少不良刺激,保持心情愉快,情绪稳定,避免精神紧张。

(2)生活起居规律,改变不良生活方式,坚持适当的体育锻炼和运动,注意劳逸结合,养成良好的排便习惯,保持大便通畅。指导家属协助患者进行瘫痪肢体的功能锻炼。

(3)合理饮食,宜进低盐、低脂、充足蛋白质和维生素的饮食,限制动物油脂的摄入,注意粗细搭配,荤素搭配,戒烟酒。

(4)按医嘱正确服药,积极治疗高血压、动脉硬化、糖尿病、高脂血症和肥胖症。服药期间注意有无肝肾功能的异常。

(5)急性期每日测量并记录患肢不同平面的周径,并与前日记录做比较。出现肢体麻木、无力、头晕、头痛、视力模糊、语言表达困难等症状时应引起重视,及时就医。

439. 肿瘤 VTE 的流行病学特点是什么？

恶性肿瘤是引发 VTE 最重要的危险因素，VTE 已经成为肿瘤患者的第二大死因。首次发生 VTE 的病例中 20%～30% 与肿瘤相关，其中接受化疗的患者约占 13%。肿瘤患者较非肿瘤患者 VTE 风险升高 4～7 倍，在不同类型肿瘤中发生率为 4%～20%，高发肿瘤为胰腺癌、肺癌、胃肠道肿瘤、卵巢癌，如果考虑无症状、尚未被发现的血栓形成，其发生率远高于此。对于那些初次诊断的活动期肿瘤患者，VTE 发生风险要高于其他时期。多数肿瘤患者在最初的 3 个月内发生 VTE 事件，6 个月时达到累计发生率的高峰。

440. 肿瘤患者发生 VTE 的类型包括哪些？

包括深静脉血栓形成（DVT）、肺血栓栓塞症（PE）、弥散性血管内凝血（DIC）和动脉血栓栓塞（AT），其中以 DVT 多见。

441. 肿瘤患者发生 VTE 的风险因素有哪些？

肿瘤细胞及产物与宿主相互作用促使机体处于高凝状态，手术、化疗、抗血管生成治疗、表皮生长因子受体酪氨酸激酶抑制剂治疗、激素治疗，以及肿瘤压迫血管、外周静脉置管、长期卧床等均是肿瘤患者发生 VTE 的风险因素。

442. 肿瘤患者发生 VTE 的时机是什么？

初次诊断的活动期肿瘤患者，VTE 发生风险要高于其他时期。住院接受化疗的恶性肿瘤患者是血栓发生的高危人群，确诊后 2 年内，尤其是前 3 个月内是血栓形成的高危时期，6 个月时达到累计发生率的高峰。

443. 肿瘤患者 VTE 的特点是什么？

往往是孤立的下肢 DVT，而其他原因所致的静脉血栓可以是游走性的，可累及浅静脉、深静脉，以及颈静脉、上腔静脉等部位。

444. 肿瘤患者 VTE 的预后如何？

肿瘤患者 VTE 的发生直接影响患者生活质量和长期预后。VTE 的发生导致肿瘤患者死亡和并发症的风险升高。有多中心回顾性研究提示，肿瘤合并 VTE 在 6 个月的死亡风险为 94%，而非肿瘤性疾病合并 VTE 在 6 个月的死亡风险是 29%，增加了约 3 倍，因此，重视肿瘤患者 VTE 的防治工作对于改善患者预后和保障医疗安全具有重大的意义。

445. 肿瘤患者 VTE 筛查一般流程中询问病史包括哪些？

根据 Khorana 量表，需要了解肿瘤类型、是否使用促红细胞生长因子治疗；如果根据 Caprini 模型进行风险评估，需收集病史相关信息较多，建议对照 Caprini 量表中所需明确问题采集。

446. 肿瘤患者 VTE 筛查一般流程中重点查体包括哪些？

身高和体重（用于计算 BMI）；双下肢是否存在不对称性肿胀、疼痛、沉重感、锁骨上区水肿；是否有不明原因的呼吸急促、胸痛、心动过速、情绪不安、晕厥；是否存在外周静脉置管、PICC 置管/输液港。

447. 肿瘤患者 VTE 筛查一般流程中辅助检查包括哪些？

基本的影像学检查包括双下肢静脉彩超，高度怀疑 PE 患者查肺动脉 CTA；基本实验室检查包括血常规（白细胞、血红蛋白、血小板计数）、凝血功能（PT、APTT）、D-二聚体、纤维蛋白降解产物（FDP）、血白蛋白、肝肾功能，建议检查抗心磷脂抗体、血清同型半胱氨酸、狼疮抗凝物。

448. 肿瘤患者 VTE 风险评估中 Caprini 风险评估量表的意义是什么？

Caprini 风险评估量表的建立目标人群是内科和外科住院患者，且更侧重外科患者。根据不同高危评分,手术患者 30 d 内 VTE 发生率分别为:0～1 分 0,2 分 0.70%,3～4 分 0.97%,5～6 分 1.33%,7～8 分 2.58%,9 分及以上 6.51%。

449. 肿瘤患者 VTE 风险评估中 Khorana 风险评估量表的意义是什么?

Khorana 风险评估量表是根据一项纳入约 2 700 例肿瘤患者的前瞻性观察性研究所建立的,在中位时间为 2.5 个月的时间内,低风险患者(0 分)的静脉血栓发生率为 0.3%,中度风险患者(1～2 分)的静脉血栓发生率为 2%,而高风险患者(≥3 分)的静脉血栓发生率为 6.7%。

450. 肿瘤患者 VTE 风险评估中同时评估 Caprini 和 Khorana 量表的意义是什么?

建议有条件的同时评估 Caprini 和 Khorana 量表风险等级,以风险高者为预防参考依据。对于评估结果,建议在床头悬挂危险红、黄、绿颜色标志牌,分别代表高、中、低/极低危险组(将低和极低风险组合并,增加实践的便捷性;若采用 Khorana 评分,可考虑将中危和高危组合并),有利于医护和患者对 VTE 积极干预措施。

451. 肿瘤患者 VTE 的预防措施包括哪些?

(1)基础预防策略:加强健康教育;足踝主/被动运动,被动挤压小腿肌群;注意尽早下床活动;避免脱水。

(2)机械预防。①基本原理:通过机械的方法增加静脉血流以及减少下肢静脉淤血。②主要方法:间歇充气加压泵、分级加压弹力袜、足底静脉泵。③预防效果:可部分减少 DVT 风险,无出血风险,疗效逊于抗凝治疗。间歇充气加压泵效果优于分级加压弹力袜,且皮肤并发症少。

452. 肿瘤患者 VTE 机械预防的适用条件是什么?

对于 VTE 风险低、存在活动性出血或有出血风险的患者可单独给予机械预防;对于 VTE 风险较高者可联合抗凝治疗。机械预防不应用于急性 DVT 患者或严重心房功能不全患者。此外,存在大血肿、血小板减少症时,应综合考虑风险和益处的因素。对下肢动脉供血不足者慎用分级加压弹力袜。

453. 外、内科住院肿瘤患者 VTE 预防的一般原则是什么?

没有出血或其他禁忌证的情况下,活动性恶性肿瘤伴急性内科疾病或行动不便的住院患者应进行药物预防,急性内科疾病包括充血性心力衰竭、急性呼吸衰竭、急性感染、急性风湿性疾病和炎性肠病;对于已发生 VTE 预防再发患者,起始药物可选 LMWH、UFH、磺达肝素或利伐沙班,如果持续活动性肿瘤患者(如患有转移性疾病或接受化疗的患者)可以使用 LMWH、直接口服抗凝药物或维生素 K 拮抗剂(VKAs)进行 >6 个月的抗凝治疗,长期抗凝药物优选 LMWH、利伐沙班。对于出血高风险者,尤其是胃肠道和泌尿生殖道恶性肿瘤患者,为减少出血风险,LMWH 优于利伐沙班。

454. 内科住院肿瘤患者 VTE 的预防措施有哪些?

(1)对所有诊断为活动性肿瘤(尤其是化疗期间)患者,可考虑预防性抗凝治疗。

(2)对中、高危(Khorana 评分 ≥2)患者,建议贯穿住院期间抗凝治疗 ± 机械预防,评分越高,治疗强度越强。

(3)骨髓瘤患者:对于接受具有高度血栓形成性的抗血管生成治疗者,即接受沙利度胺/来那度胺和高剂量地塞米松或阿霉素或多个药物联合化疗的多发性骨髓瘤患者,或伴有 2 个或以上独立的或骨髓瘤风险因素的骨髓瘤患者,推荐的预防性治疗是预防性使用低分子量肝素或华法林(调整至 INR 2～3)。对于伴有 1 个或以下独立的或骨髓瘤风险因素的骨髓瘤患者,可使用阿司匹林 75～150 mg,1 次/d。

455. 外科住院肿瘤患者 VTE 的预防措施有哪些?

(1)VTE 风险为中度(Caprini 评分 3～4 分),建议应用药物预防或机械预防。

(2)VTE 风险为高度(Caprini 评分 ≥5 分),推荐应用药物预防或药物预防联合机械预防。

(3)具有 VTE 风险,但同时存在较高出血风险或抗凝禁忌,推荐应用机械预防。

（4）出血可能会导致严重后果的外科手术（如颅脑、脊柱手术等），建议应用机械预防。

（5）在没有高出血风险或其他禁忌证的情况下，所有接受重大外科手术的围手术期恶性肿瘤患者，建议接受普通肝素或低分子量肝素进行血栓预防。

（6）外科手术患者，不建议应用下腔静脉滤器作为 VTE 的一级预防。

456. 预防肿瘤患者发生 VTE 的时间为多久？

对于 Caprini 评分≥5 分，可考虑预防 7 ~ 10 d；对于 Caprini 评分>8 分，可考虑预防 4 周；接受重大外科手术的围手术期恶性肿瘤患者建议接受普通肝素或低分子量肝素进行血栓预防，一般预防 7 ~ 10 d，伴行动不便、肥胖、VTE 病史或其他危险因素（包括行消化道恶性肿瘤手术、静脉血栓栓塞病史、麻醉时间>2 h、卧床休息>4 d、晚期疾病和年龄>60 岁）的患者，使用 LMWH 预防 4 周。预防时间还需动态评估，根据危险评分的变化，结合临床经验实施。

457. 门诊肿瘤患者预防 VTE 的药物有哪些？

门诊经过 Khorana 评估为中、高危风险（评分≥2）肿瘤患者，可以考虑使用利伐沙班或低分子肝素进行血栓预防。

458. 肿瘤患者血液呈高凝状态的原因是什么？

（1）患者体内肿瘤细胞与巨噬细胞相互作用，可以促使血小板、ⅩⅡ因子及 X 因子激活，从而启动凝血机制反应，导致高凝状态。

（2）患者化疗期间，使用具有细胞毒性药物，可直接影响凝血因子水平。

459. 肿瘤患者血管壁损伤的原因是什么？

（1）肿瘤细胞可刺激单核细胞或巨噬细胞释放肿瘤坏死因子及白细胞介素 1 等细胞因子，这些细胞因子可使内皮细胞坏死及脱落，损伤局部血管。

（2）化疗药物也可直接损伤血管内皮。

（3）深静脉置管时可造成血管内皮机械性损伤，从而引起血液中纤维蛋白和血小板逐渐沉积在导管表面。

↘460.肿瘤患者血流缓慢的原因是什么?

(1)肿瘤占位压迫静脉血管的近心端。

(2)化疗引起恶心、呕吐、食欲缺乏、疲乏无力等表现,可能带来患者体液摄入不足或丢失过多,导致体液量过少。

(3)患者自主活动减少,卧床时间增加。

(4)深静脉置管后置管侧肢体自主活动受限制。

↘461.肿瘤患者发生 DVT 主要临床表现是什么?

单侧肢体肿胀,单侧肢体疼痛、沉重感,原因不明的持续小腿抽筋,面部、颈部、锁骨上区肿胀,导管功能障碍(放置导管者),胸部 X 射线片发现无症状患者。

↘462.肿瘤患者发生 DVT 的诊断方法是什么?

对于超声检查结果阴性或不确定,并且临床上持续高度怀疑 DVT,采取其他成像方法,按优先顺序排列:增强 CT、磁共振成像、静脉造影。

↘463.肿瘤患者发生 VTE 时如何抗凝?

可选择的药物包括非口服抗凝剂(UFH,LMWH 或磺达肝素)、口服 Xa 因子抑制剂(如利伐沙班)、维生素 K 拮抗剂(华法林)。肿瘤 DVT 患者应接受 3~6 个月或根据病情给予 6 个月以上的抗凝治疗,而合并 PE 的患者应接受 6~12 个月或根据病情给予 12 个月以上的治疗。对于患有活动性肿瘤或持续危险因素的患者,应考虑无限期抗凝。

↘464.肿瘤患者 VTE 抗凝治疗的绝对禁忌证和相对禁忌证是什么?

(1)绝对禁忌证

1)近期中枢神经系统出血、颅内或脊髓高危出血病灶。

2)活动性出血(大出血):24 h 内输血超过 2 U。

(2)相对禁忌证

1)慢性、有临床意义的可测量出血>48 h。

2）血小板减少症（血小板<50×10^9/L）。

3）血小板严重功能障碍（尿毒症、用药、再生障碍性贫血）。

4）近期进行出血风险很高的大型手术。

5）凝血障碍基础疾病。

6）凝血因子异常（如Ⅷ因子缺乏症、严重肝病）。

7）凝血酶原时间或活化部分凝血活酶时间升高（狼疮抑制剂除外）。

8）脊椎麻醉（俗称腰麻）或腰椎穿刺。

9）高危跌倒（头部创伤）。

465. 出血风险较高的肿瘤患者抗凝治疗原则是什么？

出血风险较高的肿瘤患者人群包括：原发灶完整的胃肠道癌；泌尿生殖道、膀胱和肾盂及输尿管高出血风险肿瘤；活动性胃肠道黏膜异常（如十二指肠溃疡、胃炎、食管炎或结肠炎）患者。对于出血风险较高的肿瘤患者，抗凝推荐使用 LMWH，特定的口服 Xa 因子抑制剂（如利伐沙班等）是可替换方案，但需警惕其增加出血事件发生的可能性。

466. 肿瘤患者 VTE 抗凝治疗中利伐沙班的用法是什么？

口服 Xa 因子抑制剂利伐沙班具有治疗窗宽、无须常规进行凝血功能监测的优势，是抗凝治疗的首选单药治疗方案之一，从急性期即可开始使用，这一推荐也出现在美国国立综合癌症网络（NCCN）、美国临床肿瘤学会（ASCO）和国际血栓与止血学会（ISTH）相关指南中。利伐沙班的治疗推荐剂量是前 3 周15 mg，2 次/d，之后维持治疗及降低 DVT 和 PE 复发风险的剂量是 20 mg，1 次/d。

467. 肿瘤患者 VTE 抗凝治疗中华法林的用法是什么？

华法林可用于患有 VTE 的肿瘤患者的长期抗凝治疗，在使用时应该有至少 5 d 的非口服抗凝剂过渡期，在此期间非口服抗凝剂与华法林重叠使用，直至患者 INR（国际标准比值）达到 2～3。为确保华法林使用的疗效和安全性，必须定期监测 INR。

468. 肿瘤患者发生 PE 的临床表现是什么?

不明原因的呼吸急促、血氧饱和度下降、胸痛、心动过速、情绪不安、晕厥;血流动力学障碍的表现:出现低血压或休克的临床情况,即体循环动脉收缩压<90 mmHg,或较基础值下降幅度≥40 mmHg,持续 15 min 以上。

469. 肿瘤患者发生急性 VTE 时是否需要溶栓?

肿瘤患者发生 VTE,治疗往往较困难。一般不主张溶栓,因为有促进肿瘤转移的潜在可能。抗凝治疗的出血并发症高于非肿瘤患者,而且 VTE 复发也较高。肿瘤患者推荐采用 LMWH 抗凝治疗。

470. 肿瘤患者发生急性 VTE 时是否需要安置下腔静脉滤器?

肿瘤患者发生 VTE 后安置下腔静脉滤器虽可降低近期 PE 的危险性,但 VTE 远期复发的危险仍会增加。因此,肿瘤患者发生急性 DVT 时一般不主张安置下腔静脉滤器。

471. 什么是肝素诱导的血小板减少症?

肝素诱导的血小板减少症(heparin-induced thrombocytopenia,HIT)是一种抗体介导的药物不良反应,可引起严重的血栓栓塞并发症,包括肺血栓栓塞,肢体缺血、坏死,甚至截肢。

472. 肝素诱导的 HIT 诊断方法是什么?

主要依据使用肝素后血小板减少判断,但因为并发血栓栓塞不常见,故不易诊断,可参考肝素诱导的血小板减少症验前概率评分(4Ts)和相关实验室检查综合判断。根据 4Ts 评分为 HIT 中度/高度风险的患者怀疑诊断为 HIT。可考虑通过酶联免疫吸附剂测定(ELISA)对选定患者进行 HIT 抗体检测。

473. HIT 防治建议有哪些?

(1)血小板监测:①检测基线血小板数值,然后至少在接受 UFH 或 LMWH

抗凝治疗后 14 d 内每 2~3 d 进行 1 次血小板监测,之后每 2 周进行 1 次血小板监测,或者在临床实践中更频繁地进行血小板监测。②对于接受肝素的治疗,HIT 的风险>1.0% 的患者,建议在第 4~14 天内(或直至停用肝素),至少每隔 2~3 d 进行血小板计数监测。③对于接受肝素的治疗,HIT 的风险<1.0% 的患者,不建议进行血小板计数监测。

(2)考虑诊断为 HIT 者:建议立即停用基于肝素的产品,并使用替代抗凝剂(通常为直接凝血酶抑制剂)。

(3)高度可疑或确认的 HIT 者:不推荐应用维生素 K 拮抗剂治疗,除非血小板计数恢复正常(通常至少达 $100×10^9/L$)。

(4)对于确认的 HIT 者:推荐应用维生素 K 拮抗(VKA),VKA 初始剂量应小(华法林最大剂量 5 mg,苯丙香豆素最大剂量 6 mg);推荐应用比伐卢定或者阿加曲班,优于其他非肝素抗凝剂。

(5)肝素诱导性血小板减少症伴血栓形成:①肾功能正常的患者,建议应用阿加曲班或重组水蛭素优于其他非肝素抗凝剂。②肾功能不全的患者,建议应用阿加曲班优于其他非肝素抗凝剂。

(6)血小板输注:对于出现 HIT 和严重的血小板减少症的患者,建议只有在出血或者面临高出血风险的有创伤性治疗时输注血小板。

474. 什么是肺肿瘤血栓性微血管病?

肺肿瘤血栓性微血管病(PTTM)是由于肿瘤肺转移而引起的一种少见但致命的并发症,以肺小动脉内非闭塞性微小肿瘤栓子、弥漫性血栓性微血管栓塞、肺小血管内膜纤维细胞增生、管腔狭窄及肺血管结构重塑为主要病理特征。

475. PTTM 的临床表现是什么?

患者多表现为进行性加重的呼吸困难、干咳、低氧血症及肺动脉高压。

476. PTTM 的发生机制是什么?

肺小动脉内非闭塞性微小肿瘤栓子是 PTTM 的典型病理特征,可导致血管内皮损伤、凝血系统激活、弥漫性血栓性微血管栓塞,进而造成红细胞破坏、血小板减少及肺小血管内膜纤维细胞增生、管腔狭窄、肺血管结构重塑,最终引发肺动脉高压。

477. 血栓栓塞发生于微血管时,患者的临床表现有哪些?

非特异性的微循环症状,如头晕、头痛、乏力、红斑性肢痛病、视力异常、肢体感觉异常和短暂性脑缺血发作等。

478. 血细胞数量和质量对血栓形成的影响有哪些?

红细胞增多一方面可使血细胞比容(HCT)和血液黏滞性增加,另一方面可将白细胞及血小板推向边缘池,增加其与血管壁的接触机会。白细胞增多及异常激活可促进细胞因子及凝血物质释放,还可通过与血小板聚集增加促进血小板的激活,导致血液呈高凝状态。

479. 肿瘤患者术后 VTE 形成的危险因素有哪些?

(1)高龄患者合并其他高危因素疾病。

(2)多有吸烟、饮酒嗜好。

(3)手术时间长,术后活动受限,导致围手术期血流缓慢。

(4)术后鼻饲进食,引流量及气管切开液体蒸发量多,入量不足。

(5)气管切开术后,患者的呼吸模式发生改变,胸腔负压较前降低,导致静脉血液的回流速度变得缓慢。

(6)术前行中心静脉插管可以促使高凝状态的患者形成 VTE,严重的形成 PE。

第十章
手术室 VTE

↘480. 手术室 VTE 的流行病学特点是什么?

VTE 是导致医院内患者非预期死亡的重要原因。国外研究显示,住院患者若未采取有效的 VTE 预防措施,则其发生率占住院患者的 10% ~ 40%,在大型骨科手术中,这一比例可高达40% ~ 60%。在我国,未接受围手术期 VTE 预防的胸外科手术患者中,术后 VTE 的发生率为 11.5%。

↘481. 手术室 VTE 相关危险因素有哪些?

手术时间、手术方式、手术类型、手术体位、麻醉因素、术中低体温、术中止血带、气腹压力、骨水泥、出血量、血制品输注。

↘482. 术中 VTE 形成的原因是什么?

静脉内皮损伤、血流瘀滞以及血液高凝状态是导致 VTE 发生的因素。手术患者除自身因素外,麻醉、手术创伤、术中血流动力学改变及特殊手术体位导致的长时间制动等因素均可增加 VTE 的发生风险。

↘483. 哪类手术 VTE 发生较高?

骨科、减重、恶性肿瘤切除、移植、严重创伤、神经外科手术、盆腔类手术及各种危急重症等类别的手术,VTE 发生风险较高。

↘484. 哪种手术体位发生 VTE 的风险更高?

术中采用截石位患者的下肢静脉血流改变高于其他体位,VTE 风险更高。

485. 手术时间与 VTE 的关系是什么?

手术时间>60 min 会增加患者 VTE 发生风险,手术时间越长,发生 VTE 的风险越大。手术时间每增加 30 min 或 60 min,患者的 VTE 风险会增加 1.6 倍或 2.8 倍。

486. 麻醉因素与术后 VTE 的关系是什么?

麻醉时间与术后 VTE 之间存在显著相关性,麻醉时间>3.5 h,术后 VTE 风险则显著增加,全身麻醉的 VTE 发生风险较椎管内或硬膜外麻醉更高。

487. 术中止血带与 VTE 的关系什么?

术中使用止血带会造成静脉壁受压损伤和血流动力学改变,其次释放止血带后的缺血再灌注损伤会加剧血管内皮细胞损伤,导致促凝和抗凝系统失衡;术中止血带的使用不当,如长时间的充气膨胀,可增加 VTE 的发生风险。

488. 术中低体温与 VTE 的相关性是什么?

低体温极易引起血管壁通透性增强,导致血液黏稠度增加,血流速度减慢。术中低体温已被证实可造成凝血功能障碍。

489. 什么是气腹压力?

气腹压力是指腹膜腔内在的压力。正常情况下人的腹部压力指数是 0~7 mmHg。

490. 气腹压力与 VTE 的关系是什么?

腹内压力加剧二氧化碳吸收,可增加血液黏度,且腹压升高会造成心排出量减少,全身血流淤滞;当腹内压超过下肢静脉血压时,充气压力越高,下腔静脉的阻力越大,进而使下肢易形成静脉血栓。

491. 术中出血量与 VTE 的关系是什么?

术中失血量≥400 mL 是 VTE 发生的独立危险因素,大量出血所引起的低血压及外周血管收缩造成的血流缓慢是导致 VTE 发生的潜在原因。

492. 骨水泥与手术室 VTE 的关系是什么?

骨水泥是骨科大手术 VTE 发生的危险因素之一,但不会直接引起 VTE 发病率的增高。

493. 输注血制品与 VTE 的关系是什么?

输血的促炎和免疫调节机制可促进血液高凝状态,输注红细胞多于 4 个单位会增加 VTE 的发生率。

494. 手术室 VTE 风险评估工具有哪些?

临床常用评估方法:美国胸科医师学会非骨科的外科患者 VTE 预防临床实践指南第 9 版推荐外科患者术中使用 Caprini 和 Rogers 评分,以评估手术患者的 VTE 风险。

495. 手术室 VTE 风险评估内容及方法有哪些?

Caprini 评分:Caprini 风险评估模型涉及的危险因素包括 44 项,各条目分值为 1、2、3、5 分,各项得分相加后根据总分分为低风险(0 ~ 1 分)、中风险(2 分)、高风险(3 ~ 4 分)和极高风险(≥5 分)。

Roger 评分:Rogers 风险评估模型是针对普通外科和血管外科手术患者研制的 VTE 风险评估工具,包括患者因素、实验室检查值、手术特点 3 个方面的危险因素,依据所有风险因素得分相加的总分划分为高风险(>7 分)、中度风险(7 ~ 10 分)、低风险(<7 分)人群。但该模型的使用不够简便易行,且缺少充分验证其有效性及适用性的临床研究,在外科患者 VTE 风险评估中具有一定局限性。

496. 预防成人术中 VTE 发生的术前评估内容有哪些?

(1)患者相关因素,包括吸烟、肥胖、高龄、静脉曲张、既往肿瘤、有血栓家族史、脑卒中、瘫痪、多发性创伤、合并高血压的患者、合并高血脂的患者、合并长期卧床的患者等。

(2)术前明确患者为发生 VTE 的高危人群,观察有无血栓风险先兆,如下肢的感觉、皮肤温度、肿胀、下肢动脉搏动情况等。

(3)手术相关因素,包括手术类型、手术时间、手术体位、麻醉方式等。

(4)术后相关因素,包括卧床时间、术后活动等。

(5)手术环境与患者心理。

497. 手术期间 VTE 的预防措施有哪些?

(1)基础预防:保护静脉血管、避免血液浓缩、合理安置手术体位、正确使用约束带、正确使用止血带、控制气腹压力、预防低体温、尽量缩短手术/麻醉时间、观察病情和双下肢情况、完善护理记录、早期活动、设备配置。

(2)机械预防:适合大部分手术患者的常规血栓预防;机械预防应在麻醉开始前应用,直至术后患者可以正常活动。

(3)药物预防:药物预防措施术中环节应用较少,建议手术室常规准备鱼精蛋白,以便对抗普通肝素的抗凝效应。

498. 手术室 VTE 预防护理策略是什么?

(1)术前准备

1)多学科团队为患者制订个体化 VTE 的预防方案并有效实施。

2)术前应完成手术患者评估,以确定 VTE 风险因素。

3)加强手术团队沟通与合作,明确手术时间,准确进行术前交接。

4)术前应向患者或家属进行宣教,提供 VTE 有关预防措施的说明。

(2)术中预防

1)手术室护士应结合多学科团队制订的 VTE 预防方案,与手术医师、麻醉医师共同执行预防措施。

2)手术室护士应在手术开台前,遵医嘱应用安全有效的方式,实施机械预防。

（3）术后交接

手术室护士应在患者转运期间做好体温保护和伤口疼痛护理,与病房护士准确交接患者术中新增的 VTE 风险因素,协助病房护士完成患者术后 VTE 风险评估,尽早落实术后个体化 VTE 预防措施。

499. 什么是肢体闭塞压力?

肢体闭塞压力是指在特定的时间肢体的特定部位使用特定的止血带,通过气囊阻断动脉血流入肢体末端的最小压力值。

500. 术中预防 VTE 的护理措施有哪些?

（1）手术操作尽量轻柔、精细,避免静脉内膜损伤。

（2）选择静脉穿刺时避免下肢,选择上肢血管,选择经验丰富的护士,提高一针穿刺成功的概率;避免长时间使用止血带结扎穿刺肢体,不在同一位置穿刺。

（3）保证手术室的温度适宜,常规使用保温毯对患者进行保温,注重下肢肢体体温保护。

（4）保证有效循环血量,进行血气分析。血红蛋白不足时及时输血。

（5）术中根据手术需要合理摆放体位,骨科手术规范使用止血带。

（6）术后鼓励患者提早下床活动,手术中或术后的患者进行下肢按摩。

501. 术中机械预防的适应证有哪些?

术中机械预防的适应证:适合大部分手术患者的常规血栓预防;机械预防应在麻醉开始前应用,直至术后患者可以正常活动;对于血栓风险较高的患者和手术,全身麻醉或椎管内麻醉时建议采用 IPC/VFPs;建议行腰椎融合术及其他高血栓形成风险手术的患者,术中使用 IPC 每次 40 min,使用共 2 次,适宜的使用时长更有助于加速下肢静脉血液回流,且不会增加术中出血量。

502. 术中机械预防的禁忌证有哪些?

术中机械预防的禁忌证:①严重下肢动脉缺血性疾病（如下肢坏疽等）。②严重周围神经病变或其他感觉障碍。③充血性心力衰竭、肺水肿、下肢严重水肿。④下肢局部情况异常者(如皮炎、坏疽、近期接受植皮手术等)。⑤下肢血栓性静脉炎、新发的 DVT。⑥下肢存在大的开放或引流伤口。⑦腿部严重畸形。⑧对装置/器械材质过敏。

503. 术中如何使用药物预防 VTE?

药物预防措施术中环节应用较少,建议手术室常规准备鱼精蛋白,以便对抗普通肝素的抗凝效应。

504. 成人术中 VTE 的治疗措施有哪些?

(1)间歇性充气压力泵和药物预防相结合预防静脉血栓栓塞,进行机械预防与药物预防联合时静脉血栓栓塞症发生率降低。

(2)患者无法进行常规、药物、机械预防的,使用神经肌肉电刺激预防静脉血栓。

(3)手术患者进行风险评估后,皮下普通肝素用于静脉血栓症的初始治疗,或者使用低分子量肝素进行预防,术中进行药物预防如通过使用药物抗凝,保持血液通畅,防止血液凝固,是成人术中静脉血栓栓塞症的主要预防措施。

(4)患者发生静脉血栓栓塞症,使用维生素 K 拮抗剂治疗静脉血栓栓塞症的作用时间、治疗时持续时间非常重要,主要并发症是出血。

(5)遵医嘱正确使用梯度弹力袜与间歇性充气压力泵,静脉血栓栓塞症的机械预防应在整个围手术期,选择分级加压弹力袜或者间歇充气压力泵预防。

(6)恶性肿瘤手术围手术期患者使用原始抗凝剂低分子量肝素是首选的抗凝药物,新型(或非维生素 K 拮抗剂)口服抗凝药已经广泛用于骨科围手术期、恶性肿瘤围手术期静脉血栓栓塞症预防与治疗,与原始药物相比可以提高患者依从性。

505. 手术室 VTE 的外科介入治疗有哪些?

(1)患者发生静脉血栓:可以使用低分子量肝素进行溶栓,必要时血管外科进行介入治疗,确保患者安全。

(2)患者发生急性肺栓塞:应立即实施堵塞,根据临床流行病学特点,行抗凝疗法及诊治,通过下腔静脉滤器置入术实现全身溶栓。

506. 术中如何预防低体温？

术中应全程定时测量并记录患者体温,维持环境温度≥23 ℃,根据手术情况应用充气式加温仪、液体加温器、加温气腹管等加温设备避免患者体温过低。建议术中采用36.5 ℃的下肢保温措施,可降低 VTE 的发生率。

507. 如何控制术中气腹压力？

建议在进行腹腔镜手术时应缓慢建立气腹,避免因腹部压力骤然增加导致下肢血流缓慢。成人气腹压力应控制在 12 mmHg 以下较为安全。建议根据手术情况随时调整气腹压力,维持最佳气腹状态,以减少静脉血流淤滞。过高的气腹压力会引起下肢静脉压力增高,加重下肢血流淤滞,增加形成血栓的风险。

508. 术中如何正确使用止血带？

止血带因阻断血液回流会增加血栓形成的风险,压力过高可能影响凝血及血管内皮,引起血栓发生,而栓子的发生与止血带充气的时长之间存在重要的相关性,术中使用止血带时应严格控制止血带的压力及作用时间。一般成人压力基于收缩压设定,推荐上肢充气压力为收缩压＋50 mmHg(1 mmHg＝0.133 kPa),下肢充气压力为收缩压＋100 mmHg。压力基于肢体闭塞压力(limb occlusion pressure,LOP)设定,推荐当 LOP≤130 mmHg 时,止血带充气压力为 LOP＋40 mmHg;当 130 mmHg＜LOP＜190 mmHg 时,充气压力为 LOP＋60 mmHg;当 LOP≥190 mmHg 时,充气压力为 LOP＋80 mmHg。建议止血带上肢使用时长为 60 min,下肢使用时长为 90 min,上下肢再次使用止血带中间间隔时长为 15 min,且尽可能缩短止血带的使用时间。手术允许条件下,建议使用宽幅止血带。

509. 手术室 VTE 健康教育的内容有哪些？

(1)医务人员:应制作健康宣传手册、宣传单,制定预防静脉血栓栓塞症体系,教育计划全面,定期更新需要的证据。

(2)手术患者:医护人员对手术患者及家属进行静脉血栓栓塞症相关知识宣教,了解疾病的定义、发生发展、预防处理策略,让患者参与其中,积极管理。

（3）加强术前访视：告知患者手术的体位、手术类型、术前准备、血栓发生风险、基础预防与物理预防的方法等。

510. 手术室 VTE 如何进行质量与管理？

（1）医护人员做好定期的培训与相关考核，学习与掌握静脉血栓的概念及疾病发展、做好疾病的识别、预防静脉血栓栓塞症发生的方法。

（2）做好预防静脉血栓栓塞症的护理评估、诊断、计划、实施、评价并给予记录。

（3）预防成人术中静脉血栓栓塞症的流程与制度应与外科医师、麻醉医师多学科共同进行制定，定期审查、修订，应在临床实践中实施。

511. 手术室 VTE 预防的培训与考核有哪些？

（1）培训对象：VTE 培训应面对所有在手术室工作的医护人员，包括麻醉医生、手术室护士、实习学生、进修医护人员等，开展各层级 VTE 预防的培训工作。

（2）培训内容：培训内容主要围绕 VTE 相关基础知识、VTE 预防策略、机械预防设备的使用、预防措施的观察与评估、紧急处置原则等开展。

（3）培训频次：①每年定期进行全员培训，制度更新后及时培训并进行考核。②对于相对固定的医护技人员，每年培训不少于 2 次；对于新入职的医护技人员，岗前培训内容中应包含 VTE 相关知识与技能，考核合格后方可上岗。

（4）培训及考核形式：可采用面授、视频、实地操作、现场演示等形式开展培训。定期组织 VTE 培训相关考核，考核形式可通过线上答题和晨会提问、现场考核等形式检验培训效果。

第十一章
输液导管因素 VTE

512.《输液导管相关静脉血栓形成防治中国专家共识》(以下简称《共识》)形成的背景是什么?

近年来,随着各类输液导管在临床中的应用日益普遍,输液导管相关静脉血栓形成发病率明显增高,其是 VTE 的一种特殊类型,在病因上与置入的导管密切相关,而在处理上又须考虑导管临床使用的特殊性。对其认识及处理不当,会增加医务人员、患者及其家属的心理负担,导致过度诊断和过度治疗,也在一定程度上阻碍了导管的合理使用。在此背景下,国际血管联盟中国分会和中国老年医学学会周围血管疾病管理分会共同制定的专家共识,可为临床工作者提供具有操作性的建议。

513.《共识》中在预防方面,对人员培训的要求有哪些?

规范的置管操作、规范使用和维护导管以及专业的护理团队是降低包括血栓在内的导管相关并发症的重要先决条件。开展静脉输液治疗相关培训,并对护士的静脉输液治疗理论知识和技术能力进行评价与认证,同时应组建专业的静脉通路管理(或静脉治疗或输液)团队。

514. 常见的输液导管有哪些?

输液导管包括中心静脉通路装置(CVAD)和外周静脉通路装置(PVC)。CVAD 是指导管末端位于腔静脉(上腔静脉和下腔静脉)的输液装置,包括中心静脉导管(CVC)、经外周置入中心静脉导管(PICC)和输液港(PORT)。PVC 包括长度 8 ~ 10 cm 的长外周导管(或称"迷你中线导管")、长度 20 ~ 30 cm 的中等长度导管和导管长度<6 cm 的外周静脉短导管。

515. 输液导管相关静脉血栓形成的特点是什么？

输液导管相关静脉血栓形成(catheter.related thrombosis,CRT)发病率明显增高,其是 VTE 的一种特殊类型,在病因上与置入的导管密切相关,而在处理上又须考虑导管的临床使用而存在特殊之处。

516. 如何正确认识 CRT？

CRT 是机体对置入血管内异物(导管)的一种反应,临床上通过某种措施使血栓完全不发生,既不现实也无必要。应在充分认识导管相关血栓基础上,采取理性、客观的预防方式。

517. CRT 的主要分类有哪些？

(1)DVT。
(2)血栓性浅静脉炎。
(3)无症状血栓。
(4)血栓性导管失功。

518. CRT 的危险因素有哪些？

CRT 的发生往往是多个危险因素的叠加,常见危险因素如下。
(1)有 DVT 病史或家族史。
(2)存在导致高凝状态的慢性疾病。
(3)VTE 高危风险手术患者和复合创伤患者。
(4)已知存在凝血异常基因。
(5)怀孕或者口服避孕药者。
(6)有多次置入 CVAD 史。
(7)有困难或损伤性置入史。
(8)同时存在其他血管内置入装置(如起搏器)。
(9)已发生其他导管相关并发症等。

519. 导管及穿刺部位的选择对 CRT 的影响是什么?

（1）尽量选择使用导管前端带有瓣膜的单腔导管,能有效防止血液反流造成的血管堵塞甚至发生导管血栓现象;在选择置管位置时应尽可能避免容易导致感染的部位,如股静脉、颈内静脉等。

（2）尽量使用上肢贵要静脉,使用赛丁格技术,提高穿刺成功率,降低患者痛苦及并发症发生率。这是因为皮肤的防御能力会由于导管穿刺形成创伤而降低,一次性穿刺成功可以降低导管相关感染(CLABSI)及 CRT 的发生率。

520. 临床操作中引起 CRT 的原因是什么?

（1）导管管径越接近置管血管管径,越严重增加血栓形成风险。

（2）导管的材质也是影响因素之一。一方面因材质引起的吸附反应,另一方面相对质地较硬的材料会加重对置管静脉的机械刺激,引起内膜损伤。目前,随着导管材质的改进,主流材料聚氨酯和硅胶相关风险已明显降低。

（3）置管时反复穿刺、推送导管会加重内膜损伤,增加血栓发生风险。不恰当地选择置管血管、导管规格也是重要的因素。

（4）部分药物如化疗中的抗血管生成类制剂、促红细胞生成素等有促进血栓发生的风险。

（5）不规范的冲、封管操作会增加血栓性导管失功的风险。

521. 药物及输液速度对 CRT 的影响是什么?

药物导致的血管内膜损伤是血栓形成不可忽略的因素,当输注速度相对所在血管较快时,会产生压力,阻碍原血管内正常血液回流,导致导管开口远端静脉血液淤滞,增加血栓发生风险。

522. 导管尖端位置对 CRT 的影响是什么?

当导管尖端位置越接近右心房时,其所在血管血流量越大,从而快速稀释药物,降低药物对内膜的损伤;同时,也使经导管输入的药物液体量与原血流量比值更低,对局部血流动力学影响更小。因此,中心静脉导管尖端位于右心房与上腔静脉交界区血栓风险更低;而在同等情况下,导管尖端位于锁骨下静脉比贵要静脉近心端血栓风险更低。

523. 为降低 CRT 的发生,对血管通路和置管血管的要求有哪些?

(1)血管通路选择:在满足治疗需求前提下,应选择外径最小、管腔数量最少、创伤最小的输液装置。

(2)置管血管选择:在置管环节使用超声引导,除避免反复穿刺提高成功率外,可对血管管径进行评估。评估应在自然状态下进行,根据拟置管血管条件选择合适的导管,建议导管外径与置管静脉内径比值≤0.45。

524. 导管相关血流感染与 CRT 的关系是什么?

两者有复杂的关系,它们可能同时发生,也可以互为因果。导管相关血流感染可能启动 CRT 机制,而已形成的血栓或纤维蛋白鞘又为微生物提供了良好的平台和庇护所。因此对 CRT 的患者,若有症状提示,应注意排除有无导管相关血流感染。

525. CRT 需要预防性使用抗凝药物吗?

指南均不推荐以单纯预防 CRT 为目的预防性使用抗凝药物或溶栓药物。但 CRT 作为 DVT 的一种,其预防不应与患者整体 VTE 预防割裂,尤其下肢 DVT 可能比 CRT 产生更大危害。因此,对于血栓形成高危患者,仍有必要针对 VTE 风险采取相应预防措施。

526. CRT 的诊断方法有哪些?

(1)彩色多普勒超声检查:临床怀疑发生 CRT 时,首选多普勒超声检查,其可提示 CRT 的位置和范围,并根据回声强弱推测血栓新鲜程度。

(2)数字减影血管造影(DSA):DSA 作为实时动态检查手段,在发现导管夹闭综合征等病因方面有特殊作用,也可以诊断导管尖端血栓、纤维蛋白鞘。但 DSA 为有创检查,且有造影剂肾损害风险,不推荐作为常规检查方法。

(3)CT 和 MRI 检查:CT 或 MRI 可以明确诊断腔静脉、髂总静脉、锁骨下静脉、无名静脉血栓形成,同时可发现并存的血管外压迫因素。

527. CRT 的分级如何?

将置管静脉血栓栓塞程度分为 5 级,等级越高,表示静脉血栓栓塞程度越严重。

(1) Ⅰ级:置管静脉腔内可见小团块低回声和(或)导管外壁小丘形团块回声,以孤立型为主,静脉血流通畅,血管横断面狭窄 1%~30%。

(2) Ⅱ级:静脉腔内或导管周围可见血栓形成,可有单处或多处,静脉血流较通畅,血管横断面狭窄 31%~50%。

(3) Ⅲ级:静脉腔内及导管周围多处血栓形成,以融合型为主,静脉血流基本通畅,血管横断面狭窄 51%~70%。

(4) Ⅳ级:静脉腔内可见大片状以融合为主的血栓,大面积管腔被充填,仅见部分血流信号,血管横断面狭窄 71%~99%。

(5) Ⅴ级:静脉闭塞,血管腔内充满血栓,无血流信号通过。

528. CRT 的并发症有哪些?

分为局部并发症和全身并发症,前者主要是静脉炎,后者主要是血栓继发的栓塞事件,包括肺栓塞和反常栓塞。

529. 什么是反常栓塞?

反常栓塞是指静脉系统或右心房的血栓通过心脏内的异常交通从右心系统进入左心系统,引起缺血性脑梗死和(或)心、肾以及外周动脉系统的栓塞。反常栓塞发生的前提是患者存在心脏右向左分流的异常解剖通道,并且有持续性(如肺动脉高压)或短暂性(如做 Valsalva 动作)的右心内压升高。

530. 发生 CRT 是否需要拔管?

现有指南均不推荐常规拔除导管。如果患者治疗仍然需要该导管通路,可在抗凝治疗下继续保留并正常用于临床治疗。即便在恶性肿瘤患者中,这种处理措施同样有良好的预后。

531. 直接口服抗凝药在 CRT 中的应用如何?

直接口服抗凝药对 CRT 有良好的治疗效果,有较低的出血风险和极高的导管保留率。对血栓性浅静脉炎,应用利伐沙班(10 mg,1 次/d,持续 4~5 d)可以预防后续 VTE 事件。

532. CRT 合并抗凝禁忌证时的拔管时机是什么?

(1)当合并抗凝禁忌证或在规范抗凝治疗下症状仍持续进展,则需要考虑拔管。

(2)但在临床实际中是否拔管,还需要评估治疗对导管的依赖程度,以及重新建立静脉通路的可行性。对于导管高度依赖且建立新静脉通路困难的患者,需要权衡保留导管的价值和血栓带来的其他潜在风险,可在密切观察随访下保留导管。

(3)在拔管时机方面,对于导管相关 DVT,建议在接受一段时间抗凝之后再拔管有利于血栓的稳定。

533. 中心静脉通路装置的拔管指征?

(1)治疗已不需要该导管。

(2)导管功能已丧失。

(3)导管位置异常。

(4)合并导管相关性血流感染。

534. 中心静脉通路装置拔管困难的原因和处理措施有哪些?

(1)原因

包括血管痉挛、血栓机化粘连、导管机械性受压(胸廓出口综合征卡压导管)、导管打折或打结等。

(2)处理措施

1)积极寻找原因。

2)对症处理,放弃即刻拔除导管的计划,根据实际情况将预期拔除导管的最后期限予以延长,并为患者和(或)家属提供充分的心理支持。

3）允许增加额外力量拔除导管,但操作过程中切忌暴力。

4）尝试采用休息、热敷、应用血管解痉药物、改变体位等方式拔除。

5）经多次尝试仍不能拔除时,须请血管外科或介入科医师会诊,结合影像学检查来决定是否切开取出导管或 DSA 引导下取出导管。

535. 中心静脉通路装置发生非计划断裂时的处理措施有哪些?

当导管已发生非计划断裂时,预估导管残端仍在上臂者,可在上臂近腋窝处压迫,及时请血管外科或者介入科医师会诊;完善影像学检查明确残端部位,并根据结果决定具体处理方式。当拟通过计划内导管断裂腔内介入或手术辅助分段取出导管时,应首先在导管管腔内置入导丝,并确保导丝尖端进入下腔静脉及更远的位置,以避免断裂后导管残端进入右心房及肺动脉。

536. 静脉炎的分类和诊断标准是什么?

静脉炎分类:机械性静脉炎、细菌性静脉炎、血栓性静脉炎。

诊断标准:依据美国静脉输液护理学会(INS)2016 的静脉炎分级标准。

(1)0 级:没有症状。

(2)1 级:输液部位红斑,伴有或不伴有疼痛。

(3)2 级:输液部位疼痛,伴有发红和(或)水肿。

(4)3 级:输液部位疼痛,伴有发红和(或)水肿,条索状物形成,可触摸到条索状的静脉。

(5)4 级:输液部位疼痛,伴有发红和(或)水肿,条索状物形成,可触及的条索状物长度>2.5 cm(1 英寸),有脓液流出。

537. 什么是血栓性浅静脉炎?

血栓性静脉炎是指静脉血管内急性非化脓性炎症同时伴有血栓形成。临床一般将发生在浅静脉的血栓性静脉炎称为血栓性浅静脉炎。

538. 输液导管相关血栓性浅静脉炎的临床表现有哪些?

置入导管的患者在置管静脉区域出现疼痛、皮肤瘙痒或红斑等症状,伴或不伴触痛性条索状结节,应予以超声检查明确诊断,并进行其他相应检查除外合并感染。

539. 输液导管相关血栓性浅静脉炎的诊断标准是什么?

经超声及其他影像学检查明确有置管静脉的血栓形成,且血栓仅局限在置管浅静脉,未累及腋静脉及其近心端,则诊断为血栓性浅静脉炎。

540. 输液导管相关血栓性浅静脉炎的处理方法有哪些?

血栓性浅静脉炎处理的核心是缓解炎症刺激引起的疼痛。常用的对症处理包括抬高患肢、热敷或者冰敷、口服或外涂非甾体抗炎药(NSAIDs)和使用各种类型的新型敷料,如水胶体、水凝胶敷料和软聚硅酮保湿敷料。

541. 理疗用于治疗静脉炎的原理是什么?

红外线照射可穿入组织,其主要作用是热效应,引起照射部位的温度升高、血管扩张、血流加速,改善局部血液循环,组织细胞的营养代谢相对提高,促进机体代谢和局部渗出物的吸收,还能使巨噬细胞系统功能加强,具有消炎镇痛等作用;微波理疗具有温热、抗炎、止痛、消肿的作用,其主要作用机制为减少炎性介质的释放和自由基的生成,促进细胞吞噬作用,提高组织再生能力,促进局部组织渗出物的吸收,达到消肿止痛、促进炎症消退及加速创口修复的作用。

542. 新型敷料用于治疗 CRT 的特点是什么?

新型敷料如水胶体、水凝胶敷料和软聚硅酮保湿敷料,可以减轻局部皮肤红肿、疼痛,保持湿润环境,使部分血管软化,效果好。并且新型敷料比硫酸镁显效快,减轻了患者痛苦,提高了护理质量。

543. 什么是无症状血栓?

单纯影像学检查发现血栓,但患者无任何主诉症状及客观体征。

544. 无症状血栓如何治疗?

没有确切的临床证据支持无症状血栓需要治疗。发生在浅静脉的无症状血栓具有自限性。无症状上肢 DVT 导致静脉慢性闭塞,影响再次置管,但实际临床中超声检查发现的多数是体量极小的附壁血栓,不使用抗凝情况下进展风险极小,且抗凝与不抗凝在预后上没有差别。

545. 什么是血栓性导管失功?

通过血管通路装置进行输注和抽血的能力丧失,是导致非计划性导管拔除的重要原因。

546. 造成导管失功的因素有哪些?

包括管腔内的血栓或纤维蛋白鞘/纤维蛋白尾引起的血栓性失功和药物沉淀或机械原因引起的非血栓性失功。

547. 导管失功的临床表现有哪些?

(1)无法抽回血或血液回流缓慢。
(2)输液速度变缓慢。
(3)推注有明显阻力或无法输液。
(4)电子静脉输液泵频繁堵管报警。
(5)在输液部位发生内渗/外渗或肿胀/渗漏。

548. 导管失功的处理措施有哪些?

可以轻轻地注入少量生理盐水。如果抽吸没有血液回流但冲管通畅,可以考虑使用 1 mL 或 3 mL 注射器回抽吸出血液。型号较小的注射器在抽血时施加负压可能增加成功概率。但使用 1 mL 或 3 mL 注射器冲洗会产生高压,所以不能应用于常规冲封管。

549. 导管失功的常用抗凝药物有哪些?

溶栓是血栓性导管失功的主要处理方式,抗凝药物(如肝素)对恢复导管通畅性无效时,可采用 LMWH 和 Doacs,多数指南推荐 LMWH 作为初始抗凝药物。

550. 降低导管失功的方法有哪些？

（1）正确使用冲封管技术。

（2）应用正确顺序进行导管夹闭和分离注射器，减少血流回流。

（3）同时输注≥2 种药物时，应核查药物相容性，并在每次输液前用 0.9% 氯化钠溶液充分冲洗管路或更换输液器。

551. 什么是 ACL 及其预防 CRT 的意义？

PICC 采用 A-C-L 维护是临床最佳的实践标准，是减少输液相关并发症的最有效的方法。A 即 Assess，导管功能评估；C 即 Clear，冲管；L 即 Lock，封管；是日常维护的三部曲。2021 版 INS 指南指出：每次输液前，均应冲洗血管通路装置（VAD）并抽回血，以评估导管功能，预防并发症；每次输液后应冲洗 VAD，以清除管腔内输注的药物，从而降低不相容药物相互接触的风险；输液结束冲管后应对 VAD 的每个管腔进行封管，通过使用不同类型的封管液，可以减少管腔内堵管和 CABSI 的风险。

552. 规范冲封管的目的是什么？

对血管内的导管应按照有关规定进行定期冲洗，将导管内残留的药液冲入血流，以促进和保持其通畅，避免刺激局部血管，防止不相溶药物和液体的混合，并减少药物之间的配伍禁忌。冲管、封管应给予正压，保持畅通的静脉输液通路，预防导管相关性血栓。

553. 冲管的时机是什么？

（1）开始用药前和用药后。

（2）输注血液或血制品及输注 TPN 等药品后。

（3）两种特殊药物之间。

（4）缓慢输入药品时为了防止回血堵管。

（5）抽血前后。

（6）治疗间歇期保持导管功能状态。

554. 冲封管应遵循的原则是什么？

冲、封管应遵循 SASH 原则(S:生理盐水;A:药物注射;S:生理盐水;H:肝素盐水)。

555. 冲封管的注意事项有哪些？

(1)禁止使用小于 10 mL 的注射器给予脉冲式正压封管。小于 10 mL 的注射器可产生较大的压力,如遇导管阻塞可致导管破裂。

(2)必须用脉冲式冲管法进行冲管,以防止药液残留管壁。

(3)必须采用正压式封管法封管,以防止血液反流进入导管。

556. 正压封管的操作方法是什么？

(1)钢针方法:将针尖留在肝素帽内少许,脉冲式推注封管液剩 0.5 ~ 1.0 mL时,一边推封管液,一边拔针头(推液速度大于拔针速度),确保留置导管内充满封管液,使导管内无药液或血液。

(2)无针接头方法:冲管后拔除注射器前将小夹子尽量靠近穿刺点,夹毕小夹子后拔除注射器。

557. 脉冲式冲管与直冲冲管的区别有哪些？

脉冲式冲管即推一下停一下的冲洗手法,使等渗盐水在导管内造成小漩涡,产生正、负压形成涡流,可有力地将黏在导管壁上的内容物冲洗干净。而直冲冲管水柱只能在导管中心流动,无法将导管壁冲洗干净,容易造成导管腔狭窄而堵塞导管。特别是输入黏滞性液体或营养液时,如血液或静脉高价营养液等液体时,由于导管壁冲洗不干净,细菌容易在此定植。

558. 冲封管使用肝素液浓度、剂量及频次的要求有哪些？

(1)浓度:外周静脉通路装置(PVC 导管)宜使用生理盐水封管,尤其是对于凝血功能异常、血液系统疾病及肝功能异常者;中心静脉通路装置(CVAD 导管)可用 0 ~ 10 U/mL 的肝素溶液封管。根据输液港(PORT 导管)的结构选择封管液的种类,可用 100 U/mL 的肝素溶液封管。

(2)剂量:导管冲管液量应以冲净导管及附加装置腔内药物为目的,原则上应为导管及附加装置内腔容积总和的 2 倍以上,封管液量应为导管及附加装置管腔容积的 1.2 倍。

(3)频次:暂不使用的外周静脉导管,应间隔 24 h 冲封管 1 次,治疗间歇期的 PORT,一般 4~12 周冲封管 1 次。

559. 使用肝素盐水冲封管的观察要点有哪些?

在使用肝素盐水进行冲封管时,肝素可致血小板减少。因此应密切观察有无血小板减少症的症状与体征。如果怀疑或已经发生,应停止使用肝素和含有肝素的药品。

560. 导管堵塞的临床表现及处理措施是什么?

(1)表现:导管堵塞通常表现为冲管和给药时感觉有阻力、输注困难、无法抽到回血或无法冲管、输液速度减慢或停止。

(2)处理措施:可尝试推注少量生理盐水冲洗导管,如若阻力较大,不可强行推注,以免将形成的血栓推入血流中造成栓塞;应遵照说明书清除导管堵塞,必要时遵医嘱用药物及负压方式清除导管堵塞;如清理导管失败,需拔除导管。

561. 导管堵塞如何分类?

分为血栓性导管堵塞和非血栓性导管堵塞。

(1)血栓性导管堵塞是由导管内部或周围形成的血栓所致,如导管移位、导管尖端位置改变、导管顶端贴到静脉壁等。

(2)非血栓性导管堵塞是由机械性堵塞所致,如导管位置不当、导管发生移位、药物或矿物质沉淀、肠外营养的脂类聚集等。

562. 如何预防血栓性导管堵塞?

(1)输液过程须严防液体滴空,防止血液回流。

(2)应用输液泵时要注意合理设置报警装置。

(3)尽量避免留置导管的肢体下垂。

（4）按不同导管的维护说明，采用正确的方法和程序完成冲管和封管操作。

（5）采用正确的方法和步骤经静脉导管采集血标本。

563. 预防非血栓性导管堵塞的措施有哪些？

（1）尽量减少穿刺置管时对静脉和血管内膜的损伤。

（2）使用带有过滤器的输液装置。

（3）观察患者的体位，及时发现和更正不正确的体位。

（4）检查输液装置有无药流受阻的现象，及时发现和处理机械性堵塞。

（5）减少药物联合输注，注意药物配伍禁忌。

（6）正确选择穿刺点，正确固定导管，预防导管打折、移动或滑出。

564. 导管内血栓的分类是什么？

导管内血栓分为腔内血栓、导管顶端血栓和纤维素鞘。

565. 导管内血栓如何处理？

将导管血栓的处理分为一线和二线方案，前者依次为压力性冲管、血栓溶解酶灌注溶解和机械性取栓，后者则为取管。其中压力性冲管以 10 mL 注射器较佳，因其在冲管压力和容量间能取得较好的平衡。用血栓溶解酶溶栓时，以尿激酶和组织源性纤溶酶应用较多。

566. 单注射器技术溶栓的操作方法是什么？

所用尿激酶的浓度为每毫升 5 000 U，使用单个 10 mL 注射器，直接连接到闭塞的 CVAD 管腔。将注射器直立，空气上升到注射器上部，抽吸的血栓溶解剂保留在注射器底部，通过真空作用，使血栓溶解剂被"吸入"到导管腔内，可以缓慢多次地抽拉针栓，停留一定时间后，回抽出管腔内的溶栓剂，如仍无回血，重复上述步骤，直到可抽到回血。如导管仍无法恢复功能，应尽早拔管。

567. 三通接头连接旋转技术溶栓的操作方法是什么？

所用尿激酶的浓度为每毫升 5 000 U，将三通接头一端连接到封闭的

CVAD 管腔,另外两个端口连接空的无菌 10 mL 以上注射器和 10 mL 带有溶栓剂的注射器。将空注射器的针栓拉回以产生真空,然后将三通旋塞阀旋转关闭空注射器与导管的连接,打开溶栓注射器,使之与导管相通,通过负压作用使药物被"吸入"导管。保留药物一段时间再回抽,如仍无回血,重复上述步骤,直到可抽到回血。如果使用上述药物方法不能恢复导管通畅,再考虑其他措施,如使用腔内操作技术。

568. 输注脂肪乳的注意事项有哪些?

(1)当连续静脉输注脂肪乳剂时,输液器应每 24 h 更换 1 次;如疑有污染或者当输液产品或输液系统的完整性受到破坏时,应立即更换。

(2)当间断静脉输注脂肪乳剂时,应更换无菌输液器与新的脂肪乳剂相连。

(3)更换输注脂肪乳剂的输液器时,应遵循无菌技术操作原则和标准预防措施。

(4)给予脂肪乳剂的胃肠外营养液时要用 1.2 μm 的过滤器过滤。

(5)所有给药装置应为螺口连接装置。

(6)应考虑选择精密输液器应用于药物输入系统。

(7)输注时可使用三通管输入,一端接脂肪乳注射液,另一端接等渗液以减慢滴速,减少或避免不良反应的发生,250 mL 脂肪乳剂滴注时间不少于 3 h。

569. PICC 导管脱出时,预防静脉血栓的措施有哪些?

若发现导管脱出至 40 cm 处时,应将其拔至 35 cm 处,以防止锁骨下静脉血栓形成,因为 40 cm 处锁骨下静脉处于平坦部位。当液体进入时易形成涡流,造成此处血栓形成。

570. 引起导管相关血栓的药物因素有哪些?

腐蚀性、刺激性药物对血管的直接刺激导致血管内膜损伤,是启动血栓形成的重要因素。顺铂、环磷酰胺、丝裂霉素、长春新碱等均可以引起血管纤维化和血管内皮的损伤,导致炎症反应、平滑肌细胞收缩和促凝血物质表达等促进血栓形成;沙利度胺或来那度胺等新型化疗药物导致血栓事件,其发生率更高。

571. 年龄对女性患者置管引起静脉血栓发生率的影响如何？

年龄>50岁的女性患者静脉血栓发生率明显高于年龄35～50岁的女性患者,因为女性进入50岁后已基本进入绝经期,此时患者体内雌激素、孕激素水平较绝经前均大幅下降,而雌激素可以降低纤维蛋白原(FIB)、血小板及凝血因子Ⅶ的反应性,从而进一步导致 FIB 降解减少,故年龄>50岁的女性患者 PICC 置管后静脉血栓发生率更高。

572. 糖尿病对 PICC 导管相关静脉血栓的影响如何？

糖尿病是肿瘤化疗患者 PICC 导管血栓形成的重要危险因素,由于患者处于高血糖水平状态,加之血液中纤维蛋白原含量异常,血液黏滞性增高,血流速度减慢,红细胞聚集加速,加重肿瘤患者血液高凝状态;而高胆固醇血症与导管相关性血栓形成正相关,高血压也是导管相关性血栓的独立危险因素,这些合并疾病的存在会使肿瘤患者血栓风险更高。

573. 慢性肾功能不全患者发生静脉血栓的原因是什么？

慢性透析以及肾移植术后的患者静脉血栓发生率升高,终末期肾病患者肺栓塞的发病率明显高于普通人群。因为慢性肾功能不全的患者更易发生全身炎性反应及弥散性内皮损伤,由此激活血液高凝状态。慢性肾功能不全是PICC 术后上肢静脉血栓形成的独立危险因素。

574. 体重指数对置管患者静脉血栓发生率的影响如何？

体重指数(BMI)≥25 kg/m² 是诱发静脉血栓的独立危险因素。BMI 是反映体内血脂、脂肪含量以及健康状况的综合指标,BMI 越高表明体内血脂水平越高,血脂为动脉粥样硬化及血栓形成的高危因素,因此 BMI≥25 kg/m² 的患者更易引起静脉血栓,该类患者需低盐、低脂饮食,从而降低静脉血栓发生风险。

575. 纤维蛋白原水平对置管患者静脉血栓发生率的影响如何？

FIB 水平≥4 g/L 的患者 PICC 置管后发生静脉血栓的危险性显著增加,

FIB 是一种由肝脏合成的具有凝血功能的蛋白质,其水平升高会显著提升血液黏度,并在损伤的血管中过度堆积,与大量红细胞混合形成静脉血栓,从而诱发血栓形成,因此临床上可将 FIB 水平作为 PICC 置管后静脉血栓形成的预测标准,并指导患者科学预防。

576. PICC 置管时如何选择静脉?

一般选择贵要静脉、肘正中静脉、头静脉。按照人体手臂血管解剖特点,贵要静脉在肘窝处向内斜行,位置较深,但其管径由下至上逐渐变粗,静脉瓣较少,血栓发生率低(国外资料显示,PICC 致静脉血栓的发生率中头静脉占 57%,贵要静脉占 14%),因此贵要静脉是 PICC 穿刺的首选静脉。

577. PICC 导管堵塞的常见原因有哪些?

(1)导管打折或受压致使血液反流后凝固,造成导管堵塞。

(2)封管不正确,造成血液回流至导管,凝血后堵管导管。

(3)经 PICC 采血未彻底冲洗管道,血液中的纤维蛋白等成分黏附在导管壁,造成堵管。

(4)PICC 留置时间较长,管道尖端对血管内膜机械性摩擦引起损伤,形成管周微血栓或在导管尖端形成纤维蛋白鞘堵塞导管。

578. PICC 导管堵塞处理措施有哪些?

首先检查是否存在导管打折等机械性堵管的情况;确认导管尖端位置正确;如导管不通畅,不可暴力推注;各种方法处理无效时应拔管。

579. PICC 导管内自发返血,如何处理?

(1)执行正确的脉冲式正压封管操作规程。

(2)连接正压接头,使用肝素生理盐水封管。

(3)保持导管固定良好,防止导管易位造成的自发返血。

(4)发现返血后,立即用 20 mL 生理盐水脉冲式冲洗导管。

(5)因导管易位造成自发返血时,应拔出部分导管或更换导管。

↘580. 预防 PICC 导管发生血栓的措施有哪些?

（1）根据血管粗细,选择合适规格的导管。

（2）应保持导管末端在上腔静脉。

（3）穿刺过程中应尽量减少对血管内膜的损伤。

（4）对高凝状态的患者可使用抗凝药物以防止血栓形成,如 LMWH 等。

（5）应在患肢静脉输注肝素进行抗凝治疗,或在患肢静脉泵入尿激酶进行溶栓治疗。

↘581. PICC 置管评估及宣教内容有哪些?

（1）PICC 置管前:应充分评估患者的年龄、疾病、治疗方案、既往史（疾病史、用药史、近期手术史）、家族史,血检验如血小板计数、凝血酶原时间等。

（2）置管过程中:术中遵循无菌原则,选择上臂贵要静脉,首选右臂,次选左臂,减少穿刺次数,送管时动作轻柔、缓慢,避免反复送管。

（3）置管后:选用 10 mL 以上的注射器（除耐高压导管）,采用脉冲式冲管、正压封管。导管固定牢靠,防止导管在血管内过度移动损伤血管内膜。

（4）健康教育:指导患者置管侧肢体行握球运动,握球力量循序渐进,可依患者体力状况分阶段完成,每阶段持续时间与完成次数不限,鼓励患者多饮水,每日饮水量 2 000 mL,予以低脂、低胆固醇、低糖、高维生素饮食。

（5）观察置管侧上肢、肩部、锁骨部位有无肿胀、疼痛、皮肤温度升高及皮肤颜色改变,尽早发现血栓形成的症状,尤其对隐匿症状重视。

↘582. PICC 置管后嘱患者主动握拳的意义是什么?

PICC 患者上肢静脉压力低,置管后静脉血流缓慢,这是 PICC 相关上肢静脉血栓形成的主要原因,而主动握拳活动能够使患者手指的肌肉急剧收缩,手指肌肉的收缩能够对上肢静脉产生挤压作用,使其上肢静脉内压力升高,从而加快上肢静脉血液流向心脏的速度,减少 PICC 相关上肢静脉血栓形成的发生。

583. PICC 置管患者手指操的方法及意义是什么？

（1）方法

1）抓手指：指导患者将置管侧的手指进行握拳练习，然后缓慢地将五指松开伸直，一握一松为 1 次，连续进行 15 ~ 20 次即可。

2）旋手指：在进行完第一步后，患者的手指处于完全伸展状态，此时指导患者从小拇指开向掌面旋绕，此步骤也进行 15 ~ 20 次。

3）压手指：指导患者用置管侧的大拇指依次按压其余四指的手指腹部，此过程连续进行 15 ~ 20 次。

4）分手指：完成前三步后，指导患者将五指伸直并拢，然后缓慢分开，连续进行 15 ~ 20 次。

（2）意义

手指操训练可锻炼手部肌肉运动，促进手部侧支循环，改善患者手部水肿，从而刺激一些小静脉增粗，长期有规律的手指操训练可有效预防和治疗静脉导管相关并发症。

584. 什么是导管夹闭综合征？

导管夹闭综合征是指 PORT 导管被夹于锁骨和第一肋骨之间发生导管夹闭综合征。临床指征包括液体流通不畅和抽回血困难，如果忽视了这些指征，就可能导致导管折损，经过一段时间，导管就有可能发生折断，从而造成栓塞。在置入导管时正确评估进针位置可以避免导管夹闭综合征的发生。

585. 导管夹闭综合征的临床表现是什么？

多数患者表现为输液速度逐渐减慢、锁骨下不适及输液时局部肿胀，只有在手臂或肩部上抬或保持某种体位时方可输液，行胸部 X 射线摄片检查发现导管内腔受压变窄，断裂的末端导管可能会脱落至右心房从而导致患者突发胸痛。

586. PORT 拔针时，如何预防导管堵塞？

输液港又称植入式中央静脉导管系统，输液港是一种可以完全植入体内的静脉输液装置。主要是由供穿刺的注射座和静脉导管组成。为防止少量血液反流回导管尖端而发生导管堵塞,撤针应轻柔,当注射液剩下最后 0.5 mL 时,为维护系统内的正压,应以两指固定泵体,边推边撤出无损伤针,做到正压封管。

587. PORT 输液不畅或无法回抽如何处理?

(1)检查管路、设备。

(2)旋转碟翼弯针调整其方向,使之刺入射座底部,抽回血确认位置是否正确。

(3)可注入 5 mL 生理盐水后再回抽,使导管在血管中漂浮起来,防止导管末端贴于血管壁,用生理盐水冲管,需要时可重复冲管。

(4)让患者活动上肢,深呼吸、咳嗽,以改变胸腔内的压力。

(5)若仍无回血,需拍胸 X 射线片确定输液港注射系统的完整性及相关位置。

588. PORT 导管或输液座阻塞的预防措施有哪些?

(1)每次加药抽血、输血后充分冲管。

(2)保持输液管道通畅。

(3)退针时正确实施维持输液港注射系统正压技术。

(4)定期进行标准脉冲正压冲洗。

589. PORT 导管或输液座阻塞的处理措施有哪些?

(1)确认 PORT 位置无误后,遵医嘱给予肝素稀释液冲洗。

(2)遵医嘱以 10 mL 注射器抽取 5 000 ~ 10 000 U/mL 尿激酶或其他溶栓药物冲洗。

(3)如感觉阻力强,则不能注入溶栓药物,应考虑使用负压方式。

(4)导管通畅后,使用 20 mL 以上生理盐水以脉冲方式冲洗导管并正压封管。

590. PORT 导管脱落或断裂如何预防与处理?

（1）预防

1）应使用 10 mL 以上注射器,执行各项推注操作。

2）应正确实施冲、封管技术。

（2）处理

1）出现导管脱落或断裂时,应立刻通知医生,并安抚患者。

2）根据患者的具体情况采取不同方法,修复或将断裂的导管拔除。

591. CVC 引起相关性 DVT 的主要症状及观察要点是什么?

（1）CVC 相关性 DVT 形成可在血管超声中显示为无血栓、小血栓形成（2～4 mm）、大血栓（>4 mm）、闭塞性血栓,并按是否伴有 DVT 临床症状分为症状型和非症状型,主要症状、体征包括局部肿胀、疼痛、水肿、发热,严重者可能出现胸痛、咳血、呼吸困难等肺动脉栓塞症状。

（2）绝大多数导管相关血栓形成初期并没有明显的症状与体征,应加强观察,尤其注意静脉血栓的隐匿症状,若患者主观感觉置管一侧肢体、腋窝、肩臂部酸胀疼痛时,应高度重视。同时,可加强置管后白细胞、纤维蛋白原、凝血功能、D 二聚体、血糖等相关指标的监测,及早做出相应处理,可降低导管相关性血栓形成的风险。

592. PVC 发生血栓的因素有哪些?

PVC 较为严重的并发症为血栓,其产生的因素多为 PVC 堵塞血管、血管内血液反流到导管内、肢体制动和局部粘贴透明贴等多种机制相互作用,同时血管壁遭到 PVC 损伤,导致血栓出现,静脉血栓出现后,血栓会黏附在血管壁、PVC 导管内或导管尖端,从而使得导管发生堵塞现象。

593. 预防 PVC 发生血栓的措施包括哪些?

预防 PVC 发生血栓的措施包括使用肝素封管和局部热敷。局部热敷提高了 PVC 材质的温度,材料在高温下会发生扰动,蛋白质的吸附量也会随着温度的升高而相应减少,蛋白质脱吸附,从而减少凝血因子发生的聚集现象,使得PVC 周围血栓形成率降低。

594. 反复在同一部位留置 PVC 易引起血栓的原理是什么？

反复在同一部位留置 PVC 可致血管壁损伤,血管内皮细胞变性坏死、脱落,内膜下胶原纤维暴露,血小板黏集;血流缓慢时,PVC 在血管内形成漩涡,可增加血小板与损伤血管壁接触与黏附的机会;加之高渗性药物刺激静脉内膜,导致静脉炎及静脉血栓易形成;PVC 作为体内异物,引起局部血管内膜反应性炎症,均利于血栓形成。血栓形成后继续发展增大,可完全阻塞血管腔致血流回流受阻,局部组织淤血和水肿,严重时引起组织坏死。

595. 留置 PVC 时,如何降低发生血栓的风险？

(1)长期卧床的患者尽量避免在下肢远端静脉留置 PVC,保留时间不宜超过 3 d。

(2)肝素封管量应按个体情况调整,封管要及时有效。

(3)如不能抽出管腔内的栓子,应拔取 PVC。

(4)同一部位短期内应避免反复多次留置 PVC。

(5)加强肢体的被动锻炼和按摩。

596. 如何预防新生儿 CVAD 发生血栓？

中心静脉导管置管 1 周后发生堵塞的情况中,有 33% ~ 67% 是血栓造成的。文献提出为置入 CVAD 的新生儿持续性输入 0.5 U/(kg·h)的肝素作为预防性用药,能有效预防导管内血栓形成,减少导管堵塞的发生。

597. 儿童导管相关性血栓的发生在年龄上呈双峰现象原因是什么？

研究表明,6 ~ 12 个月的婴儿血栓发生率比较高,其次大于 10 岁的青春期孩子发生血栓率较高,儿童相关性血栓在年龄上呈双峰现象。6 个月后婴儿体内的胎传抗体逐渐消失,自身免疫系统尚不完善,且不同年龄段的儿童凝血功能不尽相同,该年龄段婴儿纤维蛋白原的含量逐渐增多,导致血栓发生率增高;青春发育期激素水平的改变,以及体内脂肪迅速积累,可能是>10 岁儿童血栓发生率增高的原因。

598. 为什么儿童置管患者不提倡预防性抗凝治疗？

短期和中期行 CVC 的患儿不推荐使用预防性抗凝治疗来预防血栓。预防性抗凝对减少导管相关性血栓的发生作用不显著,预防性抗凝治疗未减少导管相关性血栓的发生。

599. 动脉导管穿刺时如何预防血栓形成？

(1)根据血管粗细,选择合适规格的导管(成人 22G、儿童及婴儿 24G)。
(2)穿刺过程中尽量减少对血管内膜的损伤。

600. 动脉导管内自发返血的预防和处理？

(1)连接压力套组装置,用肝素生理盐水 24 h 持续冲洗维持。
(2)保持导管固定良好,防止导管异位造成的自发返血。
(3)发现返血后,立即用压力套组装置流速阀脉冲式冲洗导管。
(4)因导管异位造成自发返血时,应拔出部分导管或重新置管。

601. 如何预防动脉导管血栓形成？

含有 1.4% 枸橼酸钠的动脉导管冲洗液与 4 U/mL 的肝素液一样,是预防血栓形成、保证导管通畅的安全有效选择。

602. 桡动脉置管后预防血栓形成的护理措施有哪些？

(1)保持加压袋 300 mmHg 的压力,使压力传感器内的生理盐水以 3 ~ 5 mL/h 的速度持续冲洗导管。
(2)每 6 h 观察有无回血,并加压冲洗。
(3)保持管道连接完好,防止漏液。
(4)严格执行无菌技术操作。
(5)穿刺处如有污染或渗血,应随时换药,保持穿刺部位的无菌及敷料完整。
(6)经测压导管抽取血标本时,导管接头处应用安尔碘严密消毒,不得污染。
(7)测压管内不能留有血液,必须冲洗干净,防止感染和堵塞。

第十二章
VTE 病例分析

病例 1　蜂窝组织炎并发血栓性静脉炎患者的护理

一、临床资料

　　患者,李某,男,32 岁,职业司机,驾龄 10 年,身高 175 cm,体重 70 kg,BMI 22.86 kg/m²,2021 年 10 月 11 日无明显诱因出现左小腿肿胀、疼痛伴跛行收住院。主诉:2021 年 1 月因曾遇小型车祸,未特殊治疗,剧烈运动后,左小腿出现肿胀、疼痛,持续 1 个月,加重 1 周。查体:左小腿外侧可见一大小约 9 cm×4 cm 不规则愈合瘢痕,左小腿红肿明显,红肿边缘界限不清,指压后稍褪色,皮温明显偏高于右侧,可扪及左足背动脉搏动。诊断:蜂窝组织炎。入院 Caprini 评分 7 分,左/右髌骨下 10 cm 腿围周径为 54 cm/52 cm。静脉彩超回示:左侧小腿血栓型静脉炎。立即给予消肿、抗凝、消炎、止痛等治疗。患者于 10 月 18 日出院,出院 Caprini 评分 3 分,查体:左小腿肿胀消退,左/右髌骨下 10 cm 腿围周径为 38 cm/37 cm,皮温正常,嘱患者继续口服华法林 2.5 mg,1 次/d,定期复查彩超及国际标准化比值(INR)。

二、相关检验检查

　　(一)与静脉血栓相关的异常检验结果

　　1.2021 年 10 月 12 日　D-二聚体 0.93 mg/L(正常值:0~0.5 mg/L);纤维蛋白原降解产物 4.13 μg/mL(正常值:0~5 μg/L)。

　　2.2021 年 10 月 18 日　D-二聚体 0.46 mg/L(正常值:0~0.5 mg/L);纤维蛋白原降解产物 4.08 μg/mL(正常值:0~5 μg/L)。

（二）与静脉血栓相关的超声检查结果

左下肢静脉彩超提示:左侧小腿血栓性静脉炎;下肢静脉彩超提示:左下肢血流缓慢,静脉压缩性差,未见明显异常。

（三）与蜂窝组织炎相关的检查结果

1. 2021 年 10 月 12 日　超敏 C 反应蛋白 43.31 mg/L(正常值:0～8 mg/L);红细胞沉降率 56 mm/h(正常值:0～20 mm/h)。

2. 2021 年 10 月 18 日　超敏 C 反应蛋白 6.31 mg/L(正常值:0～8 mg/L);红细胞沉降率 39 mm/h(正常值:0～20 mm/h)。

三、抗凝消炎治疗

（一）抗凝

1. 住院期间　皮下注射:低分子肝素钠注射液 0.6 mL,1 次/d;口服药物:利伐沙班 10 mg,2 次/d。

2. 出院带药　华法林片 2.5 mg,1 次/d,嘱定期复查 INR(2.5～3.0)。

（二）抗感染

0.9% 氯化钠注射液 250 mL 加头孢唑林钠 2 g,静脉滴注,2 次/d;迈之灵 0.3 g,口服,2 次/d。

四、蜂窝组织炎并发血栓性静脉炎形成的主要原因

患者,年龄 32 岁,职业司机,驾龄 10 年,双下肢活动能力差,有吸烟史,长期坐位,平均时长 8 h/d,多种因素导致该患者具备了血栓形成的三要素"血流缓慢、血液高凝状态、静脉内膜损伤"。入院 Caprini 评分为 7 分,所以该患者属于静脉血栓发生的高危人群。该患者形成静脉血栓的原因具体分析如下。

1. 血液瘀滞　患者的职业为司机,长期处于坐位,坐位时人的脚踝、膝部到大腿呈 3 个 90°的弯曲。长时间久坐、身体不活动,腿部的肌肉收缩减少,小腿部胀痛,肌肉紧绷,皮下组织会出现水肿,血流速度均缓慢,血小板黏集于血管壁上,下肢静脉血液回流减缓,导致血流淤滞易于形成血栓而导致血栓性静脉炎。

2. 血液高凝状态　患者D-二聚体高于正常值,为0.93 mg/L,D-二聚体升高说明体内存在高凝状态和继发性纤蛋白溶解亢进,说明入院时患者呈现高凝状态,加之职业因素影响,如长期坐位肢体活动减少、活动受限、吸烟可导致血管壁弹性降低,可进一步引起凝血因子堆积,从而加重血液的高凝状态,是形成血栓的高危因素。

3. 血管壁损伤　患者于1年前出现小型车祸未特殊处理,外伤后血管壁损伤,如果伤口未及时处理,细菌可通过淋巴系统从感染部位侵入到下肢(通常从四肢扩散到躯干),患者会出现局部红肿、疼痛、C反应蛋白升高等症状,导致血液淤积,出现肿胀,静脉血管内膜损伤。内膜受到损伤时,内皮细胞发生变性、坏死脱落,内皮下的胶原纤维裸露,从而激活内源性凝血系统的Ⅻ因子,内源性凝血系统被激活。损伤的内膜可以释放组织凝血因子,激活外源性凝血系统。受损伤的内膜变粗糙,使血小板易于聚集,主要黏附于裸露的胶原纤维上。通过滋养血管扩展至中膜、外膜以致发生浅表型血栓型静脉炎,肿胀持续1个月,逐渐出现蜂窝组织炎的症状。

五、蜂窝织炎合并血栓性静脉炎的主要护理措施

1. 基础护理　蜂窝组织炎患者炎性因子释放引起疼痛,皮肤肿胀、破溃等,应保持床单位整洁,保持皮肤清洁,每日消毒,增强营养,提高患者免疫力。同时给予血栓相关知识宣教,建议患者改变不良生活方式,按时翻身,适当补液,多饮水避免脱水,严格制动,卧床休息,更换宽松衣物,抬高患肢(患肢抬高的高度为高于心脏水平30 cm),鞋袜要宽松,注意患肢的保暖,保证患肢的清洁卫生。观察患肢颜色、温度、感觉和运动有无异常,测量患侧大腿围度并与健侧进行对比,及时发现肢体肿胀情况,并在记录表中记录腿围及皮温的客观数据。

2. 患处护理　当患肢皮温升高时,遵医嘱给予50%硫酸镁湿敷和冰袋冷敷交替用于患处,能让局部乃至身体温度降低,使血管收缩,避免出血、瘀青、肿胀,降低代谢率,延缓神经传导,可控制炎症扩散,达到消炎、止痛、麻痹的作用。当皮温不再升高时,使用50%硫酸镁持续有效湿敷,炎症逐渐缓解。

3. 用药护理　遵医嘱使用抗感染、抗凝药物。抗感染方面:使用0.9%氯化钠注射液100 mL+注射用头孢唑林钠2 g静脉滴注,2次/d,观察抗炎药物有无过敏反应。抗凝方面:主要使用给予低分子肝素钠0.6 mL皮下注射,

1 次/d,注意观察有无牙龈、口腔黏膜出血及注射部位皮下血肿、瘀斑等。

4. 物理治疗 医生根据血栓预防指南,及时对患者进行物理干预,遵医嘱健侧规范使用间歇充气加压装置 30 min,2 次/d。随患者的病情好转,循序渐进指导患者加强患肢的锻炼,进行踝泵运动、直腿抬高运动、足跟滑动运动都能够有效地减少下肢的肿胀。

5. 心理护理 由于蜂窝织炎合并血栓型静脉炎属于一种慢性病,病程比较长,痛苦比较大,多鼓励患者树立起信心,保持乐观开朗的心态,保持规律的生活,保持心情舒畅,解除思想负担,这样有利于患者的康复。

六、案例特点

该案例患者因感染没有得到重视和及时治疗,导致出现了蜂窝组织炎,加之职业因素需要长期久坐,具备了血栓发生的 3 个危险因素,后期合并了血栓性静脉炎,提示感染与血栓的叠加应引起高度的重视。

该患者入院 Caprini 评分为 7 分,已属于高危患者,D-二聚体持续超出正常水平,出院时炎症反应消失,但肌间血栓仍然存在,考虑为以下几个因素。

1. 疾病相关因素 患者职业司机,10 年驾龄,平均坐位时间 8 h/d,住院期间虽鼓励其主动活动,但住院期间因肢体肿胀未退,保持头高足低位,仍处于长期卧位,体位限制等导致活动能力显著降低,肢体血液流动缓慢;又因左小腿疼痛惧怕活动,主动活动意愿弱,血流速度减缓而致血液流动滞缓,虽持续使用抗凝药物,但肌间血栓仍存在。

2. 护理相关因素 因骨科患者临床表现常为肢体肿胀,而血栓性静脉炎及蜂窝组织炎临床表现也存在肿胀,未及时区分两者的护理要点不同之处;各项基础措施(早活动、多饮水、吹气球、抬高患肢等)未持续监督落实。

3. 医疗相关因素 腿肌间静脉是指比目鱼肌静脉丛、腓肠肌静脉丛及相关交通支,仅局限肌肉静脉,而不涉及其他深静脉。小腿肌间静脉血栓(calf muscular vein thrombosis,CMVT)位于小腿远端,局限性分布,常常缺乏特异性表现,属于下肢 DVT 中的周围型,国内外学者研究发现,小腿肌间血栓的形成范围相对较小,其对静脉回流影响作用较小,可能激发严重炎症反应扩散的程度较轻,因此,小腿肌间血栓的临床症状不明显,在临床上容易被忽略。

七、知识链接

1.什么是蜂窝组织炎？它有什么特点？

蜂窝组织炎是一种广泛的皮肤和皮下组织急性、弥漫性、化脓性炎症,通常表现为浸润性、红肿性、弥漫性红斑。在人群中的发病率约为 0.2%。好发于经常接触细菌者、患有血管炎症疾病者、软组织受损者,发病部位多在四肢、颜面、外阴及肛周等部位。蜂窝织炎一般为短期发作,2~3 周可治愈,治疗彻底后一般不会复发。常见的有皮下蜂窝织炎、筋膜下蜂窝织炎、肌间蜂窝织炎,而坏死性蜂窝组织炎是临床较少见的一种感染性疾病,发展迅速、病情凶险,是由多种不同细菌、病毒侵入引起的以皮肤、皮下组织及深浅筋膜之间进行性坏死为特征的软组织感染。虽然该病发病率不高,但病情发展迅速,死亡率高。坏死性蜂窝组织炎由多种细菌混合感染引起,包括溶血性链球菌、金黄色葡萄球菌、肠杆菌和厌氧菌等,发病部位多见于躯干、腹壁、肛周和会阴部,占所有蜂窝组织炎的 55%~75%,常见的危险因素主要包括糖尿病、免疫系统抑制剂治疗、晚期肾功能衰竭、慢性病、营养状况不良、年龄大于 60 岁、静脉输液、肥胖、长期使用糖皮质激素治疗、外周血管病和肿瘤等;蜂窝组织炎的并发症为骨髓炎、脓毒症、中毒性休克综合征。

2.什么是血栓性静脉炎？它有什么特点？

血栓性静脉炎是指静脉血管腔内急性非化脓性炎症的同时伴有血栓形成,是一种常见的血管血栓性疾病,病因主要是血管壁的损伤(由外伤或静脉插管或输入刺激性液体所致)及静脉曲张引起的静脉内血液淤滞。血栓可以引起炎症,炎症也可以引起血栓,两者互为因果。血栓性静脉炎多发生于 20~40 岁的青壮年男性或有静脉曲张史的患者,临床分为浅层静脉炎和深层静脉炎。浅层静脉炎多发于四肢或腹部的浅层静脉,深层静脉炎好发于下肢的小腿、胸静脉及股髂静脉。局部常见肿痛,皮肤颜色深红或紫暗。深层静脉炎可有下肢肿胀,严重的可出现溃疡感染。临床以下肢浅静脉炎最为常见。

3.蜂窝组织炎和血栓型静脉炎的区别是什么？

蜂窝组织炎是由于各个致病菌,比如金黄色葡萄球菌、溶血性链球菌等引起的皮肤的或者是皮下的组织的炎症;而静脉炎则是由于无菌性的感染引起的各种血栓性的静脉的炎症。它们的区别主要有以下几个方面。

（1）症状不同：蜂窝组织炎的症状主要是皮肤弥漫性红肿、局部剧烈的疼痛以及凹陷的水肿等；静脉炎的症状是沿静脉方向的红、肿、热、痛等。两者主要的症状区别：前者疼痛剧烈，肿胀呈现凹陷性水肿。

（2）治疗不同：蜂窝组织炎由于细菌感染，主要依靠应用抗生素抗感染来进行治疗；而静脉炎主要是靠支持性的治疗等。所以，它们之间的区别则在于是否需要抗感染治疗。

（3）病因不同：蜂窝组织炎往往为溶血性链球菌、金黄色葡萄球菌、厌氧菌或腐败性细菌感染所致。炎症常在皮肤、软组织损伤后发生，化学性物质刺激如药物注射不当或异物存留于软组织可诱发感染。

而静脉炎主要的病因则在手术：特别是骨科、胸腔、腹腔及泌尿生殖系的手术；肿瘤：胰腺、肺、生殖腺、乳腺及泌尿道恶性肿瘤；外伤：特别是脊柱、骨盆及下肢骨折；长期卧床：如急性心肌梗死、中风、手术后；妊娠、雌激素的作用；高凝状态：抗凝血酶Ⅲ、C蛋白或S蛋白的缺乏，循环内狼疮抗凝物质、骨髓增生性疾病、异常纤维蛋白血症、弥散性血管内凝血（DIC）；静脉炎及静脉介入诊断或治疗导致静脉损伤。

4. 服用抗凝药物为什么监测INR？

INR值即国际标准化比值，是根据凝血酶原时间（PT）和测定试剂的国际敏感指数（ISI）推算而出，计算国际标准化比值公式：INR=（患者PT/正常对照PT）^{ISI}。

$$INR = \left(\frac{PT_{test}}{PT_{normal}} \right)^{ISI}$$

国际上强调用INR监测口服抗凝药的用量，是一种较好的表达方式。INR值越高，血液凝固所需时间越长，通常用INR来判断服用华法林是否达标或过量，对于不同的患者，具体正常值不同。

慢性血栓栓塞性肺高压患者，INR值应维持在2.0~3.0；肺高血压患者，INR值应维持1.5~2.0；有心房颤动症状的患者，INR值应保持在2.0~3.0；静脉血栓的患者，INR值通常应保持在2.0~2.5。

INR值过低，药物无法发挥抗凝作用，不能提供有效的抗凝。INR值过高，则会引起出血风险增加，导致血流不止的情况出现。服药初期至少每5 d复查

1次INR值,直至结果连续2次在达标范围内,此后应每月至少复查1次INR值。

5. INR的监测方法是什么?

应用华法林治疗时必须监测INR,并根据INR数值调整华法林用量。我国华法林的起始剂量一般从每日3 mg开始,用药前必须测定基线INR,用药的第1天和第2天可以不测定INR,第3天必须测定INR,根据INR值确定下次服用的华法林剂量。美国病理学会建议,开始应用华法林的第1周至少测INR 4次,此后每2~3 d测1次,直到达到目标值并稳定(连续两次在治疗范围)后,1个月内每周查1次INR,逐渐过渡到每月测定1次INR,ACCP建议INR的检查间隔不超过4周。如患者健康状况改变,罹患其他疾病,新服用影响华法林代谢的药物、饮食结构改变(如富含维生素K的绿色蔬菜所占比例减少或增加)时,需重新调整华法林服用剂量和监测INR。

病例2　股骨转子间骨折术前伴下肢肌间静脉血栓患者的护理

一、临床资料

患者,王某,女,93岁,已婚,身高160 cm,体重80 kg,BMI 31.2 kg/m²,既往有冠心病、2型糖尿病病史18年,平时空腹血糖波动在8~11 mmol/L,高血压病史20余年,脑梗死病史10余年。于2020年7月1日在家不慎摔倒,致伤右髋部,即感右髋部疼痛、活动受限。为求进一步治疗,于2020年7月6日来我院就诊,以"右侧股骨转子间骨折(Ⅰ型)"为诊断,收入我科。入科后查体:右下肢短缩、外旋畸形,右髋部畸形、肿胀、局部按压痛明显,可触及骨擦感及异常活动,右侧髋关节"4"字试验(+),右髋关节屈伸活动受限,右侧肌力及肌张力减弱,右踝关节及足趾活动自如,末梢循环及感觉良好。未吸氧状态下氧饱和度为86%,给予低流量吸氧(2 L/min)、补液及纠正电解质紊乱等对症处理并积极完善相关检查。患者入院Caprini评分为12分,进行常规术前检查发现右下肢肌间静脉血栓形成,医嘱给予利伐沙班片10 mg,口服,1次/d。经过多学科会诊治疗后无相关手术禁忌证,于2020年7月9日在全身麻醉下行"右侧人工髋关节置换术(骨水泥型)"。术后 Caprini 评分为 14 分,给予消炎、止痛、补液、抗凝(利伐沙班联合低分子量肝素钙注射液,5 kU,皮下注射,1 次/晚)等药物治疗。基础预防、物理预防、药物预防相结合的预防措施伴随患者整个住院过程,确保了患者住院期间未发生肺栓塞、出血等并发症。患者于 7 月 23 日康复出院。

二、与静脉血栓相关的异常结果

1. 与静脉血栓相关的异常检验结果

(1)2020 年 7 月 7 日:①纤维蛋白(原)降解产物 42.99 μg/mL(正常值:0~5 μg/L)。②D-二聚体 10.37 mg/L(正常值:0~0.5 mg/L)。③糖化血红蛋白比值 8.3%(正常值:4%~6%)。④血糖 9.51 mmol/L(正常值:3.9~6.1 mmol/L)。⑤甘油三酯 4.2 mmol/L(正常值:0.23~1.70 mmol/L)(入院检查)。

(2)2020 年 7 月 10 日:①纤维蛋白原 4.17 g/L(正常值:2~4 g/L)。②纤维蛋白(原)降解产物 23.08 μg/mL(正常值:0~5 μg/L)。③D-二聚体 7.95 mg/L(正常值:0~0.5 mg/L)。④血糖 14.77 mmol/L(正常值:3.9~6.1 mmol/L)。⑤甘油三酯 3.6 mmol/L(正常值:0.23~1.70 mmol/L)(术后复查)。

(3)2020 年 7 月 12 日:①D-二聚体 8.94 mg/L(正常值:0~0.5 mg/L)。②纤维蛋白(原)降解产物 31.9 μg/mL(正常值:0~5 μg/L)。③血糖 8.62 mmol/L(正常值:3.9~6.1 mmol/L)。④甘油三酯 2.9 mmol/L(正常值:0.23~1.70 mmol/L)(使用抗凝药物后复查)。

(4)2020 年 7 月 16 日:①纤维蛋白(原)降解产物 31.9 μg/mL(正常值:0~5 μg/L)。②D-二聚体 6.84 mg/L(正常值:0~0.5 mg/L)。③甘油三酯 2.6 mmol/L(正常值:0.23~1.70 mmol/L)。④血糖 7.69 mmol/L(正常值:3.9~6.1 mmol/L)(使用抗凝药物后复查)。

(5)2020 年 7 月 22 日:①纤维蛋白(原)降解产物 31.9 μg/mL(正常值:0~5 μg/L)。②D-二聚体 5.94 mg/L(正常值:0~0.5 mg/L)。③甘油三酯 1.9 mmol/L(正常值:0.23~1.70 mmol/L)。④血糖 7.49 mmol/L(正常值:3.9~6.1 mmol/L)(出院前复查)。

2. 与静脉血栓相关的异常超声检查结果

（1）2020 年 7 月 7 日下肢静脉彩超:右侧肌间静脉内径约 1.25 cm,内可见略低回声填充,大小范围约 2.6 cm×0.6 cm,静脉压缩性差,未见明显血流信号。床旁超声提示:右下肢肌间静脉血栓形成(入院检查)。

（2）2020 年 7 月 15 日下肢静脉超声提示:右侧肌间静脉内径约 0.75 cm,内可见暗淡回声填充,大小范围约 1.7 cm×0.35 cm,静脉压缩性差,未见明显血流信号。超声提示:右下肢肌间静脉血栓形成(术后使用抗凝药后复查)。

（3）2020 年 7 月 22 日下肢静脉超声提示:右下肢肌间静脉血栓治疗后,右下肢肌间静脉内径走行正常,管腔内可见絮状低回声,管腔内可见明显血流信号。超声提示:右下肢肌间静脉正常(出院前复查)。

三、该案例血栓形成的主要原因

患者术前已经发生了静脉血栓,而术后多种因素影响极易出现严重的血栓并发症,需要引起高度警惕,及时对症治疗和处理。引起血栓的主要危险原因如下。

1. 血流缓慢

（1）疾病因素:患者高龄(93 岁),因骨折疼痛后活动受限>3 d,骨折后疼痛导致活动能力显著降低,血液中纤维蛋白原含量异常,血液黏滞性增高,血流速度减缓而致血流淤滞;下肢血流回流减缓而致血流淤滞。且患者有冠心病,心功能Ⅱ级,自主活动能力降低,均已使下肢血流处于相对滞缓状态,从而易形成血栓。

（2）手术因素:髋关节置换术为骨科大手术,骨科大手术静脉血栓发病率可达到47.1%。术中因肢体制动等致静脉血流淤滞,增加了血小板凝血因子等与静脉内皮接触的时间,如发生在受损的静脉内皮,DVT 的发生率将大大增加。

（3）麻醉因素:麻醉作用致使下肢肌肉完全麻痹,失去收缩功能,全身麻醉导致周围静脉扩张。

2. 血液高凝状态

（1）手术植入物:术中植入人工关节假体及骨水泥填塞,骨水泥吸收入血激活补体系统导致凝血因子活化,血液成高凝状态易形成血栓;手术的创伤对血液流变指标造成较大影响,可以导致患者处于高凝状态,有静脉血栓形成的倾向。

（2）长期慢性病：患者 BMI>30 kg/m^2 属于肥胖，长期合并有糖尿病、冠心病、高血压、高血脂，以上这些基础疾病都能不同程度地对人体三大抗凝系统造成破坏，导致内源性凝血反应的发生，诱发血液高凝状态。患者入院后不同阶段显示 D-二聚体的增高、纤维蛋白（原）降解产物的增高，反映了凝血和纤溶系统的激活，在高凝状态，其含量升高。

3. 静脉内膜损伤

（1）血管内皮损伤：术中锁骨下静脉置管，术中使用骨水泥单体聚合产生热量损伤血管内皮，行髋关节置换手术，手术入路采用髋关节外侧入路，虽能充分显露术区，但不可避免地对周围血管、肌肉等组织产生损伤，导致下肢静脉内膜损伤。

（2）高血糖：患者 2 型糖尿病是以高血糖为主要表现的代谢性疾病，而高血糖能够促进血管病变导致组织器官缺血，损伤微血管、大血管及周围神经，冠状动脉粥样硬化引起血管内皮受损，均可导致静脉内膜损伤。

四、下肢肌间静脉血栓护理措施

1. 病情观察　密切观察生命体征、血氧饱和度的变化，观察患者有无胸痛、突发呼吸困难、咳嗽、出汗、咯血、休克、晕厥等肺栓塞症状。

2. 体位护理　早期应尽量平卧，外展中立位，双腿分开 30° 中间放软枕，膝盖和脚保持向上，避免手术侧翻身。

3. 患肢护理　抬高患肢 15°～30°，密切观察皮肤温度、肤色、感觉、患肢疼痛、肌力及动脉搏动情况，测量并记录双下肢腿围，并与术前比较。

4. 抗凝药物的护理　请相关科室会诊，遵医嘱予抗凝药物治疗：给予低分子量肝素钙注射液 5 kU，皮下注射，1 次/晚。建立用药观察单，用药期间观察有无药物不良反应，出现鼻出血、牙龈出血、消化道及尿道出血、注射部位皮下出血、血肿、淤血等症状时，及时汇报医生。

注射规范：①注射部位选择脐周左、右 10 cm，上、下 5 cm，避开脐周 1～2 cm，每间隔 2 cm 皮下注射；②注射前无须排气；③捏起腹壁皮肤，垂直进针；④抽吸无回血慢推注（>10 s）；⑤进针后停留 5～10 s 拔针；⑥拔针后无需按压，如有穿刺处出血或渗液，以穿刺点为中心，垂直向下按压 3～5 min，压迫力度以皮肤下陷 1 cm 为宜。

5.出院指导　按要求服用抗凝药物 30～35 d,定期复查不适随诊,告知患者及家属 VTE 相关知识,使患者及其家属重视小腿肌间静脉血栓的预后,避免新发血栓危害健康。

五、案例特点

该患者高龄、肥胖、髋部骨折,伴糖尿病、冠心病、高血压病史多年。血糖、血压控制不稳定,高龄人群更容易出现静脉血管壁及瓣膜的增厚,导致小腿静脉顺应性下降、瓣膜功能损伤,从而引发静脉反流的发生,进一步损害远端肌间静脉;肥胖患者的腹内压较大,导致了更多的血液发生了反流,还会引起下肢瓣膜关闭不全,引起下肢静脉功能的损伤。引起血栓增加的相关因素有制动、糖尿病、静脉瓣膜关闭不全等,患者和家属也没有认识到这些疾病与血栓之间的联系,更不能充分认识到血栓产生的根本原因,再加上术后患者不愿意主动进行功能锻炼,医护人员在护理过程中各环节应格外重视,针对不同患者进行不同护理方法,以解除患者对于手术产生的恐惧感及消极情绪,树立患者恢复正常功能信心,稳定患者不安情绪,积极配合手术及护理,围手术期及时给予功能锻炼指导,可以有效促进患肢功能恢复。功能锻炼时应有家人陪同,防止患者受伤。

肌间静脉血栓的症状与髋关节置换术后本身的疼痛和肿胀相似,医护人员会忽视小腿肌间静脉血栓(MCVT)的症状。随着髋关节置换术后,疼痛和肿胀症状会逐渐缓解,大部分患者术后只有轻微的不适,而且主要表现在小腿周围。如果患者突然感觉疼痛加重,特别是小腿后方疼痛,就应该怀疑 MCVT 的发生。有的患者出现足踝部的肿胀,或者肿胀加重,也应怀疑 MCVT 的发生。这时可以进行 Homans 征和 Neuhof 征的检查,进一步明确诊断。最后确诊需要进行超声检查。

值得注意的是,抗凝治疗过程中极易合并出血,特别是该患者联合使用抗凝药物(利伐沙班片+低分子量肝素钙),医生应根据患者体重确定溶栓药物剂量,护士应严密观察患者用药后的全身状况,如有无出血点、牙龈出血、鼻出血等症状,若有异常要及时告知医生,调整溶栓药物剂量,注意观察生命体征,一旦存在较高的出血风险或表现为出血倾向,应进行进一步的全面评估和相应处理,预防发生失血性休克。

在临床工作中,对于老年人尤其是患有多种基础疾病的老年患者,要做到早筛查、早干预、早治疗,降低相关并发症带来的危害。抗凝治疗是把双刃剑,需根据患者情况调整,以获得预防和治疗深静脉血栓与避免出血并发症的平衡。而在临床工作中,部分低年资护士对患者病情观察能力和个体情况的判断能力不足,理论与临床结合能力不够,需要加强培训。另外,还需向患者及家属进行出院后的健康教育,包括应用抗凝药期间的注意事项,教会患者学会自我辨识异常情况,如果出现病情变化应寻求帮助。

六、相关知识链接

1. 什么是小腿肌间静脉血栓?

小腿肌肉静脉丛独特的生理特点和解剖结构为血栓形成提供了条件。生理学特点:当由卧位变换为立位时,小腿肌肉静脉丛血液充盈,仅比目鱼肌静脉丛中的血量就可增加 300 mL。解剖学特点:比目鱼肌和腓肠肌静脉丛血运丰富,通过复杂的侧支与腓静脉、胫后静脉相交通。肌间静脉血栓通常指小腿的肌间静脉血栓,小腿内存在较多肌肉,如腓肠肌,且静脉血管较细,较易形成血栓。肌间静脉血栓的主要症状为小腿的疼痛与肿胀。临床可见部分患者出现血栓的蔓延,如逐渐出现股静脉血栓、髂静脉血栓。建议患者出现小腿肌间静脉血栓后应引起重视,虽然发生肺动脉栓塞的概率较低,但必要时应进行正规的抗凝治疗。有文献报道小腿深静脉血栓形成约占所有下肢深静脉血栓形成的 50%,而小腿肌间静脉血栓形成与小腿其他深静脉血栓形成(包括胫前、胫后、腓静脉血栓形成)各占 50%。

2. 小腿肌间静脉血栓临床表现及危害是什么?

小腿肌间静脉管腔较细,肌间静脉与深浅静脉有很多交通支,容易建立侧支循环,因此多数肌间静脉血栓形成患者的临床表现隐匿,只有轻度的小腿肿胀、疼痛,踝关节肿胀,Homans 征阳性(足背屈时小腿疼痛),Neuhof 征阳性(小腿背部肌肉压痛)。10%~25% 的小腿肌间静脉血栓进展为深静脉血栓,肌间静脉血栓(约 4.7%)是肺栓塞的栓子主要来源之一,肌间静脉血栓直径>7 mm 是形成肺栓塞的一个重要高危因素。2016 年发表的美国胸科医师协会(American College of Chest Physicians,ACCP)抗栓治疗指南中指出,与胫静脉和腓静脉血栓相比,小腿 MCVT 的危害较小,可通过超声多普勒密切监测血栓情况;当患者出现严重的临床症状或者存在肌间静脉血栓位置靠近近端静脉、

D-二聚体显著升高、血栓广泛形成(例如:长度>5 cm,最大直径>7 mm,涉及多条静脉)和活动性癌症等高风险因素时,建议抗凝治疗;对于出血高风险患者应积极监测血栓延展情况,不推荐抗凝治疗。

3. 小腿肌间静脉血栓治疗方法有哪些?

(1)首选抗凝治疗。口服抗凝药物利伐沙班片 10 mg,1 次/d;或低分子量肝素钙注射液 5 kU,皮下注射,1 次/晚。

(2)对于高龄(≥80 岁)、低体重(≤50 kg)及轻中度肾功能不全(肌酐清除率 30~80 mL/min)患者,抗凝药物可减量应用。

(3)对于小腿肿胀明显者,建议治疗 2 周后,穿弹力袜(推荐 2 级压力梯度弹力袜,压力为 30~40 mmHg)进一步减轻症状,预防血栓形成后综合征。

(4)是否需要植入滤器:一般不建议植入滤器,对存在抗凝治疗后血栓进展,且合并抗凝禁忌证、抗凝出现出血并发症的患者可考虑下腔静脉滤器植入术,首选可回收滤器。

病例 3　静脉留置针致右贵要浅静脉血栓形成的护理

一、临床资料

患者,男性,56 岁,已婚,身高 175 cm,体重 68 kg,体重指数 22.20 kg/m²,无基础疾病史,吸烟史 15 年,30 支/d,偶尔少量饮酒。患者于 2021 年 11 月 4 日因摔伤致左膝关节骨折,伤后在某医院行扩创及 VSD 负压引流冲洗术,术后给予抗感染、消肿及抗凝药物治疗 15 d,术后膝关节内侧伤口愈合一般,为求进一步治疗,2022 年 1 月 4 日就诊我院。入科后遵医嘱继续给予 VSD 负压引流冲洗及常规护理。Caprini 评分 3 分,期间卧位休息,告知患者血栓基础预防措施。2022 年 1 月 13 日在硬膜外麻醉下行左膝关节扩创+复合组织瓣修复创面术。术中右前臂 22G 一次性回缩式留置针贵要浅静脉穿刺(患者穿刺部位血管欠佳,进针时护士反复穿刺),局部无红肿,手术时间 2 h,术后无管道引流,Caprini 评分由 3 分改为 6 分,医嘱给予抗凝、消肿、止痛及促进骨质愈合药物治疗。术后 4 d 在行日间治疗时,观察右前臂静脉留置针穿刺点部位红肿(输入 0.9% 氯化钠注射液250 mL+注射用骨瓜提取物 75 mg 时药液外渗,滴速 90 滴/min 左右),局部疼痛,皮肤温度高于对侧皮肤温度,伴水肿,形成条索痕,可触及条索状静脉,符合美国静脉输液护理学会(INS)2016 版静脉炎 Ⅲ 期标准,立即拔除留置针,局部使用 50% 硫酸镁持续湿敷,并在对侧肢体继续采用钢针穿刺实施静脉输液。患者因经济条件受限当日强烈拒绝抗血栓药物低分子肝素钠皮下注射 1 次/d,护士及医生多次沟通均无效,于当日遵医嘱停止低分子肝素钠0.6 mL 皮下注射。术后 6 d 观察右前臂贵要浅静脉红肿、疼痛减轻,皮肤温度降低,条索状静脉硬结无改善,请医院静疗组会诊,建议超声检查,结果提示右前臂贵要浅静脉血栓形成。医嘱给予口服利伐沙班片 1 次/d,定期彩超复查。患者不按医嘱口服药物,且强烈要求出院,医生即在局麻下行右前臂贵要浅静脉血栓取出术,术中取出约 7 cm 栓子,完善局部处理后办理出院手续。

二、相关检验检查

1. 与静脉血栓相关的血液异常指标　2022 年 1 月 5 日:①D-二聚体测定0.89 mg/L(正常值 0～0.5 mg/L);②甘油三酯 2.15 mmol/L(正常值 0.2～1.7 mmol/L)。

分析:D-二聚体异常,高脂血症。

2. 与静脉血栓相关的超声异常指标　2022 年 1 月 20 日:床旁局部彩超检查,右前臂贵要静脉针孔下方周围管腔增宽,内可见暗淡回声充填,静脉压缩性差。超声提示:右前臂贵要静脉血栓形成。

三、原因分析

1. 患者因素

(1)术后 Caprini 评分 6 分属于高危因素,医嘱下达抗凝药物治疗,4 d 后患者因经济原因拒绝使用,多次劝阻无效。

(2)护士进行血栓基础预防宣教后患者依从性较差,主动、被动活动均不能有效落实。

(3)术区 VSD 负压引流管道冲洗期间使患者卧床>3 d,限制了下肢活动。

2. 管理因素

（1）科室血栓管理制度内容不健全。

（2）科室督导机制不完善，针对风险评估、健康宣教及留置针维护缺少监管制度。

（3）静疗组对留置针维护已进行统一规范，科内护士对冲封管有懈怠心理。

3. 护士因素

（1）临床护士工作琐事多，对患者血栓基础预防措施督导不及时。

（2）部分护士欠缺慎独意识，输液前、后冲封管方法不规范。

（3）患者血管条件较差，手术室护士穿刺反复回针，导致血管内膜损伤，增加血栓发生风险。

（4）部分护士重视度不够，留置针穿刺部位观察不到位，发现时已是静脉炎Ⅲ级。

（5）部分护士宣教缺少艺术性，导致患者基础预防依从性欠佳。

4. 其他方面

（1）输液用具选择：一次性回缩留置针无正压接头，冲封管后会产生血液再次回流管道现象。

（2）药物滴速控制：护士未及时巡视液体，导致成人常规输液液体输入过快（90 滴／min）。

四、改进措施

（1）建立监管模式：针对 Caprini 评分高危患者班班交接，建立血栓联络员—班组长—护士长三级监管体制。

（2）正确冲、封管：规范全科护士冲、封管方法。

（3）每天评估穿刺部位情况，透过敷料触诊穿刺部位，询问患者是否有压痛。如有静脉炎、感染或导管故障应立刻拔除导管。

（4）提高护士宣教的艺术性：良好的沟通机制有利于提高患者功能锻炼的依从性。

（5）做好患者健康教育：告知患者发生血栓的危害及严重性；针对记忆力差、重视度不足及管道限制肢体活动的患者，可采取有效的方法引导患者给予配合。

（6）药物预防可根据患者家庭条件选择。

（7）建立下肢肢体活动功能锻炼督导卡,指导患者功能锻炼。

（8）穿刺部位肢体活动:告知患者留置针穿刺肢体可适当活动,避免剧烈活动、用力过度或提重物,以免回血堵管。

（9）与手术室沟通提高静脉留置针穿刺技术,保证一针穿刺成功率,血管条件不好者可由穿刺技术好的护士穿刺。

（10）使用带有正压接头的留置针,避免血液反流导致血栓形成。

（11）根据药液的性质严格控制输液速度,告知家属不要随意调节滴速。

五、造成静脉留置针血栓的原因

1. 患者高脂血症　2022 年 1 月 5 日甘油三酯 2.15 mmol/L,其正常值为 0.23～1.70 mmol/L,甘油三酯水平增高亦增加血液黏稠度、血流速度减慢、管腔壁有脂肪沉积,进一步使管壁增厚,管腔径变窄,血栓发生率增加。

2. 反复穿刺造成血管内膜损伤　患者手部血管欠妥,手术室护士反复穿刺造成血管内膜损伤,从而增加血栓发生率。

3. 未正确进行冲、封管　输液前、输液结束后均应规范冲、封管,而实际操作中仅在输液后进行了封管。

4. 留置针穿刺肢体活动欠妥　穿刺肢体制动,静脉血流较慢,有发生血小板沉淀的可能,增加血栓发生率。

5. 留置针使用期间未做好观察　输液前、输液中、输液后均要检查留置针局部穿刺皮肤情况,如有红、肿、热、痛等情况,应立即拔出。如触摸留置针穿刺部位有索状硬结,建议彩超检查,判断是否存在浅静脉血栓。

6. 静脉输液滴速　根据药物的 pH 值、浓度及渗透压选择合适的输液工具,严格控制输液速度,查阅 0.9% 氯化钠注射液 250 mL 和注射用骨瓜提取物的酸碱度、浓度和渗透压均属于低危药品,适宜选择外周静脉留置针或钢针,而正常成年人的输液速度为每分钟 60～80 滴/min,而患者输液速度 90 滴/min,输注药物速度相对所在血管较快时,会产生压力阻碍原血管内正常血液回流,导致导管开口远端静脉血液淤滞,增加血栓发生风险。

六、案例特点

根据患者年龄、吸烟史、饮酒史、高脂血症、血液高凝状态、手术及术后卧床等一系列因素,患者是血栓发生的高危人群,术后给予基础预防、物理预防及药物预防,患者依从性差,作为护理人员对该患者重视度不足,措施落实过程中未进行正确引导,且术中静脉留置针反复穿刺、术后液体输注过快、留置针穿刺部位观察不及时、输液前后冲封管方法不正确导致留置针相关导管血栓形成,给临床工作带来警醒。

七、相关知识连接

1. 导致血栓性静脉炎的原因都有哪些?

(1)导管型号过大:PVC、CVC、PICC导管直径超过穿刺静脉血管直径的2/3。

(2)导管材质:非硅胶材质导管过硬刺激静脉血管内膜导致血栓形成。

(3)静脉血管内膜破损:因穿刺或摩擦导致静脉血管内膜破损,启动凝血系统。

(4)输注刺激性药物或输注速度过快:因刺激静脉血管内膜至炎性反应,启动凝血系统。

(5)局部多次穿刺:多次穿刺导致静脉血管内膜损伤,启动凝血系统。

(6)机体防御反应:纤维蛋白对进入血管内的导管进行包绕,诱发启动凝血系统。

2. 临床穿刺工具的选择原则是什么?

(1)评估穿刺部位皮肤情况和静脉条件,使用能够满足治疗需求的最小和最短型号的导管。

2)输注溶液pH值<5或>9,或渗透压>600 mOsm/L,或最终葡萄糖浓度大于10%时考虑使用中心静脉导管。

(3)输注刺激性药物时应选择较粗的外周静脉,避免在手部和手指静脉进行输注。

(4)一次性静脉输液钢针:宜用于短期或单次给药,腐蚀性药物不应使用一次性静脉输液钢针。

(5)外周静脉留置针:宜用于短期静脉输液治疗,不宜用于腐蚀性药物、胃肠外营养、渗透压超过 900 mOsm/L 的液体药物。

(6)PICC:宜用于中长期静脉治疗,可用于任何性质的药物输注,不应用于高压注射泵注射造影剂和血流动力学监测(耐高压导管除外)。

(7)CVC:可用于任何性质的药物输注、血流动力学的监测,不应用于高压注射泵注射造影剂(耐高压导管除外)。

(8)PORT:可用于任何性质的药物输注,不应使用高压注射泵注射造影剂(耐高压导管除外)。

3.药物对血管本身或局部组织损伤较大的因素都有什么?

pH 值、渗透压、药物本身的毒性、刺激性及药物间的配伍禁忌。药物在生产、制剂、使用过程中产生的杂质及溶媒等都有可能对血管造成损伤。

4.临床 pH 值和渗透压正常范围各是多少?

(1)pH 值:正常血液 pH 值为 7.35 ~ 7.45,液体的 pH 值在 6 ~ 8 时对静脉影响较小,pH 值低于 4.1 时,血管内膜可出现严重组织学改变,pH 值高于 9 或低于 5 时,均可致酸碱失衡,影响上皮细胞吸收水分,增加血管通透性,出现局部红肿、血液循环障碍、组织缺血缺氧,干扰血管内膜的正常代谢及正常功能,并诱发血小板聚集和继发的血栓性静脉炎的链式反应。

(2)渗透压:正常血浆渗透压为 280 ~ 310 mOsm/L,285 mOsm/L 是等渗标准线。渗透压的危险度如下。

高度危险:渗透压>600 mOsm/L。中度危险:渗透压 400 ~ 600 mOsm/L。低度危险:渗透压<400 mOsm/L。

5.临床常用 pH 值<5 或>9 的药物及渗透压>600 mOsm/L 有哪些?

(1)pH 值<5 的药物有:去甲肾上腺素、盐酸多巴酚丁胺、多巴胺、多西环素、胺碘酮、异丙嗪、七叶皂苷、表柔比星、妥布霉素、万古霉素。

(2)pH 值>9 的药物有:5-FU、阿昔洛韦、更昔洛韦、氨苄西林、环丙沙星、苯妥英钠。

(3)渗透压>600 mOsm/L 的药物有:50% 葡萄糖、3% 氯化钠、10% 氯化钾、5% 碳酸氢钠、静脉营养液、TPN、20% 甘露醇、右旋糖酐、5-FU、长春新碱、胺碘酮、碘海醇注射液。

6. 血管通路装置(VAD)的拔除时机在什么时候?

(1)每日评估每个外周和非隧道式中心血管通路装置(CVAD)。

(2)当出现未能解决的并发症、终止输液治疗或护理计划中确实不需要时,应该拔除 VAD。

(3)不能仅仅根据留置时间的长短来拔除 VAD,因为最佳留置时间尚未可知。

7. 临床冲、封管液的选择及注意事项?

(1)一次性使用装置(例如单剂量小瓶和预充导管冲洗器)是冲管和封管的首选。

(2)在冲管和封管之前,应对连接表面进行消毒。

(3)使用不含防腐剂的 0.9% 氯化钠溶液进行冲洗(外周血管通路装置为 5 mL、中心血管通路装置为 10 mL)。

(4)使用 10 mL 的注射器或专门设计以产生较低的注射压力(即 10 mL 直径的注射器筒)的注射器来评估血管通路装置的功能,注意是否存在任何阻力。

(5)静脉注射药物后应该以相同的注射速率,使用不含防腐剂的 0.9% 氯化钠冲洗血管通路装置管腔。使用的冲洗溶液量应足够充分清除从给药装置到血管通路装置之间的腔内药物。

(6)使用正压技术,尽量减少血液回流至血管通路腔。

(7)每次使用后立即封住外周静脉留置针(对暂时不需要使用的外周静脉留置针,应每隔 24 h 进行 1 次封管)。

(8)中心静脉导管封管液的选择目前暂无临床研究证据推荐。

(9)根据血管通路装置和无针接头的使用说明,使用 10 U/mL 的肝素或不含防腐剂的 0.9% 氯化钠溶液来封住中心血管通路装置。

(10)用于血液透析的 CVAD 封管时,应该使用枸橼酸或肝素封管液;建议使用低浓度枸橼酸(<5%),以降低 CABSI 和 CVAD 功能丧失的风险;可以每周使用一次组织纤溶酶原激活物(TPA),作为一种预防性措施以降低 CVAD 导管堵管的风险;由于没有足够的证据证明封管液之间存在差异,选择何种封管液由临床工作者斟酌决定。

(11)通常建议使用高浓度的肝素和枸橼酸钠,来维持用于血浆分离的 CVAD 的通畅性。

(12)持续输注含肝素的溶液(例如,1 U/mL 的肝素)或不含防腐剂的

0.9% 氯化钠溶液,以维持用于进行血流动力学监测的动脉导管的畅通性。应根据临床导管堵管的风险、预期留置动脉导管的时间及患者因素(如对肝素敏感性),决定是否使用不含防腐剂的 0.9% 氯化钠溶液来替代肝素溶液。

(13)对于新生儿和儿童患者,需采取以下建议。

1)新生儿使用的所有 CVAD,应该使用 0.5 U/kg 的肝素来进行持续输注。对于需要长期使用 CVAD 的婴儿和儿童,目前尚无足够的证据支持使用间歇性肝素还是 0.9% 氯化钠溶液。

2)新生儿使用的脐动脉导管,可通过持续输注 0.25 ~ 1.00 U/mL (肝素总剂量为 25 ~ 200 U/kg/d)的肝素保持导管通畅,并降低血栓形成风险。

(14)如果出现以下情形,则应更换为另一种封管液:当认为肝素封管液会导致药物不良反应;出现肝素诱导性血小板减少症伴血栓形成(HITT);肝素封管会导致通过 CVAD 抽取血样的实验室检测结果不准确。血液透析导管中的肝素浓度过高会产生全身抗凝反应。据报告,HIT 与使用肝素封管液有关,其患病率目前尚不清楚。

(15)出于治疗和预防目的,在以下情况中可对长期使用 CVAD 的患者使用抗菌封管液:曾多次患有 CLABSI 的患者、高风险人群,以及尽管采取了其他感染预防方法,但与 CVAD 相关 BSI 发生率仍极高的医疗单元。

病例 4　胸椎骨折伴下肢深静脉血栓行下腔静脉滤器植入术后的护理

一、临床资料

患者,男性,49 岁,身高 170 cm,体重 70 kg,BMI 24 kg/m²。既往史:右手拇指开放性外伤,余无特殊。于 2021 年 1 月 1 日从约 4 m 的高处坠落,致全身多处疼痛,双下肢麻木无力 30 min,不能行走,以"脊髓损伤伴不全瘫;胸椎骨折;腰椎骨折;骨盆骨折;肋骨骨折"收入科。查体:胸 11、胸 12、腰 1 棘突间隙压痛、叩击痛,双下肢肌力约 Ⅱ 级,双下肢皮肤感觉减退,双侧提睾反射减弱,鞍区皮肤感觉减退,骨盆挤压分离试验阳性,双下肢直腿抬高试验阳性,双膝腱反射减弱,双跟腱反射减弱。未吸氧状态下血氧饱和度为 95%,给予低流量吸氧

(2 L/min)、卧硬板床休息、抗感染、镇痛及补液等对症处理,并积极完善相关检查。于 2021 年 1 月 12 日在全身麻醉下行胸椎骨折切开复位、植骨融合+椎弓根螺钉内固定术,术后给予预防感染、营养神经、镇痛、补液等药物治疗。入院、术前、术后 Caprini 评分分别为 12 分、16 分、22 分,均属于高危患者,给予基础预防、物理预防、药物预防(利伐沙班片 20 mg 口服 1 次/d)相结合的预防措施。2021 年 2 月 10 日 9:00 查体见患者左下肢 2 度肿胀,无疼痛,无色素沉着,皮肤颜色红润,足背动脉搏动正常,皮温正常,浅表静脉裸露不明显,左足背轻微凹陷性水肿。床旁 B 超示左下肢肌间至髂总静脉血栓形成。于 2021 年 2 月 10 日 13:30 在局麻下行下腔静脉滤器植入术,术后给予右腹股沟处敷料加压固定,右下肢制动 24 h、溶栓(利伐沙班片 20 mg,口服,1 次/d)、下肢气压治疗等处理。双下肢血液循环良好,皮肤颜色红润,足背动脉搏动正常。2021 年 3 月 1 日复查双下肢 B 超示:左下肢深静脉血栓形成(陈旧性)。2021 年 3 月 4 日行下腔静脉滤器取出术,术后右腹股沟处敷料加压固定,双下肢血液循环良好,皮肤颜色红润,足背动脉搏动正常,术后 12 h 后右腹股沟处加压敷料给予松解,局部穿刺点无肿胀,无渗液。患者于 2021 年 3 月 5 日出院。

二、相关检验检查

（一）与静脉血栓相关的异常检验结果

1. 2021 年 1 月 2 日　纤维蛋白原降解产物 21.98 μg/mL(正常值:0 ~ 5 μg/L);D-二聚体 5.77 mg/L(正常值:0 ~ 0.5 mg/L);凝血酶原时间 15.5 s(正常值:9 ~ 13 s);凝血酶原活动度 50.1%(正常值:70% ~ 150%);血糖 6.99 mmol/L(正常值:3.9 ~ 6.1 mmol/L)(入院检查)。

2. 2021 年 1 月 11 日　D-二聚体 0.95 mg/L(正常值:0 ~ 0.5 mg/L)(使用抗凝药物后)。

3. 2021 年 2 月 6 日　纤维蛋白原降解产物 5.04 μg/mL(正常值:0 ~ 5 μg/L);D-二聚体 2.34 mg/L(正常值:0 ~ 5 μg/L)。

4. 2021 年 2 月 10 日　纤维蛋白原降解产物 10.72 μg/mL(正常值:0 ~ 5 μg/L);D-二聚体 3.26 mg/L(正常值:0 ~ 5 μg/L)(滤器植入前)。

5. 2021 年 2 月 14 日　D-二聚体 1.12 mg/L(正常值:0 ~ 5 μg/L)(滤器植入使用抗凝药物后)。

6.2021 年 3 月 2 日　D-二聚体 0.56 mg/L(正常值:0 ~ 5 μg/L);凝血酶原时间 13.3 s(正常值:9 ~ 13 s);凝血酶原活动度 65.4%(正常值:70% ~ 150%)(准备取出滤器前复查)。

(二)与静脉血栓相关的超声检查结果

1.2021 年 2 月 10 日下肢静脉彩超提示　左下肢深静脉(股总、股浅、腘静脉、胫后、肌间静脉)血栓形成(滤器植入前)。

2.2021 年 2 月 20 日下肢静脉彩超提示　左下肢深静脉(股浅、胫后、腘静脉)血栓形成,股总、肌间静脉未见明显血栓形成(滤器植入使用抗凝药物后)。

3.2021 年 3 月 1 日下肢静脉彩超提示　左下肢深静脉(股浅、胫后、腘静脉)管腔内可见不均质低回声及强回声充填,可见条状血流信号通过。印象:左下肢深静脉血栓形成(陈旧性)(准备取出滤器前复查,静脉血栓激发炎症反应,血栓与血管壁粘连较紧密,变为陈旧性血栓,不易脱落)。

三、血栓形成的主要原因

患者,男性,49 岁,急性脊髓损伤、多发性创伤、全身多处骨折病史,双下肢肌力 Ⅱ 级,双下肢主动活动能力差,有吸烟史,长期卧床,胸椎骨折术后,手术时长 3.5 h,多种因素导致该患者具备了血栓形成的三要素"血流缓慢、血液高凝状态、静脉内膜损伤",入院 Caprini 评分为 12 分,所以该患者属于深静脉血栓发生的高危人群。该患者卧床期间形成下肢深静脉血栓,形成静脉血栓的原因具体分析如下。

1.血流缓慢的原因

(1)疾病因素:患者多发骨折、脊髓和神经损伤致活动受限,瘫痪,病情严重、围手术期及术后长期卧床、因切口疼痛惧怕活动,主动活动意愿弱、体位限制等导致活动能力显著降低,血流速度减缓而致血液流动滞缓,下肢深静脉血栓发生率显著增加。

(2)手术因素:手术持续时间 3.5 h。有研究表明,手术持续时间 3 h 以上,静脉血栓发病率可达到 62.5%。术中俯卧位时间长,腹压增加,且对髂腹股沟区形成直接压迫,腹、盆腔静脉回流受阻,肢体制动等致静脉血流淤滞,增加了血小板凝血因子等与静脉内皮接触的时间,如发生在受损的静脉内皮,DVT 的发生率将大大增加。

（3）麻醉因素：近年来，多项研究表明，麻醉方式对手术患者凝血功能具有较大的影响，可能诱发 DVT。全身麻醉和硬膜外麻醉是骨科手术较为常用的麻醉方式，其中全身麻醉具有麻醉全面、起效快、麻醉方法简单等特点，术中完全处于无意识状态，不仅能够提高手术舒适度，还能够预防术中躁动，便于手术操作。同时，术中可以根据麻醉情况追加麻醉药物，保证手术的顺利进行。而全身麻醉法会在一定程度上增加患者血液黏稠性，降低病患下肢血流量，以至于患者出现下肢 DVT 率上升。全身麻醉患者术后出现 DVT 的概率为 7.5%，硬膜外麻醉患者术后出现 DVT 概率为 4.0%，长期麻醉以及术后制动会导致患者下肢活动量降低，引发麻痹、血流迟缓以及血液黏稠度增加等现象。有文献证实，在发生骨折性创伤之后，因为静脉瓣发生损害，血液内的止血因子数量有所增多。抗凝血因子活性降低，引起血液高凝。接受全身麻醉的患者血小板以及纤维蛋白原含量显著比硬膜外麻醉者高，其凝血酶原时间以及凝血酶时间更短，容易引发 DVT。

2. 血液高凝状态的原因　　血液高凝状态分为遗传性高凝状态和获得性高凝状态。遗传性高凝状态包括凝血酶Ⅲ缺乏、蛋白 C 和蛋白 S 缺乏等。获得性高凝状态包括既往血栓事件、近期大手术史、存在中心静脉置管、创伤、制动、恶性肿瘤、妊娠、使用口服避孕药或肝素、骨髓增生性疾病、抗磷脂综合征（antiphospholipid syndrome，APS）以及其他一些重大疾病等。

综合病史，该患者明显属于获得性高凝状态。原因如下。

（1）脊柱手术对人体的生理干扰较大，手术的创伤刺激了血小板进而引发凝聚，激活了凝血因子，导致机体长期处于一种高凝状态。

（2）其次术中植入金属及其他材料（螺钉 10 枚，连接棒 2 根，人工骨修复材料等），使得血管内皮受损，凝血系统得以激活。

（3）术后使用了止血药物、输血，全血输入极易引发血栓。

3. 静脉内膜损伤的原因　　静脉内皮具有良好的抗凝和抑制血小板黏附和聚集的功能，完整的内膜是预防 DVT 的前提。该患者有手术史、人工材料植入、中心静脉置管、静脉穿刺、输注有刺激性强或高渗的溶液（抗生素、20% 甘露醇、10% 氯化钾、复方氨基酸）等均可导致静脉内皮损伤，内膜下层及胶原裸露、静脉内皮及其功能受损，促使生物活性物质释放，启动内源性凝血系统，同时静脉壁电荷改变，导致血小板聚集、黏附，形成血栓。

胸腰段脊柱骨折合并脊髓损伤采取手术治疗后，需长期卧床制动，导致下肢静脉血液回流以及周围血管扩张血流减缓,加之手术以及本身创伤造成的血小板功能亢进,数量增加,血管内皮受损,异常的凝血因子激活状态等引起的血液高凝,均可增加患者下肢 DVT 的发生。对于深静脉栓塞,重在预防,督促患者按时服用抗凝血药,早期活动患肢进行功能锻炼,促进下肢血液回流,注意观察,一旦发现患肢出现不对称性的剧烈疼痛,尤以小腿处最为明显时,立即报告医师,进行相关检查。一旦确定,应注意栓子脱落可引起肺栓塞而危及生命。

四、血栓形成的护理措施

1. 一般护理措施

(1)病情观察与评估:听取患者主诉,每班观察患者双下肢肿胀、疼痛、皮肤色泽、温度等情况,每班评估双下肢远端动脉搏动情况。每班测量双侧大腿、小腿周径并进行对比。观察患者有无胸痛、呼吸困难、咳嗽、出汗、咯血、休克、晕厥等肺栓塞症状。

(2)体位护理:抬高患肢 20°~30°,避免在腘窝或小腿下垫枕,禁止在下肢进行穿刺、输液。禁止局部按摩、热敷,防止栓子脱落。

(3)饮食护理:在患者心肾功能允许的条件下,指导患者多饮水(2 000~2 500 mL/d),以稀释血液,降低血液黏稠度;预防便秘,告知患者不能用力排便。

(4)用药护理:请相关科室会诊,遵医嘱予抗凝药物治疗:利伐沙班片 20 mg,口服,1 次/d,观察有无药物不良反应,出现贫血、鼻出血、牙龈出血、肠道及尿道出血、皮下出血、血肿、淤血等症状时,及时汇报医生。万一漏服,如果距离下次服药时间>12 h,可以补服。

(5)健康教育:告知患者及家属预防下肢深静脉血栓脱落的相关要求,并教会患者学会自我观察,护士做好督导,提高患者及陪护的依从性,医护患三位一体,降低住院患者血栓的发生率。

(6)复诊指导:出院 3~6 个月后复诊,告知患者若出现下肢肿胀疼痛,平卧或抬高患肢仍不能缓解时,及时就诊。

2. 下腔静脉滤器(IVCF)置入的护理措施

(1)IVCF 置入术前评估

1)一般评估。①患者评估:患者,男性,49 岁,小学文化程度,心理状态焦虑、担心、害怕,能配合医护工作。患者现为胸椎骨折切开复位、植骨融合+椎弓根螺钉内固定术后第 29 天,多种因素导致该患者具备了血栓形成的三要素"血流缓慢、血液高凝状态、静脉内膜损伤",出现左下肢深静脉血栓形成。既往无DVT 及 IVCF 置入史、药物过敏史、传染病史,不存在 IVCF 置入禁忌。②环境评估:室温 18 ~ 22 ℃,湿度 50% ~ 60% 为宜;舒适、安静、空气新鲜;床帘或屏风遮挡保护患者隐私;减少陪护,限制探视。

2)专科评估。①意识、生命体征:患者意识清楚,配合程度好,体温、脉搏、呼吸、血压、血氧饱和度均在正常范围。②患肢评估:a. 患肢周径或(和)双下肢周径差(左大腿周径 46 cm,右大腿周径 44.5 cm,双下肢小腿周径 32 cm)。b. 患肢皮肤温度正常、颜色红润,感觉、运动正常,足背动脉搏动正常,无疼痛。③穿刺部位评估:穿刺部位皮肤无红肿、疼痛、外伤、瘢痕、溃疡等。④重要脏器功能评估:a. 呼吸功能评估,评估患者无头晕、心慌、胸闷、胸痛、咯血等症状,无气喘、呼吸困难、发绀等体征。b. 心功能评估,患者未存在心律失常和心肌缺血。c.肝、肾功能评估,患者肝、肾功能正常,无复发性尿路感染、透析和移植手术史。⑤风险及自理能力评分:跌倒/坠床评分及压力性损伤风险评估为高危,患者日常生活活动能力评分 30 分,根据评分结果采取相应的术前预防措施。

(2)IVCF 术前护理

1)心理护理。术前患者出现精神紧张、焦虑、情绪不稳定。给予患者详细的健康教育,包括为患者讲解 IVCF 置入的目的、滤器保护的原理、手术过程、并发症及其处理方法等。

2)生活指导。宜进食低盐、低脂、清淡易消化、高维生素、富含纤维素食物;保持大便通畅,避免用力排便、剧烈咳嗽等可能引起静脉压升高的因素。

手术在局部麻醉下进行,因此术前不必强调禁食。

3)体位与 DVT 患肢护理。①卧床休息:予以患肢抬高 20° ~ 30°,可有效促进下肢静脉血液回流,减轻患肢肿胀、疼痛程度。②避免膝下腘窝处垫枕,以免阻滞深静脉回流,急性 DVT 患者避免患肢按摩、捏提等被动运动。③保持患肢处于功能位,避免因患肢受压或长时间弯曲而引起静脉回流不畅。④严禁挤压、按摩患肢,防止血栓脱落造成肺栓塞。⑤患肢观察:观察患者肢体皮肤温度、颜色、感觉、运动、肿胀情况、疼痛程度、末梢循环。

(3)IVCF 术后护理

1)定时监测患者生命体征。

2)观察患肢温度、色泽,穿刺肢体足背动脉搏动情况等,发现异常及时向医生汇报。

3)体位护理:帮助患者采取平卧位并抬高患肢。卧床时间>24 h,经动脉保留导管溶栓的患者下肢应制动12 h。

4)穿刺部位的护理:穿刺点用沙袋压迫2~4 h,观察有无出血情况。如发现血肿立刻通知医生,测量并标记血肿范围,增加沙袋压迫力度(通常用1 kg沙袋压迫24~48 h),直至血肿范围不再扩大后停止压迫。

5)定时测量小腿及大腿的周径并与前一次的数据进行比较,以判断溶栓疗效,及时报告医生。

6)并发症的护理:①观察有无下腔静脉穿孔的表现。如果出现血压下降甚至休克的征象,要立即汇报医生,配合医生做好取出滤器或进行静脉修补术的准备工作。②观察有无滤器捕获导致下腔静脉血栓形成的表现。当滤器拦截较大栓子时,血流缓慢造成滤器上方或下方下腔静脉血栓形成,可出现腿部肿胀,应立即通知医生紧急处理。

7)健康教育:向患者解释IVCF置入术后的相关注意事项,尤其是术后当天的注意事项,取得患者的配合,减少并发症的发生。

3. IVCF取出后的护理措施

(1)监测生命体征。

(2)观察术区情况,患肢制动24 h并抬高20°~30°,敷料加压固定,局部穿刺点无肿胀、无渗液。

(3)双下肢血液循环良好,感觉、活动正常。

五、案例特点

该患者属于突发意外事故,机体损伤大,病情危重,入院Caprini评分为12分,已属于极高危患者,D-二聚体持续超出正常水平,术前虽给予了基本预防、物理预防、药物预防,D-二聚体也一度从5.77 mg/L下降至0.95 mg/L,但仍超出正常范围,且后续又有回升现象,考虑因素如下。

1. 疾病相关因素　患者多发骨折,脊髓和神经损伤致活动受限,瘫痪,病情严重、围手术期及术后长期卧床、因切口疼痛惧怕活动、主动活动意愿弱、体位限制等导致活动能力显著降低,血流速度减缓而致血液流动滞缓,下肢深静脉血栓发生率显著增加。

2. 护理相关因素　各项基础措施(早活动、多饮水、吹气球、抬高患肢等)缺乏监督落实不到位;没有多种形式的血栓宣教方法导致宣教未引起患者的重视;功能锻炼指导不到位导致肢体活动方法不正确;对早期有预见性的识别VTE 能力不足。

3. 医疗相关因素　骨科患者是发生深静脉血栓的高危人群,从 2009 年《中国骨科大手术静脉血栓栓塞症预防指南》推广应用以来,它着重关注的是骨盆与髋臼骨折、髋膝关节置换、股骨干骨折等,对脊柱部位的手术在指南中较少提及,关注不够。但脊柱手术有其特点,如常规手术体位取俯卧位,手术时间长。有研究表明,手术时长与静脉血栓发病率呈正相关,手术时长 1~2 h DVT 发生率20% ;2~3 h 为 46.7% ;超过 3 h 高达 62.5% 。另有学者指出,手术时间>120 min 增加 DVT 风险 4.318 倍;日本骨科协会发布的《预防静脉血栓栓塞指南》将脊柱外科手术列为骨科领域 DVT 的中度风险,手术时间一般为 3 h 左右。手术时间越长,静脉血栓发生率越高,再加上骨科手术原有的特点,如术中植入金属材料、骨水泥或人工骨及需要使用电刀、磨钻等一系列操作会更加引发静脉血栓的高危因素,因此有必要对脊柱手术术中如何预防 DVT 进行深入研究。另外,脊柱手术虽然并发椎管内血肿较少见,但后果严重,因此需要根据患者的实际情况,个性化选择是否抗凝、抗凝时机、抗凝方式及抗凝疗程,权衡血栓预防与出血风险的利弊。

六、相关知识链接

(一)下腔静脉滤器概念

下腔静脉滤器(IVCF)是为预防下腔静脉系统血栓脱落引起 PTE 而设计的一种装置。

(二)IVCF 的分类

就现有滤器的性质可分为 3 类。

1. 永久性滤器　植入后长期留置腔静脉内。

2. 临时性滤器　临时植入腔静脉,待 PE 风险过后,一般是 2 周后,必须从腔静脉取出。

3. 可转换性滤器 植入腔静脉后可以回收,但各种原因不需要或不能取出时,可转换为永久植入。

(三)IVCF 置入术的适应证与禁忌证

1. 适应证

(1)绝对适应证

1)已经发生肺动脉栓塞或下腔、髂、股、腘静脉血栓形成的患者有下述情况之一者。①存在抗凝治疗禁忌证者。②抗凝治疗过程中发生出血等并发症。③充分的抗凝治疗后仍复发肺动脉栓塞和各种原因不能达到充分抗凝者。

2)肺动脉栓塞,同时存在下肢深静脉血栓形成者。

3)髂、股静脉或下腔静脉内有游离血栓或大量血栓。

4)诊断为易栓症且反复发生肺动脉栓塞者。

5)急性下肢深静脉血栓形成,欲行经导管溶栓和血栓清除者。

(2)相对适应证:主要为预防性滤器置入,选择需谨慎。

1)严重创伤,伴有或可能发生下肢深静脉血栓形成,包括闭合性颅脑损伤、脊髓损伤、下肢多发性长骨骨折或骨盆骨折等。

2)临界性心肺功能储备伴有下肢深静脉血栓形成。

3)慢性肺动脉高压伴高凝血状态。

4)高危险因素患者,如肢体长期制动、重症监护患者。

5)高龄、长期卧床伴高凝血状态。

2. 禁忌证

(1)绝对禁忌证:慢性下腔静脉血栓,下腔静脉重度狭窄者。

(2)相对禁忌证:①严重的大面积肺动脉栓塞,病情凶险,已生命垂危者。②伴有菌血症或毒血症。③未成年人。④下腔静脉直径超过或等于所备用滤器的最大直径。

(四)IVCF 术后并发症及处理

1. 近期并发症

(1)滤器倾斜:滤器倾斜指滤器的中轴线与滤器所处的下腔静脉中轴线夹角≥15°。

滤器倾斜可能与 IVCF 放置位置不佳、主动脉搏动、胃肠蠕动、体位及下腔静脉迂曲或扁平等因素有关。滤器过度倾斜后,会影响其机械性保护效果。

【预防及处理】

术后影像学检查有利于早期发现滤器倾斜,护士应告知患者其重要性,使患者积极配合检查。

关注患者术后症状、体征,注意有无发生呼吸困难、胸闷、咯血等PTE征象,协助医师早鉴别、早处理。

(2)滤器移位:滤器移位是指经X射线平片、CT或血管造影检查发现滤器位置较释放时发生变化(头侧移位或尾侧移位)超过2 cm。

滤器移位可以在滤器释放后立即发生,也可以在滤器释放后数日或数月内发生;滤器移位可以是局部上下移动,也可以是长距离移动,如进入右心房、右心室或肺动脉主干。

【预防及处理】

护士应关注术中测量的下腔静脉直径,IVCF的型号、释放位置、张开情况等是滤器移位的关键影响因素,密切观察患者的症状和体征。

当滤器严重移位时,可采用介入或外科手术方法及时取出,护士须协助完善术前准备。

(3)下腔静脉穿孔:下腔静脉穿孔相对少见,原因多数是因滤器置入下腔静脉后位置不正确,发生移动、成角、倾斜或滤器自身设计不合理,为了追求稳定而将滤器钩脚做得过于锐利。

滤器支撑脚穿透下腔静脉,可损伤后腹膜组织或腹腔脏器,如:损伤小肠后引起消化道反复出血,甚至穿透腹主动脉。

【预防及处理】

IVCF置入期间,护士需要观察患者有无不明原因的腹痛或因十二指肠穿孔、主动脉瘤、梗阻性肾病、腹膜后血肿等引起的症状和体征,如造成腹膜后大量出血或断裂滤器支撑脚穿透腹主动脉、肠壁时,须配合医生抢救并做好急诊手术准备。

(4)下腔静脉阻塞:下腔静脉阻塞是指当滤器内拦截血栓或滤器内血栓形成时,可造成急性的下腔静脉阻塞,导致患肢DVT复发和(或)对侧下肢DVT。

【预防及处理】

护士需要关注者是否存在以下情况:患肢肿胀突然加重、对侧肢体肿胀、不明原因腹痛不适等。

2. 远期并发症

(1)滤器内血栓形成:滤器内血栓形成是由于下肢 DVT 向滤器蔓延、滤器倾斜、滤器作为异物诱发血栓、滤器拦截脱落血栓或血液呈高凝状态所致。

滤器倾斜角增大可导致滤器顶端贴壁过多,导致顶端内膜增生或纤维化,从而易于血栓形成。

【预防及处理】

护士需要告知患者注意有无 DVT 症状复发或加重、慢性下腔静脉阻塞的表现,如腹壁浅静脉曲张、下肢色素沉着及静脉性溃疡等,如有不适及时就诊。

(2)滤器断裂:滤器断裂发生率为 2%～10%,断裂原因可能与滤器支撑条被邻近椎体压迫,尤其是骨赘压迫及迂曲的主动脉压迫和搏动有关。

IVCF 断裂患者中少部分可出现临床症状,以胸痛最为常见,其次是呼吸困难或腰、腹痛,部分患者发病隐匿并无胸、腰、腹痛等相关临床症状,而是在检查中被意外发现。

【预防及处理】

护士应告知患者不同滤器并发症的主要症状有哪些,若有胸、腰、腹部疼痛,心悸、胸闷等不适表现,在相关科室就诊时,勿忘提供病史,必要时介入科就诊。

(3)再发肺血栓栓塞症(PTE)

滤器倾斜、滤器对血栓的滤过效果降低或细小栓子脱落等可造成小范围PTE,其临床症状不明显,往往被忽视。

【预防及处理】

护士需要密切观察患者生命体征的变化,如出现呼吸困难、胸痛、痰中带血、血氧饱和度下降,应疑及再发 PTE。

(五)IVCF 术后对患者的健康教育

(1)IVCF 不能绝对预防 PTE 的发生,IVCF 通过拦截肢体静脉脱落的血栓,阻止其进入肺循环,达到预防 PTE 的治疗目的。

滤器的设计理念是拦截直径 4 mm 以上的栓子,而目前临床研究发现可以造成肺动脉小分支阻塞的血栓直径约为 6 mm,因此,它可以有效预防绝大多数PTE 的发生,但当大量直径<4 mm 的栓子同时或多次脱落或来自滤器近心端的血栓脱落,以及来自肺动脉内的血栓繁衍、高凝状态未纠正、滤器变形或倾斜导致滤过效果下降等情况下,IVCF 不能绝对预防 PTE。

(2)术后保持良好的生活作息和饮食习惯,遵医嘱按时服药,定期复诊,掌握口服抗凝药物的副作用,坚持自查。

（3）腹内压增高可导致IVCF变形、移位、支撑条损伤血管内膜等,因此,IVCF置入体内期间避免负重劳动和一切腹内压增高的因素,如剧烈咳嗽、过度弯腰、用力排便、剧烈运动等。

（4）临时性IVCF或者可取出IVCF置入患者应遵医嘱在推荐回收时间内回医院取出。

（5）IVCF置入术后随访。IVCF如未取出,应在术后第1、3、6个月时各随访1次,并在第6个月行下腔静脉造影和（或）CT血管成像（CTA）检查,之后每年做1次CTA随访。

病例5　脑梗死后遗症患者伴双下肢静脉血栓的护理

一、临床资料

患者,赵某,女性,86岁,已婚,身高160 cm,体重48 kg,BMI 18.75 kg/m²,2022年11月22日因"受凉后出现发热、食欲缺乏、精神状态差"入院,体温:38.0 ℃脉搏:110次/min呼吸:22次/min血压:93/56 mmHg。入院诊断:①肺部感染。②Ⅰ型呼吸衰竭。③陈旧性脑梗死。既往史:2型糖尿病、高血压、脑梗死病史7年,遗留有右侧肢体肌力4级,可独自缓慢行走。2021年9月、11月在家摔倒2次,坠床1次,致右下肢擦伤、活动受限后一直卧床休息。查体:患者神志呈嗜睡状,双侧下肢肢体肿胀,右侧肢体较明显,骶尾部多处有不可分期压力性损伤。根据静脉血栓栓塞症风险评估表（基于Padua模型）评分为9分,属于高风险患者。医嘱给予无创呼吸机辅助呼吸、抗感染、补液及纠正电解质紊乱等治疗,并同时进行多学科会诊,给予抗凝、保护胃黏膜、保护肾功能等对症处理,伤口门诊护士根据患者病情制定治疗方案并定期换药。23日床旁彩超:右下肢深静脉及左下肢腘静脉广泛血栓形成。遵医嘱给予抗凝药达肝素钠注射液0.2 mL（1次/d）,25日发现大便呈黑色,急查大便常规:隐血试验阳性,遵医嘱停达肝素钠注射液。26日查大便潜血试验转阴,27日复查血栓相关检验结果升高,遵医嘱给予低分子量肝素钠0.3 mL（1次/12 h）,经治疗及护理措施,患者未再出现消化道出血,血栓未脱落。

二、与血栓相关异常辅助检查

1. 双下肢静脉彩超示　右下肢深静脉(股总静脉、股浅静脉、腘静脉、胫后静脉)及左下肢腘静脉广泛血栓形成、双下肢动脉硬化并多发斑块形成、双侧腘动脉中度狭窄,估测狭窄率均为50%~60%。

2. 静脉血栓相关异常检验结果显示　D-二聚体测定13.84 mg/L(正常值:0~0.5 mg/L);纤维蛋白原降解产物86.3 μg/L(正常值:0~5 μg/mL);血糖13.38 mmol/L(正常值:3.9~6.1 g/L);甘油三酯3.24 mmol/L(正常值:0.23~1.70 mmol/L)。

3. 复查静脉血栓相关异常检验结果示　D-二聚体测定44.73 mg/L(正常值:0~0.5 mg/L);纤维蛋白降解产物82.73 μg/mL(正常值:0~5 μg/mL);血糖8.55 mmol/L(正常值:3.9~6.1 g/L);甘油三酯6.03 mmol/L(正常值:0.23~1.70 mmol/L)。

三、抗血栓治疗

1. 抗凝药物

(1)2022年11月23日遵医嘱给予抗凝药达肝素钠注射液0.2 mL(1次/d),定期复查凝血功能,观察是否有出血等不良反应。2022年11月25日患者发现大便呈黑色,急查大便常规提示:隐血试验阳性。为减少出血量的增加,遵医嘱停达肝素钠注射液。

(2)2022年11月27日复查静脉血栓异常相关检验结果升高,查大便潜血转阴,遵医嘱给予低分子量肝素钠0.3 mL(1次/12 h),同时定期检测血红蛋白及观察出血情况,并给予抑制剂抑酸、保护胃黏膜等治疗措施。

(3)无溶栓指证:根据患者病情及溶栓适应证与禁忌证分析,该患者存在高龄(86岁)、近期有手术或外伤史、基础病多(糖尿病、高血压、脑梗死)、病情危重、多器官功能衰竭、长期卧床伴高凝血状态等禁忌证。

四、双下肢深静脉血栓形成的原因

患者自身原因患者年龄 86 岁,基础疾病多(脑梗死、糖尿病、高血压、多处压力性损伤),摔倒、坠床后长期卧床。多种原因造成运动能力降低,肌肉萎缩无力,下肢深静脉丧失血液循环的动力,血流速度减慢,甚至发生瘀滞,容易引起血栓的发生。具体原因如下。

1. **血流缓慢的原因**　该患者脑梗死后遗症肌力 4 级、运动不良、体位限制等导致活动能力进一步降低。患者摔倒、坠床后长期卧床(>8 d),血流速度减缓而致血液淤滞形成血栓。

患者既往糖尿病病史 7 年余,长时间处于高血糖水平状态,血液中纤维蛋白原含量异常,血液黏滞性增高,血流速度减慢。

2. **血液高凝状态的原因**

(1)高血糖:患者长期处于高血糖环境,高血糖不但可以增加凝血因子Ⅶ、Ⅷ等的活性,更可以激活蛋白激酶 C,增加血小板 VWF(血管性血友病)因子分泌,产生凝血酶并激活因子 Xa,最终造成凝血的发生。

(2)高脂血症:甘油三酯:3.24 mmol/L,其正常值为:0.23 ~ 1.70 mmol/L。D-二聚体:44.73 mg/L,其正常值<0.5 mg/L,高于正常值的 8 倍。甘油三酯和D-二聚体数值增高不仅损伤血管内皮细胞,增加血管内皮的通透性,促进血小板聚集;同时还损伤纤溶系统和增加凝血活性,使血液达到高凝状态。

(3)纤维蛋白(原)降解:86.3 μg/mL,其正常值为:0 ~ 5 μg/mL。主要是综合反映体内凝血和纤溶亢进的敏感指标,在高凝状态,血栓发生时,其含量升高,反映机体纤溶活性的总水平,也是血栓形成和溶解的标志。

3. **静脉内膜损伤的原因**

(1)高血糖能够促进血管病变导致组织器官缺血,损伤微血管、大血管及周围神经,导致静脉内膜损伤。

(2)患者身上多处不可分期压力性损伤,长期暴露污染,易诱发急性感染引起发热,加重血管内皮的损伤。

4. **诱发因素**　患者肌力 4 级,行动不便,在家期间多次摔倒、坠床后处于长期卧床状态,缺乏主动和被动锻炼,造成血液在下肢失去肌肉泵的挤压作用,血流缓慢;患者受凉后,食欲差,一星期左右进食水较少,造成机体处于液体不平衡状态,促使血液黏稠度增加,血液的高凝状态增加。

五、下肢深静脉血栓的护理措施

1. 基础预防　协助患者抬高下肢,保持患肢高于心脏水平面20~30 cm,以利于静脉血液回流,减轻患肢肿胀;由于患者双下肢血栓,禁做踝泵运动;每日测量患肢腿围并做好记录,发现异常及时报告医生。

2. 物理预防(该患者禁用)　身上多处不可分期压力性损伤、双下肢静脉血栓、双下肢呈屈曲状态、严重的双下肢水肿,属于物理预防的禁忌证。

3. 药物治疗

(1)使用低分子肝素钠腹部定位卡,完成注射后采用棉球迅速按压,按压10 min,按压皮肤深陷1 cm,预防皮肤局部淤青、皮下出血、血肿、淤血现象。

(2)密切观察患者出血情况,观察有无伤口、穿刺点、皮下、鼻腔、牙龈、尿道出血,痰中带血及消化道出血等,并记录在静脉血栓栓塞症患者抗凝药物出血观察表。如有异常情况及时告知医生,给予相应的处理。

4. 并发症观察　密切观察患者生命体征的变化,肢端的血运、皮肤温度、下肢动脉搏动变化情况,注意观察患者有无胸痛、呼吸困难、咳嗽、出汗、咯血、休克、晕厥等肺栓塞症状。如患者突然出现呼吸困难、发绀,保持呼吸道通畅,避免发生呛咳、窒息,应高度警惕肺栓塞的发生。

5. 体位护理　该患者双下肢深静脉血栓(要求制动),骶尾部多处不可分期压力性损伤(要求翻身),针对此矛盾点,给予个性化的体位护理措施。

(1)在压力性损伤方面,选择交替充气床垫全身减压,骶尾区、双足跟选择有边型泡沫敷料减压。

(2)协助患者定时翻身,防止皮肤长期受压,避免长时间保持一个姿势,以促进血液循环。翻身过程中应当注意保持下肢不动,动作轻柔,避免出现翻身过程中血栓的脱落造成肺栓塞的发生。

6. 饮食护理　嘱患者少量多次饮水(根据病情每日约1 000 mL),给予高热量、高蛋白、高维生素、低脂饮食,以保持大便通畅,避免因排便困难造成腹内压增高,影响下肢静脉回流及造成血栓脱落。

(1)健康教育:①禁止局部双下肢挤压、按摩和热敷,防止栓子脱落。②避免在膝下垫硬枕,用过紧的腰带和紧身衣物而影响静脉回流。③向患者家属讲解预防压力损伤处的治疗及护理措施,保持皮肤清洁。

（2）护理评价:住院期间为患者讲解 VTE 相关知识,结合该患者情况制定个体化的护理措施,在医护人员的精心护理下和患者家属的积极配合治疗,住院期间未发生血栓脱落。

六、该静脉血栓案例特点

脑梗死后遗症出现深静脉血栓,给予抗血栓等药物治疗后,患者出现消化道出血症状,为权衡血栓与出血之间的利弊关系,根据患者静脉血栓相关检验指标及出血情况,及时调整抗凝药物,使用抗凝药物期间,使用静脉血栓栓塞症患者抗凝药物出血观察记录表,以便护士能够及时发现患者身体各部位有无出血情况。针对患者下肢深静脉血栓需制动与压力损伤处需翻身这一问题,制定个性化的体位护理措施,避免翻身过程中血栓脱落,造成肺栓塞。

七、相关知识链接

1. 脑梗死后遗症患者为什么容易发生深静脉血栓?

（1）年龄:随着年龄增加,老年人凝血因子活性增高,小腿肌肉泵作用减弱导致血液瘀滞。研究显示 80 岁以上人群深静脉血栓发病率是 30 岁人群的 30 余倍。

（2）基础疾病:脑梗死患者多伴有高血压、糖尿病、高脂血症或房颤等病史,是促使下肢深静脉血栓形成的高危因素,主要表现白细胞和血小板增高、血小板凝聚性增强从而增高血液黏稠度。

（3）瘫痪、长期卧床:瘫痪肢体长时间固定某个体位,失去肌肉泵的挤压作用造成血流缓慢淤滞,并在下肢静脉内形成涡流,激活内源性凝血系统。此外,长期卧床使腿部静脉处于低剪切速率和低流率状态,增加血液黏度,促进静脉血栓形成。

2. 脑梗死患者早期如何预防下肢深静脉血栓?

（1）早期运动护理训练

1）被动活动（适用于昏迷或神志不清患者）:被动活动应循环锻炼,每天早晚各 1 次,每次 3 ~ 5 min。①踝部活动:协助患者进行被动足部内翻、踝部活动、屈伸练习,每20次/min。②膝关节的锻炼:协助患者进行膝关节屈伸、内收外展的运动,每20次/min。③肢体按摩:协助患者采取揉捏的形式进行按摩,从近心端到远心端按摩患者患肢的腓肠肌、股四头肌及股二头肌。每次侧患肢按摩5 min。

2)主动锻炼:对于意识清晰的患者,鼓励患者进行下肢主动锻炼,首先,对其进行深呼吸练习,在进行练习10 min后,开展踝关节的内翻和外翻练习,重复20次,然后开展踝关节背屈和跖屈练习,频率也是重复20次,最后指导患者主动进行腓肠肌、股二头肌、臀大肌的收缩锻炼等,练习程度以患者能够耐受为宜。

3)日常生活自理能力训练:鼓励患者进行更衣、刷牙、进食、如厕等生活自理能力的练习,条件许可者,鼓励其多使用患肢。

4)行走训练:逐步从下床直立、单腿扶拐行走到独立行走、走平路、上楼梯等,循序渐进,由易到难,根据患者的具体情况选择训练内容,并根据进展情况适当调整训练目标,使患者保持训练的积极性,达到最好的训练效果。

(2)保护静脉　选用静脉留置针输液,减少静脉穿刺次数。尽量避免采用下肢静脉输液或静脉注射刺激性药物,以预防静脉炎。若必须使用下肢静脉,应保证一次穿刺成功,减少不必要的股静脉穿刺。

3.患者如何早期识别发现下肢静脉血栓及腿围的测量方法?

(1)症状:最常见的是一侧肢体的突然肿胀,局部感到疼痛、压痛,行走时加剧,轻者局部仅感沉重,站立时症状加重。

(2)浅静脉曲张:表现为突然出现剧烈肿痛,患肢广泛性明显肿胀,皮肤张紧发亮、发绀,可发生水疱,皮温明显降低,足背、胫后动脉消失,全身反应明显,体温大多超过39 ℃,常常出现肢体静脉坏疽及休克,成为股青肿。

(3)观察患者下肢肿胀的程度,并测量双下肢周径,做好记录并进行对比,异常者及时就诊。

(4)腿围的测方法:以髌骨为中心,下10 cm、上15 cm,测量周径。要求定皮尺、定部位、定时间监测,反复测量3次,取平均值测量双下肢相应不同平面的腿围,并与前日记录做对比,患侧肢体周径比健侧>1 cm则为肿胀,此时需经超声检查进行判定是否有深静脉血栓。

4.抗凝药物相关知识

(1)达肝素钠

1)作用:是常用的抗血栓剂的一种,抗血栓作用强,通过将抗凝血因子和凝血酶的抑制强化,阻止血栓的形成,在治疗急性冠状动脉综合征、脑梗死及血液透析中有良好的应用效果。

2)常见不良反应:抗血栓作用强,易引起出血,尤其是在大剂量时;注射部位皮下血肿和暂时性轻微的血小板减少症;可见暂时性中度肝氨基转移酶增高;罕见皮肤坏死、脱发、过敏反应等。

(2)低分子量肝素钠

1)作用:有抗凝血、抗血栓、调血脂、抗肿瘤等作用,与普通肝素相比具有皮下注射吸收好、半衰期长、生物利用率高,与血浆、血小板亲和力小,副作用小等优点。

2)常见不良反应:轻微出血表现;低分子量肝素为酶诱导剂,少数患者使用后血清谷氨酸-丙酮酸氨基转移酶轻度增高,停药后可恢复;出现全身或局部过敏反应;极少情况血小板减少;注射局部出现小瘀斑。

(3)利伐沙班

1)作用:用于择期髋关节或膝关节置换手术成年患者;治疗成人深静脉血栓形成和肺栓塞;用于非瓣膜性房颤成年患者,降低卒中和体循环栓塞的风险。

2)常见不良反应:最常见的不良反应是出血;利伐沙班可引起恶心、呕吐、上腹痛、口干、消化不良等不良反应;有些患者还会引起肝脏转氨酶的升高以及引起肾功的损害;偶尔患者会引起过敏反应,如出血、皮肤瘙痒、皮疹等。

(4)华法林

1)作用:用于需长期持续抗凝的患者;能防止血栓的形成及发展,用于治疗血栓栓塞性疾病;治疗手术后或创伤的静脉血栓形成,并可作心肌梗死的辅助用药;对曾有血栓栓塞病患者及有术后血栓并发症危险者,可予预防性用药。

2)常见不良反应:过量容易导致各种出血,早期表现有瘀斑、紫癜、牙龈出血、伤口出血经久不愈、月经量过多等;肠壁血肿可致亚急性肠梗阻,也可见硬膜下颅内出血和穿刺部血肿;偶见有恶心、呕吐、腹泻、瘙痒性皮疹。

病例6 剖宫产术中发生羊水栓塞患者的护理

一、临床资料

患者,女性,29岁,孕39⁺³周,孕1产0,定期行围产保健检查均无异常,身高163 cm,体重70 kg,BMI 26.3 kg/m²,Caprini评分1分,低危等级。

二、诊疗经过

患者于2017年6月7日14:00宫缩规律,18:00宫口开大3 cm,S=−2,18:20主诉寒颤发冷,无心慌胸闷,无头晕头痛,无恶心呕吐,测体温38.2 ℃,脉搏90次/min,血压90/60 mmHg。查体:神志清,精神欠佳,听诊心肺无异常,胎心140次/min。急查血常规,19:00胎膜自破,羊水清,听胎心140次/min,宫缩(15~20)s/(3~4)min。19:20血常规回示:白细胞2.2×10⁹/L↓[正常值:(3.5~10)×10⁹/L];中性粒细胞比率79.4%↑(正常值:40%~75%);淋巴细胞比率16.8%↓(正常值:20%~50%);给予头孢克肟及新癀片口服对症治疗,19:40时送入产房待产,此时孕妇出现呕吐1次为胃内容物,非喷射状,无头痛、头晕,监测生命体征平稳,遂连续电子胎心监护,胎心率波动在130~148次/min,宫缩规律,于19:50宫口开大6 cm⁺,羊水Ⅰ度污染,19:53胎心监护显示:胎心波动于80~90次/min,立即给予左侧卧位、吸氧,无明显改善,考虑胎儿宫内窘迫,随时有胎死宫内风险,建议急诊剖宫产术。

三、术中发生羊水栓塞诊疗过程

术中见羊水量中,Ⅲ度污染,于2017年6月7日20:25 LOA娩出一男活婴,重3 820 g,1 min Apgar评分5分,5 min评分7分,因新生儿窒息转新生儿ICU。检查胎盘胎膜剥离完整,术中出血约300 mL。在逐层缝合过程中,产妇于21:00突感胸闷、呼吸急促、寒战,心电监护示:心率波动在120~130次/min,血压

90/50 mmHg,血氧饱和度 85%,考虑羊水栓塞,立即给予地塞米松注射液 20 mg 静脉注射抗过敏、盐酸罂粟碱注射液 30 mg 缓慢静脉注射对症治疗;同时给予扩容、升压等措施。急查血常规、交叉配血、血凝。血常规回示:白细胞 2.7×10^9/L↓[正常值:(3.5~10)×10^9/L];红细胞 2.71×10^{12}/L↓[正常值:(3.68~5.13)×10^{12}/L];血红蛋白 80 g/L↓(正常值:113~151 g/L);凝血功能:凝血酶原时间 19.3 s↑(正常值:9~13 s);部分凝血酶原时间 126.0 s↑(正常值:20~36.8 s);D-二聚体 14.04 μg/mL↑(正常值:0~0.5 μg/mL);纤维蛋白原降解产物 32.8 μg/mL↑(正常值:0~5 μg/mL);凝血酶时间 44.1 s↑(正常值:14~21 s);纤维蛋白原(无法测出)(正常值:2~4 g/L);血气分析示:呼吸性酸中毒。羊水栓塞明确,并发急性 DIC,立即给予补充血容量、血浆,于 21:21 手术结束,患者生命体征平稳,症状缓解,子宫收缩具体,阴道出血量少,转入 ICU 继续观察治疗。术中诊断:①孕 39^{+5}周,孕 1 产 1,LOA,剖娩一活男婴;②新生儿窒息;③羊水栓塞;④弥散性血管内凝血;⑤失血性贫血。

四、术后诊疗经过

术后给予头孢美唑钠、奥硝唑防治感染,氨甲环酸氯化钠纠正凝血功能治疗,静脉滴注缩宫素促进子宫收缩,并适量补液,持续心电监护,记录 24 h 出入量,观察阴道出血情况,复查血常规、血凝。血栓评估:9 分,极高危级别,因患者目前凝血功能障碍尚未纠正,使用肝素抗凝治疗弊大于利,故给予间歇充气压力波治疗及踝泵运动,预防下肢深静脉血栓,严密动态观察病情变化。详述如下。

时间	血栓评分	治疗	预防措施	检查、化验结果
2017 年 6 月 7 日 22:04	9 分 极高危	因血常规提示贫血，输注同型红细胞悬液 3 U，因凝血功能障碍给予输注冰冻血浆 210 mL，人纤维蛋白原 2 g		血红蛋白 80 g/L↓（正常值:113～151 g/L）；凝血酶原时间 19.3 s↑（正常值:9～13 s）；纤维蛋白原 0 g/L↓（正常值:2～4 g/L）；纤维蛋白原降解产物 32.8 μg/mL↑；D-二聚体 14.048 μg/mL↑（正常值:0～0.5 μg/mL）
2017 年 6 月 8 日 5:49	9 分 极高危	因患者血红蛋白进行性下降，考虑有活动性出血，给予输注同型红细胞悬液 3 U，血浆 170 mL，人纤维蛋白原 2 g，继续抗感染、促宫缩及适量补液	血栓预防措施以基础预防与物理预防为主。1. 基础预防（1）使用血栓警示标识（2）向患者及家属进行静脉血栓知识宣教（3）早期主动及被动肢体活动，勤翻身（4）病情允许的情况下每日饮水 2 000～3 000 mL 2. 物理预防以间歇充气压力波治疗仪为主，2 次/d，同时强调主动运动，包括踝泵运动，病情允许的情况下适当下床活动	血红蛋白 73 g/L↓（正常值:113～151 g/L）；凝血酶原时间 15.9 s↑（正常值:9～13 s）；纤维蛋白原 0.45 g/L↓（正常值:2～4 g/L）；纤维蛋白原降解产物 14.2 μg/mL↑（正常值:0～5 μg/mL）；D-二聚体 28.10 μg/mL↑（正常值:0～0.5 μg/mL）
2017 年 6 月 9 日 6:34	9 分 极高危	因贫血给予输注同型红细胞悬液 3 U，血浆 180 mL 及营养支持治疗		血红蛋白 61 g/L↓（正常值:113～151 g/L）；凝血酶原时间 14.6 s↑（正常值:9～13 s）；纤维蛋白原 1.74 g/L↓（正常值:2～4 g/L）；D-二聚体 12.29 μg/mL↑（正常值:0～0.5 μg/mL）；彩超:子宫符合剖宫产后超声改变
2017 年 6 月 11 日 6:48	10 分 极高危	考虑有皮下及盆腹腔内出血，在腰硬联合麻醉下行剖腹探查术，术中见皮下大量陈旧性血块，盆腔可见大量陈旧性积血，术中清除积血约 2 000 mL，术中尿量 600 mL，术后给予补充血容量，抗感染及止血治疗		血红蛋白 61 g/L↓（正常值:113～151 g/L）；凝血酶原时间 11.1 s（正常值:9～13 s）；凝血酶时间 14.8 s（正常值:14～21 s）；纤维蛋白原 2.55 g/L（正常值:2～4 g/L）；D-二聚体 10.71 μg/mL↑（正常值:0～0.5 μg/mL）；彩超提示:盆腹腔回声不均质包块（考虑血块），盆腹腔积液（少量），子宫符合产后超声改变（必要时进一步检查）
2017 年 6 月 13 日 6:12	10 分 极高危	给予静脉输注白蛋白 10 g，继续抗感染及营养支持		血红蛋白 110 g/L（正常值:113～151 g/L）；凝血酶原时间 11.5 s（正常值:9～13 s）；凝血酶时间 21.6 s↑（正常值:14～21 s）；纤维蛋白原 3.43 g/L（正常值:2～4 g/L）；D-二聚体 3.93 μg/mL↑（正常值:0～0.5 μg/mL）
2017 年 6 月 16 日 7:02	10 分 极高危	继续抗感染及营养支持		血红蛋白 112 g/L（正常值:113～151 g/L）；凝血酶原时间 11.6 s（正常值:9～13 s）；凝血酶时间 21.5 s↑（正常值:14～21 s）；纤维蛋白原 2.53 g/L（正常值:2～4 g/L）；D-二聚体 1.20 μg/mL↑（正常值:0～0.5 μg/mL）

2017 年 6 月 18 日患者要求出院,生命体征正常,腹部切开口 II 甲愈合,血栓评估:10 分,极高危级别,嘱患者每日饮水 2 000 ~ 3 000 mL,适当活动,注意观察双下肢有无肿胀及疼痛情况,如有不适及时诊治。

五、主要护理问题及措施

(一)重视不典型羊水栓塞指征

1. 问题依据　该患者于 21:00 突感胸闷、呼吸急促、寒战,心电监护示:心率波动在 120 ~ 130 次/min,血压 90/50 mmHg,血氧饱和度 85%。不典型羊水栓塞:有些羊水栓塞的临床表现并不典型,仅出现低血压、心律失常、呼吸短促、抽搐、急性胎儿窘迫、心脏骤停、产后出血、凝血功能障碍或典型羊水栓塞的前驱症状。从回顾性分析该患者应属于不典型羊水栓塞。

2. 具体原因

(1)羊膜腔内压力过高:临产后,子宫收缩时羊膜腔内压力可高达 100 ~ 175 mmHg,该患者于 6:00 出现不规律宫缩至 19:50 宫口开大 6 cm,持续近 14 h,虽宫缩强度中等,但当羊膜腔内压力明显超过静脉压时,羊水有可能被挤入破损的微血管而进入母体血液循环。

(2)血窦开放:该患者进入产程宫口进行性开大,在宫颈扩张的情况下有可能会引起宫颈上的毛细血管破裂,羊水可通过破损的血管或破损的血窦进入母体血液循环;在手术过程中羊水也可通过剖宫产切口开放的血管进入母体血液循环。

(3)胎膜破裂:大部分羊水栓塞发生在胎膜破裂以后,该患者于 19:00 胎膜自破,宫缩规律,羊水可从子宫蜕膜或宫颈管破损的小血管进入母体血液循环中。

3. 护理措施

(1)产时护理措施:①立即充分给氧,改善重要器官的缺氧状态。②保持呼吸道通畅,随时协助麻醉师进行气管插管、呼吸机辅助通气。③迅速建立多条静脉通路,保持液体输入通畅,严格控制液体入量,并记录出入量,每半小时汇报。④严密监测生命体征变化,保持心输出量及血压稳定,注意观察意识状态。⑤密切观察尿量,尿量是反应肾脏灌流及全身血容量是否足够最敏感的指标。⑥出血情况观察。a.注意观察宫缩及阴道出血量情况,及时评估出血量及血液是否凝固;b.注意观察有无皮肤黏膜出血、渗血,并警惕脑出血的发生。⑦认真执行准确记录。记录用药执行时间及用药途径、用药后反应。⑧做好保暖措施,保持床单位干燥整齐,预防压力性损伤。⑨给予双下肢按摩,预防下肢深静脉血栓。

(2)产后护理措施:①出血情况观察。密切观察患者阴道出血量及出血是否凝固,做好腹部伤口的护理,遵医嘱给予腹部伤口微波照射2次/d,并注意观察伤口有无渗血、渗液情况。②吸氧。术后遵医嘱给予持续低流量吸氧,如出现心衰与肺水肿,则在吸氧过程中加50%酒精湿化。③记录与监测病情变化。密切观察生命体征、定时观察子宫收缩情况及注意观察阴道出血量,准确记录24 h出入量,输血时严格执行查对制度,输血过程中密切监测患者病情变化,及有无输血反应。④预防感染。做好会阴部位护理,遵医嘱碘伏擦洗外阴2次/d,注意观察体温与恶露情况。⑤乳房护理。患者母婴分离,应指导和协助患者在产后6 h开始挤奶,1次/3 h,每次挤奶20~30 min。⑥膳食营养。指导患者多摄入高蛋白、富含铁的食物,多食用水果、蔬菜类食物,防止便秘。⑦心理干预。消除患者负面情绪,避免其产生心理压力,帮助其建立战胜疾病的自信心。⑧物理预防。因肝素治疗羊水栓塞DIC尚存在争议,DIC早期高凝状态难以把握,使用肝素治疗弊大于利,因此不推荐肝素治疗,故该患者给予间歇充气压力波治疗、踝泵运动等物理治疗预防下肢深静脉血栓。

六、案例特点

根据该患者的临床表现属于不典型羊水栓塞,羊水栓塞以起病急骤、病情凶险、难以预测、死亡率高为临床特点,多数死于呼吸、循环衰竭,其次死于凝血功能障碍,是极其严重的分娩期并发症。发病率(1.9~7.7)/10万,死亡率19%~86%。本案例抢救成功的关键是早期识别,多学科合作,积极处理凝血功能,未发生产后大量出血情况,且术后给予抗感染,补充血容量、血小板、纤维蛋白原等治疗,为患者挽救了生命且保留了子宫,主要措施如下。

(1)早期快速识别,抓住抢救时机:该患者术中突感胸闷、呼吸急促、寒战,心率波动在120~130次/min,血压90/50 mmHg,属于不典型羊水栓塞症状,医护反应速度,明确诊断,快速启动抢救预案。

(2)早诊断、早治疗:边检查边组织多学科抢救。①呼吸支持治疗:立即保持呼吸道通畅,充分给氧,尽早保持良好的通气是成功的关键。②循环支持:术中及时备血、抗过敏治疗,同时给予扩容、升压等措施。

(3)多学科密切协助:麻醉科、心肺科、血液科、输血检验科等相关科室给予保障支持。

(4)积极处理凝血功能:早期积极进行凝血功能状态的评估,选择恰当的止血方法及时机,快速补充血液制品,及时补充凝血因子、血浆、纤维蛋白原等,静脉输注氨甲环酸。

(5)全面监测密切观察病情:立即进行严格的全面监护,全面监测贯穿于抢救的始终。包括血压、呼吸、心率、血氧饱和度、心电图、中心静脉压、心排出量、动脉血气和凝血功能等。

七、反　思

重视临床指标,提高预见性:患者术后两天连续输注同型红细胞悬液 6 U,同时输入血浆 350 mL,且红细胞、血小板持续下降中,说明存在内出血的可能。针对此类高风险患者应术后及时反复行彩超检查腹、盆腔有无内出血情况。

八、相关知识链接

1. 羊水栓塞的病因是什么?

高龄初产、经产妇、宫颈裂伤、子宫破裂、羊水过多、多胎妊娠、子宫收缩过强、急产、胎膜早破、前置胎盘、子宫破裂,剖宫产和刮宫术等可能是羊水栓塞的诱发因素。具体原因不明,可能与下列因素有关。①羊膜腔内压力过高:临产后,特别是第二产程子宫收缩时羊膜腔内压力可高达 100~175 mmHg 当羊膜腔内压力明显超过静脉压时,羊水有可能被挤入破损的微血管而进入母体血液循环。②血窦开放:分娩过程中各种原因引起的宫颈或宫体损伤、血窦破裂,羊水可通过破损的血管或破损的血窦进入母体血液循环。③胎膜破裂:大部分羊水栓塞发生在胎膜破裂以后,羊水可从子宫蜕膜或宫颈管破损的小血管进入母体血液循环中。

2. 羊水栓塞如何诊断？

羊水栓塞应基于临床表现和诱发因素进行诊断，母血涂片或器官病理检查找到羊水有形成分不是诊断羊水栓塞的必需依据，即使找到羊水有形成分，如果临床表现不支持，也不能诊断羊水栓塞；如果临床表现支持羊水栓塞的诊断，即使没有找到羊水有形成分，也应诊断羊水栓塞。

羊水栓塞的诊断是临床诊断，血常规、凝血功能、血气分析、心肌酶谱、心电图、X射线胸片、超声心动图、血栓弹力图、血流动力学监测等有助于羊水栓塞的诊断及病情监测。

目前尚无国际统一的羊水栓塞诊断标准和实验室诊断指标。常用的诊断依据如下。

（1）临床表现：出现以下表现之一即考虑羊水栓塞。①血压骤降或心脏骤停。②急性缺氧如呼吸困难、发绀或呼吸停止。③凝血功能障碍或无法解释的严重出血。

（2）诱发因素：以上临床表现发生在阴道分娩、剖宫产、刮宫术或产后短时间内（多数发生在产后 30 min 内）。

（3）以上临床表现不能用其他疾病来解释。

3. 羊水栓塞如何鉴别诊断？

（1）应与产后大出血出现的凝血功能障碍相鉴别。

（2）应逐一排除导致心力衰竭、呼吸衰竭、循环衰竭的疾病包括肺栓塞、空气栓塞、心肌梗死、心律失常、围产期心肌病、主动脉夹层、脑血管意外、药物引发的过敏性反应、输血反应、麻醉并发症（全身麻醉或高位硬膜外麻醉）、子宫破裂、胎盘早剥、子痫等。

4. 羊水栓塞如何预防？

正确使用缩宫素，防止宫缩过强。人工破膜在宫缩间歇期进行。产程中避免产伤、子宫破裂、子宫颈裂伤等。

病例 7　房颤患者反复下肢动脉血栓行血栓抽吸术后的护理

一、临床资料

患者,张某,男性,76岁,身高176 cm,体重75 kg,BMI 24.21 kg/m²,突发左下肢疼痛、麻木、发凉30 min入院。既往史:心房颤动、脑栓塞、左下肢动脉栓塞。查体:左下肢膝关节以下皮温减低,呈黄白色,足背动脉搏动消失,右下肢皮温正常,右足背动脉搏动良好,腿围周径:膝上左/右60 cm/51 cm,膝下左/右47 cm/41 cm。诊断:①左下肢动脉栓塞;②心房颤动(永久性);③冠心病;④高血压2级。急诊在介入室行左侧下肢动脉造影及血栓抽吸术,并留置溶栓导管给予溶栓、抗凝等治疗。术后第3天复查下肢动脉造影,左侧腘动脉及膝下动脉血流恢复正常,血栓消失,拔除溶栓导管、动脉鞘,经过治疗,患者未诉左下肢疼痛发作,皮温恢复正常,呈红润色,足背动脉搏动恢复,腿围周径:膝上左/右47.5 cm/47.4 cm,膝下左/右38 cm/37.5 cm,患者康复出院。

二、与血栓相关异常辅助检查

1. 下肢动脉超声提示　双下肢动脉内中膜增厚并有斑块、左下肢腘动脉及以下动脉栓塞。

2. 心电图提示　异位心律,心房颤动、ST-T呈缺血改变。

3. 急查血结果提示　糖化血红蛋白7.2%↑(正常值:4%～6%),血糖6.85 mmol/L↑(正常值:3.9～6.1 mmol/L),凝血酶原时间25.6 s↑(正常值:9～13 s),国际标准化比值(INR)1.45↑(正常值:0.8～1.3)。

三、术后抗血栓药物治疗

1. 抗凝药　华法林2.5 mg口服,低分子肝素钠注射液0.6 mL皮下注射,2 次/d。

2. 溶栓药　0.9%氯化钠注射液 50 mL 加注射用尿激酶 50 万 U(50 mL/h)泵入,0.9%氯化钠注射液 50 mL 加肝素钠注射液 0.25 万 U(4.5 mL/h)交替泵入使用。

四、房颤患者下肢动脉血栓形成的原因

该患者为高龄人群,基础疾病多(高血压、脑栓塞、下肢动脉栓塞),反复住院手术,依从性差。不规律服用抗凝药物等,入院静脉血栓栓塞症风险评估表(基于 Padua 模型)为 10 分,是血栓的高危人群。具体原因分析如下。

(一)造成患者血流缓慢的原因

1. 房颤病史　该患者房颤发作时心房扩张、纤维化增加,有效收缩功能丧失,血流动力学紊乱,血流瘀滞,导致血流缓慢,从而易形成血栓。

2. 高龄化　患者 76 岁,肌肉收缩能力下降,下肢日常活动量减少,血液流动相对缓慢,下肢血液处于滞缓状态。

3. 手术史　患者既往有脑栓塞、血管外科取栓术病史,会对人体三大抗凝系统造成破坏,属于血栓高危险人群。

4. 糖尿病　患者入院后连续监测血糖值高,确诊为 2 型糖尿病,血液中纤维蛋白原含量异常,血液黏滞性增高,血流速度减慢。

(二)造成患者血液高凝状态(血液成分的异常)的原因

1. 房颤病史　患者的高凝状态与凝血级联激活、血小板反应性增加或纤维功能受损有关。

2. 冠心病史　患者存在不同程度冠脉粥样硬化,会激活血小板聚集、黏附机制,诱发血液高凝状态。

3. 高血压史　患者本身由于血压高,血管硬化、弹性差、收缩能力差,血管修复能力差,易导致内源性凝血反应的发生。

4. 糖尿病　患者处于高血糖环境:高血糖不但可以增加凝血因子Ⅶ、Ⅷ等的活性,更可以激活蛋白激酶 C,增加血小板 VWF 因子分泌,产生凝血酶并激活因子 Xa,最终造成凝血的发生。

(三)静脉内膜损伤的原因

1. 手术史　患者有脑梗死、下肢动脉栓塞手术史,不可避免地对周围血管、肌肉等组织产生损伤。

2.房颤史 房颤患者内皮异常,心房改变,造成血管壁异常。

3.糖尿病 是以高血糖为主要表现的代谢性疾病,而高血糖能够促进血管病变导致组织器官缺血,损伤微血管、大血管及周围神经,导致静脉内膜损伤。

4.冠心病史 患者由于冠状动脉粥样硬化引起血管内皮受损。

五、下肢动脉血栓临床表现及分类

下肢动脉栓塞的栓子主要来源于心脏、心脏近侧壁。脱落的栓子或自外界进入动脉的栓子,被血流推向远侧,阻塞动脉血流而导致肢体缺血甚至导致肢体坏死。动脉栓塞的风险因素有房颤、心脏瓣膜置换术后和动脉硬化等原因,其中以房颤最为常见。

(一)临床表现

出现行走后下肢疼痛,随后发生肢体剧烈疼痛;下肢动脉搏动减弱或消失;皮肤温度降低;皮肤发绀或苍白;感觉障碍。大多数患者起病较急,症状严重,表现为下肢的急性缺血,若不能及时得到治疗和对症护理,会迅速造成下肢严重缺血坏死,导致截肢甚至危及生命。

(二)分类

下肢动脉血栓分为急性和慢性。①急性下肢动脉血栓:往往90%的原因是心脏血栓脱落而造成,需要急诊手术取栓,以免造成急性肢体坏死。②慢性下肢动脉血栓:往往是在动脉硬化闭塞的基础上逐渐形成血栓,此病病程较长,症状逐渐加重,跛行距离从早期的 1 000 m 缩短至不足 100 m,随着病情的加重,还会出现静息痛及远端肢体坏死等。

(三)治疗

目前随着血管介入放射学的快速发展,介入溶栓已成为临床治疗下肢动脉血栓的首选方法,其溶栓速度快,安全性高,疗效确切且重复性好,从而能够适用于不同病情的血栓治疗。下肢动脉血栓一旦发生要及时就医、及时诊断、及时治疗。

六、下肢动脉血栓术后护理措施

(一)病情观察

手术结束后给予心电监护,密切观察生命体征、血氧饱和度的变化。

(二)体位护理

术后平卧位休息,患肢自然伸直、制动,必要时给予约束带,绝对保持动脉鞘管位置不变,术侧肢体穿刺部位盐袋压迫止血 6 h,伸直制动 24 h,教会患者主动运动如踝泵运动,患肢伸屈活动每天 2 次,每次 20 ~ 30 min,同时给予被动运动,嘱家属给予术侧肢体 10 ~ 15 min 按摩 1 次,或者使用气压泵治疗仪,防止血栓的发生。24 h 后协助患者翻身,防止压力性损伤的发生,在翻身时应防止鞘管滑脱、局部出血。

(三)患肢护理

抬高患肢 15° ~ 30°,密切观察皮肤温度、肤色、感觉、患肢疼痛、肌力及动脉搏动情况,班班测量并记录双下肢腿围,与术前比较,拔出动脉鞘管时,防止穿刺点血栓形成,导致动脉栓塞。患肢严禁冷、热敷以免引起血管收缩,减少血供,加重局部缺血、缺氧,发生皮肤烫伤。如皮肤由苍白转为红润,疼痛麻木感减轻或消失,皮肤温暖,摸到足背动脉搏动,表示动脉血流恢复通畅。

(四)抗凝药物的护理

术后给予注射用尿激酶和肝素钠注射液交替持续微量泵泵入 72 h,每次药物更换时注意泵入速度的调整,应正确和熟练掌握微量泵的使用。注意分清溶栓导管和鞘管,以防接错而影响溶栓效果,如无鞘管者,为了溶栓效果,从患肢留置输液通道输入,密切观察皮肤黏膜、牙龈、消化道有无出血征象。

(五)出血的监测和护理

在用抗凝药过程中,监测部分凝血活酶时间、凝酶原时间,注意动脉穿刺部位有无出血与肿胀情况,如发生出血或血肿,立即在无菌操作下压迫穿刺部位上方一指处的动脉。观察神志等神经系统的症状与体征,观察全身皮肤、黏膜有无出血倾向,观察痰液、尿色、大便颜色,及时发现有无出血现象。减少有创操作,口腔护理时动作应轻柔,给予清淡易消化饮食,避免引起消化道出血。使用低分子肝素钠腹部定位卡,预防皮肤局部淤青、出血等现象,嘱其按压至少5~10 min。注射部位皮下出血、血肿、淤血等症状时,及时汇报医生。

（六）动脉鞘管的护理

术后绷带压迫鞘管穿刺部位,注意观察鞘管处有无渗血及血肿,鞘管固定在患者腿部,保持鞘管通畅,必须防止导管移位、堵塞、无弯曲打折现象,另外由于动脉压力大,应注意微量泵和液体的速度,药物输注完毕后应使用肝素稀释液 20 mL 快速推注封管,避免血液凝固,使管腔堵塞。拔管后加压包扎穿刺部位,压迫的力度不易过大,以可触及动脉搏动为宜,压迫时间不宜过长,20~30 min 即可,密切监测穿刺点及其周围状况,注意有无血肿、局部发热、疼痛,观察软组织硬度等。

（七）功能锻炼

术后 24 h 即可开始床上轻度运动,指导其适度改变体位,注意防止动脉鞘脱出。拔出动脉鞘后,恢复期指导患者做足背伸曲动作,促进小腿深静脉血液回流,防止血栓再次形成。早期运动可预防肢体静脉血栓形成,可向患者讲解运动的目的,解除顾虑和增加信心。控制运动量由小到大和适度运动。

（八）心理和疼痛护理

患者最大的心理问题是对于经济和治疗效果的担忧。在实行治疗、护理操作前,说明操作内容,征得患者同意与合作,使患者产生被接纳、受到尊重与重视的感觉。评估和了解患者疼痛的程度,根据疼痛分级采取相应的护理措施。

（九）饮食护理

根据患者病情给予高维生素、高蛋白、高热量、低脂肪饮食,以免增加血液黏稠度,加重病情,嘱患者多饮水。

（十）出院指导

患者有房颤病史多年,反复出现脑血栓、下肢动脉栓塞,具备左心耳封堵绝对指征,反复告知患者及家属左心耳封堵术的必要性,因经济原因暂不行手术。医护重点宣教提高患者服药的依从性,向家属及患者讲解规律服药的重要性,血栓督导员加强督导,定期随访,1 周复查监测血常规、凝血指标,注意国际标准化比值。医护患三位一体,降低住院患者血栓的发生率。

七、案例特点

该患者有房颤血栓史多年,反复出现血栓,在医院治疗效果满意,不足之处是患者对于出现血栓的原因认识不足,不能充分认识到血栓产生的根本原因,受经济因素影响,患者及家属拒绝做左心耳封堵术。总结患者几次反复住院,患者回家后未能规律服药,家属没有起到很好的督促作用,血栓督导员随访不及时,患者年龄大,不能充分利用智能手机等信息化设备。我们应与患者建立电话随访,同时和患者家属建立固定联系,定时发送预防血栓相关知识及复查时间,提醒督促患者家属按时带患者来医院复查。

八、相关知识链接

(一)左心耳封堵术的概念

左心耳封堵术(percutaneous closure of left atrial appendage,PC-LAA)是通过封堵或结扎左心耳来预防心房颤动所致血栓栓塞(尤其是缺血性卒中)的方法。心房颤动(atrial fibrillation,AF)是一种常见的心律失常,患者具有较高的血栓栓塞发生风险。血栓栓塞并发症是致死、致残的重要原因。90% 心房颤动患者的血栓来自左心耳。经食道超声检查发现,非瓣膜性房颤患者心房内血栓90% 位于左心耳。

(二)左心耳的解剖结构

左心耳位于左心室上方,肺动脉及升主动脉左侧,左上肺静脉和二尖瓣环之间,多呈狭长、弯曲的管状盲端,形态变异较大,70% LAA 主轴明显弯曲或呈螺旋状。与发育成熟的左心房不同,LAA 内壁附有丰富的梳状肌及肌小梁,97% 梳状肌直径大于 1 mm;耳缘有锯齿状切迹,呈分叶状,80% 具有多个分叶。LAA 具有主动舒张、收缩和分泌的功能,对缓解左心房内压力升高及保证左心室充盈具有重要意义。在心血管疾病当中,LAA 特殊的解剖结构和功能特点使其成为血栓形成的主要部位。研究表明90% 以上的 NVAF 患者缺血性脑卒中的栓子来源于 LAA。《中国 LAA 封堵预防 AF 卒中专家共识(2019)》也指出 AF 引发的血栓栓塞源于左心房内形成的血栓脱落。

（三）预防心房颤动患者血栓栓塞事件的有效治疗方法

近年来,经皮左心耳封堵术治疗房颤是我国近几年新兴的心脏介入治疗,是预防房颤的一项较新的技术。由于创伤小、闭塞成功率高、并发症相对较少,已经作为一种替代治疗用于预防心房颤动患者血栓栓塞事件。有数据显示,相对于抗凝药物,左心耳封堵术更加有效预防脑卒中,从而减少病死率和致残率。2019 美国心脏协会(American Heart Association,AHA)/美国心脏病学(American College of Cardiology,ACC)/美国心律学会(Heart Rhythm Society,HRS)更新版AF 患者管理指南中,已正式将经导管 LAAC 作为有长期抗凝禁忌、卒中风险较高的 AF 患者的干预手段(推荐等级 II b 类)。然而仍有研究表明,左心耳封堵术也存在一定风险,护士不仅要全面了解左心耳封堵治疗过程,更应将所学知识应用于临床实践,对患者实施系统的整体护理,加强医护患关系密切合作,提高临床技能并促进患者早日康复。

（四）左心耳封堵术后护理

1. 术前护理

(1)术前检查:术前完成常规检查及检验项目,"一站式"手术前必须完成的特殊检查是食道超声心动图或双源 CT 检查,目的是确认左心房及左心耳没有血栓才能进行手术治疗。食道超声检查前需禁食 4 h,可少量饮水,检查过程中可服用利多卡因胶浆等局麻药,以减轻患者咽喉部不适,提高配合程度,检查后 2 h 嘱患者进食温凉软食,减轻对食道黏膜的刺激。

(2)患者准备:术前完成手术区备皮,清洁皮肤,范围为上颌以下至两乳头连线,两侧至腋中线(包括侧腋窝)和脐以下至大腿上 1/3;分别在左手、左足建立两条静脉留置针通道,连接延长管及三通各 4 个,满足常规用药、麻醉用药、抢救用药及输注需求。指导患者床上使用便器,减少术后体位改变及伤口疼痛导致的尿潴留;观察并标记患者双侧足背动脉搏动情况;保证术前晚充足睡眠,局麻手术,少量清淡饮食;若有紧张、焦虑不能入睡者可遵医嘱予镇静安眠药;手术当日在患者左上肢留置静脉针;填写介入诊疗交接记录单;携带术中用药,护送患者至导管室。

(3)心理护理:医护人员术前评估患者时,应在了解患者文化程度、对疾病自我管理能力、性格等特点的基础上,用简洁易懂的语言讲解有关手术的注意事项,并耐心回答患者及家属的疑问,组织观看手术相关宣教视频,发放健康教育手册等,采用预见性护理干预能够缓解左心耳封堵术患者的负性情绪,提高患者的护理依从性和生活质量,有效降低皮下淤血的发生率,对于左心耳封堵术后皮肤淤血的预防效果良好。

(4)用药指导:指导患者术前应用抗凝剂,阵发性房颤术前给予低分子肝素4 d,术前12 h停用,持续性房颤入院前1个月服用华法林,使国际标准化比值保持在2.0~3.0,术前4 d停用华法林。

2. 术中护理 除常规术中护理配合措施外,护理人员还需为患者调整手术室温度与湿度,确保患者体位舒适。局部麻醉前,需对患者进行安慰及提醒,使其做好手术局部麻醉准备。术中生命体征的观察,手术过程中严密监控各项生命体征,详细记录每5 min的生命体征变化,如患者有不适及时反馈给医生,采取相应救治措施。备好急救药品,急救器械处于备用状态。

3. 术后护理

(1)常规护理:术后所有患者入住心内科重症监护病房(CCU)监护。①给予心电监护至少24 h,指脉氧,无创血压脉搏监测,必要时给予中心吸氧。严密监测生命体征,行床边心电图检查。密切观察患者心率及心律变化,有无疼痛、胸闷、呼吸困难,保持呼吸道通畅。②加强术后宣传教育,嘱患者减少术侧肢体活动以免伤口破裂出血,行股动脉穿刺的患者因卧床时间长,容易产生腰背酸痛的症状,护理人员协助患者家属患肢的按摩,每次持续15 min,积极鼓励患者进行患肢做踝泵运动,改变体位时动作宜慢,下床过程遵循三步(半卧—坐位—站起),避免发生体位性低血压。让患者及家属协助患者患肢的按摩,每次持续15 min,积极鼓励患者行患肢运动和活动,多饮水,降低术后血栓的形成概率。③采用多元化健康宣教,制作可视化视频、二维码,形象生动地展示术后注意事项。告知患者术后应尽量避免咳嗽、用力排便、憋尿等增加动脉压及腹压的因素,必要时给予灌肠和导尿。术后嘱患者多饮水以排空造影剂,减少造影剂对肾脏的损伤。为了精确患者出入量的统计,我们制定了量化刻度水杯,24 h出入量统计表,班班记录,细化指导患者精准出入量。

(2)落实导管护理,保证各导管妥善固定、通畅、有效。密切观察患者有无疼痛主诉,选择合理工具进行疼痛评分,采取有效措施缓解疼痛。

(3)术后并发症的观察及预防:①心包积液/心脏压塞。尽早发现及判断心脏压塞的发生是关键。术后护理中需重视患者主诉和生命体征,严密观察病情,若患者感恶心、呕吐,心率增快并伴有大汗,面色苍白、气促,常提示心脏压塞的发生,应立即通知医生,一旦确诊,迅速配合医生进行紧急处理。②LAA 封堵器相关栓塞形成。术后注意观察心电监护波形,封堵器脱落在心电监护仪上可见频发的房性或室性期前收缩,血氧饱和度也会随之下降。所以护理过程中要注意持续心电监护和血氧饱和度监测,一旦发现频发室性期前收缩伴随血氧饱和度下降应立即通知医生,并准备抢救。③缺血性脑卒中。术后护理中应主动询问患者有无肢体麻木、头晕、恶心、视物模糊等现象,观察患者有无意识改变,如发现异常及时处理。④穿刺点出血及血肿。穿刺点出血或血肿多与抗凝剂的使用不当、压迫不当、过早活动肢体有关。护理中应加强巡视,嘱咐患者术侧肢体减少活动,术后每 30～60 min 观察 1 次伤口,观察术区的硬度。若有血肿或术区变硬的现象,应及早画出血肿紫色边界,并观察有无扩散。若有出血,通知医生并及时更换敷料,帮助医生采用正确的按压手法重新压迫。⑤其他并发症。其他围手术期或封堵器相关的并发症还包括主要出血事件、残余漏(封堵器周围血流宽度>3 mm)、穿刺部位血肿动静脉瘘、心律失常、假性动脉瘤等。如出现应及时发现并配合医生积极处置。

4. 出院指导　指导患者改善生活方式,科学合理膳食,低盐低脂,少量多餐,保持心情愉快。保持大便通畅,必要时给予缓泻剂,禁止用力大便。服药期间注意观察大小便颜色,如出现小便颜色发红、大便颜色变黑等异常情况,及时就诊。告知患者 1 个月内避免抬重物及做大幅度的蹲起动作等,以防止穿刺部位出血。术后至少进行 2 个月的有效抗凝治疗,出院后每周至少查 1 次 INR,保持 INR 2.0～3.0。要求患者术后 1 月、3 月、6 月、12 月进行专科复查,加强对术后患者的延续性护理模式,提高患者的用药依从性和按时复诊率,降低复发风险及血栓栓塞并发症,改善预后。通过微信群、电话随访等方式增加随访次数,保障患者按时就医复查。

病例 8　纤维蛋白鞘形成致 PICC 导管拔管断管的护理

一、临床资料

患者,女性,66 岁,已婚,身高 154 cm,体重 32 kg,BMI 13.4 kg/m²。于 2020 年 7 月 16 日以"四肢震颤 11 年,构音障碍、吞咽困难 6 年"为主诉收入科。诊断:帕金森病。入科后查体:神志昏迷,眶上刺痛不睁眼,肢体无反应,无言语反应。GCS 评分:3 分。留置气管切开套管,自主呼吸微弱;无吞咽、留置胃管(重症肌无力表现),带入 PICC 管 1 根(2020 年 1 月 4 日置入)。双侧瞳孔等大等圆,直径约 1.5 mm,双侧瞳孔直接、间接对光反射均消失。左肺底部听诊闻及湿啰音,叩诊左下肺呈浊音,余无异常。四肢肌张力高,双上肢呈紧握拳过伸状态,双下肢足部过屈,左下肢病理征阳性,右下肢病理征、膝腱反射均未引出。患者发病以来,鼻饲饮食,睡眠差。给予呼吸机辅助呼吸、维持血压、雾化排痰、补液、纠正电解质紊乱等对症处理。考虑病情特殊及 PICC 导管留置时间大于 7 个月,且导管较置入时已脱出 5 cm,故于 8 月 5 日 9:30 更换 PICC 导管。拔管过程中向外牵拉管子时突然出现断裂,导管迅速回缩至皮下,立即于断管上方扎止血带防止管子移行,并报告医生。请显微血管外科利用彩超定位、在局麻下行切开取出导管,导管再次发生断裂,停止手术。院内综合会诊意见:依据患者目前病情,导管被纤维蛋白鞘紧紧包裹,暂时不会游离,无论介入拔出还是外科手术拔出,导管再次断裂的可能性较大,栓塞风险较高,权衡利弊后,与家属进行沟通,取得家属理解,暂将断端导管保留在体内,给予抗凝治疗,防止血栓形成(择期手术取出断管)。于 2020 年 8 月 13 日 11:07 患者因帕金森晚期致呼吸衰竭、循环功能衰竭,经抢救无效后死亡。

二、相关检验检查

(一)与静脉血栓相关的检验结果

1.2020 年 8 月 7 日　D-二聚体测定 1.30 mg/L;凝血酶原时间 15 s。

2.2020 年 8 月 9 日　D-二聚体测定 1.77 mg/L;凝血酶原时间 15 s。

3.2020 年 8 月 11 日　D-二聚体测定 2.85 mg/L;凝血酶原时间 15.7 s。

3.2020 年 8 月 12 日　D-二聚体测定 3.03 mg/L;纤维蛋白原 5.04 g/L;部分凝血酶原时间 43 s;凝血酶原时间 14.7 s。

分析:D-二聚体超过正常值水平数倍,且随着卧床时间延长不断增加,且多项凝血指标均超过正常范围。

(二)与静脉血栓相关的超声、X 射线检查结果

1.2020 年 8 月 5 日　PICC 管扫查示上臂浅静脉管腔内探及管样强回声,断端距拔管处约 1.8 cm。

2.2020 年 8 月 7 日　X 射线检查示左侧锁骨下腔静脉见 PICC 管影,PICC 管在胸 6 锥体连续性中断,远端位于胸 8 锥体。

分析:血栓形成导致血液连续性中断。

三、治疗过程

(一)置管原因

患者意识深昏迷,GCS 评分 3 分,四肢强直僵硬,肢体无活动。生命体征不稳定,呼吸极其微弱,需呼吸机辅助通气,血压低,使用血管活性药物多巴胺和间羟胺维持血压。由于疾病原因全身肌肉强直挛缩,胸腔变形,右侧锁骨下静脉置管失败,故 2020 年 1 月 4 日请 PICC 小组在左上臂头静脉建立了 PICC 静脉通路。PICC 导管类型:巴德公司生产的三向瓣膜单腔 4F。

(二)置管经过

由于患者全身肌肉挛缩,置管体位摆放受限,解剖位置发生改变,先后 2 次穿刺失败,最终选择左侧头静脉置入,置管深度为 45 cm,外露 8 cm。在使用过程中,每周由专人进行维护,2020 年 2 月 19 日管子脱出 5 cm,经彩超检查仍在上腔静脉,考虑置管困难,所以继续使用。4 月 26 日穿刺部位周围皮肤出现红斑,给予喜疗妥涂抹,水胶体敷料贴敷,3 d 后皮肤红斑消失。导管使用期间堵管一次,经使用肝素盐水处理,管子使用通畅,上臂无血栓形成表现。

(三)拔管原因

经过对患者的整体评估,考虑病情特殊及导管留置时间大于 7 个月,且导

管较置入时已脱出 5 cm,回抽无回血,故于 2020 年 8 月 5 日 9:30 准备更换 PICC 导管,置管前需将 PICC 导管拔除。

(四)断管经过

在拔管前查看穿刺点导管刻度是 40 cm,拔管开始感觉阻力明显,轻轻向外牵拉 2 cm(该长度为管子弹性),即出现阻力,停止拔管,请示 PICC 小组后,采取上肢按摩、热敷、含 10 U/mL 肝素盐水 30 mL 冲管、肢体外展等方法,再次尝试拔管,在向外牵拉管子时突然出现断裂,导管迅速回缩至皮下,立即于断管上方扎止血带防止管子移行,并报告医生,监测生命体征:T 37.2 ℃,P 96 次/min,呼吸 21 次/min,血压 96/57 mmHg。

(五)断管后处理

事件发生后,立即上报科主任和护士长,与血管外科电话沟通后,急行床旁彩超检查,显示:导管断端位于穿刺点上 2 cm,PICC 导管紧贴血管内皮,并有纤维蛋白鞘包裹,血管内无血流。请显微血管外科利用彩超定位,在局麻下取左上臂肘关节上方 4~5 cm 处切开皮肤、组织,充分暴露 PICC 导管,导管被白色纤维鞘状物紧紧包裹,头静脉内无血流,术者将导管与纤维鞘用纤维器械慢慢分离(分离过程中纤维鞘较硬),分离 5 cm 后尝试轻轻拔管,导管再次断裂,停止手术。院内综合会诊意见:依据患者目前病情,导管被纤维鞘紧紧包裹,暂时不会游离,无论介入拔出还是外科手术拔出,导管再次断裂的可能性较大,栓塞风险较高,权衡利弊后,与家属进行沟通,取得家属理解,暂将断端导管保留在体内,给予抗凝治疗,防止血栓形成,拟病情稳定后择期手术取出断管。

四、断管后的原因分析及整改措施

(一)断管原因分析

1. 导管因素

(1)由于 PICC 导管长期在体内留置,导管与血栓发生粘连、纤维蛋白鞘包裹导致 PICC 导管断裂。

(2)PICC 导管常用的材料多为医用级的硅胶材料,有质地柔软的优势,但长期频繁输液与换药,导管慢慢老化导致断裂。

(3)导管尖端位置异常时容易形成血栓。

（4）3F 以下导管不易形成血栓，随着导管直径的增加，血栓形成的概率明显升高。此患者使用的是 4F 规格导管。

2. 患者因素

（1）全身肌肉强直挛缩，胸腔变形，四肢肌张力高，双上肢呈紧握拳过伸状态，过度弯曲会使导管尖端血液反流，凝结使导管堵塞，增加导管断裂的风险。

（2）女性患者，营养不良，体质差，静脉条件差，穿刺部位为头静脉，头静脉由下向上逐渐变细，高低起伏且静脉瓣较多，易受到机械性损伤。

3. 医护因素

（1）拔管前未进行准确全面评估患者身体及血管状况，血管与导管粘连，出现拔管困难，如果盲目拔出导管就会引起导管在体内断裂。

（2）未及时进行血栓高危人群的规范化治疗：置管后各种检验及辅助检查指标未监测，监控疏漏。

（3）在进行 PICC 拔管过程中未按照操作要求严格规范进行。

（4）对 PICC 导管的性能以及材质了解不足。

4. 管理因素

（1）缺乏完善的 PICC 管理制度。

（2）缺乏高风险患者 PICC 导管断裂应急处理流程。

（3）PICC 导管断裂防范措施培训不到位。

（二）防范措施

（1）特殊患者置管，置管员在材料和方式上应该全面分析，因患而宜，做到具体问题具体分析，做好预见性治疗和护理。

（2）制定 PICC 置管评估表，针对置管难度大，且血管细，反复穿刺会加大血管壁损伤，血管修复过程中易形成纤维蛋白鞘包裹的应重点评估。

（3）置管后，建立 PICC 维护记录本，根据患者存在的风险因素采取预见性治疗和护理措施，预防相关并发症发生。

（4）PICC 留置第 21 天给予彩超检查，以后每 3 个月复查彩超及拔管前复查彩超和胸片，了解导管的位置及是否存在无症状血栓情况。

（5）目前公认的拔管指征为：治疗已不需要该导管；导管功能已丧失；导管位置异常；合并导管相关性血流感染。在拔管时机方面，及时监测凝血功能，进行纤维蛋白原及 D-二聚体数值监测、超声等辅助检查，了解置入导管的具体情况，是否采取抗凝措施等，权衡利与弊，选择伤害最小的治疗方案。如有纤维鞘包裹或拔管有阻力感时及时告知医生或请 PICC 小组给予拔除。

6. 拔管过程应缓慢、平稳、有间歇,以确保无压力直接作用于穿刺点,若感觉拔管阻力大,可经管腔送入导丝,在导丝支撑下小幅度顺、逆时针旋转及轻拔导管,利于导管脱离纤维鞘以防缠绕。

7. 科室邀请多学科(血管外科、显微外科、心内科、超声医学科、影像科、静脉置管中心)制定 PICC 导管拔除困难及体内断管的应急处理预案,一旦出现拔管困难或断管,立即启动应急预案。

8. 医院要加强护士培训(包含操作和理论),并进行考核,取得资质,方可成为静疗专科护士。

五、案例特点

(1)患者神志呈昏迷状,对于置管局部不适没有感觉,不能够描述置管处的不适,没有引起医护人员的警惕,没有得到及时的处理。

(2)此患者为帕金森病晚期,除了比较典型的肢体僵硬、各项运动机能丧失外,还存在肌肉萎缩、关节强直、肌张力高等症状,不能够规律运动、不能促进静脉回流也是血栓形成的因素之一。另外,患者肢体僵硬不能自主规律运动,使置入的 PICC 管和血管壁之间相对更加固定,更容易促进纤维蛋白鞘的形成。

(3)纤维蛋白鞘的形成与血栓关系密切,早期形成的纤维蛋白鞘能够被药物溶解,后期则形成致密纤维结缔组织包裹于导管表面,甚至引起导管与血管壁粘连,导致 PICC 拔管困难,因此为了避免纤维蛋白鞘引起 PICC 拔管困难,应早预防、早发现、早干预。

(4)对 PICC 导管容易发生的并发症及不良反应,没有做到提前预判,出现断管后未立即启动应急预案。

(5)拔管前常规超声筛查 PICC 导管及置管静脉有无血栓及纤维蛋白鞘形成,评估拔管风险,制定应对措施,才能确保拔管顺利及安全。此患者为血栓高危患者,在使用 PICC 导管过程中,忽略了与血栓相关的各项检验指标。

六、相关知识链接

1. 什么是纤维蛋白鞘？

纤维蛋白鞘是包裹于中心静脉导管表面的膜状物，是由平滑肌细胞、红细胞、血栓、内皮细胞及胶原蛋白等组成。目前国内外对纤维蛋白鞘的形成机制还没有准确定论，学者们普遍认为与血栓有着密切的关系，早期形成的纤维蛋白鞘能够被药物溶解，后期则形成致密纤维结缔组织包裹于导管表面。如果血管较细、血供较差，极易引起导管与血管壁粘连，导致拔管困难。此外，如果导管长时间留置在血管内，随体内物理、化学因素的影响，其材料性质也会随之变化，在拔管的过程中极易发生导管的断裂。在拔管时要进行充分评估，并定期进行血栓的评估和常规抗凝治疗，避免因导管性纤维蛋白鞘包裹导管致拔管时断管的发生。

2. 纤维蛋白鞘形成机制和血栓的关系？

学者普遍认为与导管相关血栓有关，而血栓形成有 3 个重要因素，即血管内皮损伤、血流速度减慢和机体高凝状态。有研究证实 PICC 导管置入可直接造成血管内皮损伤，此外，导管体内留置过程中对静脉壁的持续压迫以及导管在体内随着患者呼吸、心跳、机体活动对血管壁造成的慢性摩擦，均会导致血管内皮损伤。导管置入后占据血管的管腔体积会造成不同程度的血流速度减慢，加之放置 PICC 的患者多为肿瘤、放化疗患者，其本身多伴有机体高凝状态。以上 3 点相互作用，是 PICC 患者导管相关血栓形成的主要原因，也被认为可能是形成纤维蛋白鞘的基础。

3. 纤维蛋白鞘包裹的处理措施有哪些？

（1）预防：置管前认真检查患者全身及穿刺局部，全面评估情况。

（2）规范置管操作。

（3）规范的抗血栓预防措施：根据患者血凝的相关指标，早期使用阿司匹林、小剂量尿激酶等药物预防血栓，并在一定程度上预防纤维蛋白鞘的形成。

（4）早期发现：纤维蛋白鞘的形成在临床上有其特殊的临床表现，护士可以通过仔细观察及时发现纤维蛋白鞘形成的相应表现，如向导管内推注液体相对容易，但回抽血液相对困难。

（5）药物治疗：是纤维蛋白鞘形成后最常用的治疗方法，包括尿激酶、尿激酶原、tPA 等,对于早期的含有纤维蛋白成分的纤维蛋白鞘及合并血栓时效果佳,因为晚期的纤维蛋白鞘主要成分是致密的纤维结缔组织,不易被溶栓剂溶解。

(6)规范拔管操作:拔管前可在置管侧远端静脉小剂量应用溶栓剂,拔管过程应缓慢、平稳、有间歇,以确保无压力直接作用于穿刺点,若感觉拔管阻力大,可经管腔送入导丝,在导丝支撑下小幅度顺、逆时针旋转及轻拔导管,利于导管脱离纤维鞘缠绕。

(7)一旦发生断管,断管近心端结扎止血带,防止导管断段进入心腔;然后可以通过介入方法,穿刺股静脉使用圈套器取出断管;如果断管被纤维蛋白鞘缠绕过紧,介入方法不能取出则可请血管外科静脉切开取出。

病例 9　鼻咽癌放化疗患者并发静脉导管相关血栓的护理

一、临床资料

患者,男,63 岁,已婚,身高 169 cm,体重 65 kg,BMI 22.4 kg/m²。于 2021 年 3 月 22 日以"鼻咽恶性肿瘤(鳞癌)"为诊断入科,经 Khorana 风险评估量表血栓评分为 0 分。于 3 月 27 日遵医嘱给予放疗,及超声引导下 PICC 置管,置入部位为右侧贵要静脉,导管型号为美国巴德单腔 4F,双侧肘上 10 cm 臂围均为 26 cm,置管过程顺利,X 射线胸片示导管尖端位于 T6,使用透明敷料固定导管。后经导管给予全身化疗 1 疗程。2021 年 4 月 24 日患者主诉:PICC 导管穿刺点周围肿胀、疼痛。行彩超提示:右上肢 PICC 置管术后贵要静脉、腋静脉、锁骨下静脉远心段管周可见不均质回声附着,提示 PICC 血栓形成。给予抗凝、局部护理等对症处理,导管功能恢复正常,持续使用至患者治疗结束,于 2021 年 9 月 16 日给予拔管,带管期间未发生肺栓塞等并发症。

二、与血栓发生相关的异常指标

(一)临床表现

2021 年 4 月 24 日患者主诉:PICC 导管穿刺点周围肿胀、疼痛。经评估,穿刺点周围 5 cm×5 cm 范围内有红斑及压痛,经 NRS 疼痛评分 2 分。测量置管侧肢体臂围为 28 cm(原臂围为 26 cm),局部皮温增高(与对侧肢体皮温对比)。依据美国静脉输液护理学会(INS)2016 版静脉炎分级标准,该患者为静脉炎 2 级[输液部位疼痛,伴有发红和(或)水肿]。

(二)超声检查

2021 年 4 月 24 日行彩超提示:右上肢 PICC 置管术后贵要静脉、腋静脉、锁骨下静脉远心段管周可见不均质回声附着,提示 PICC 导管血栓形成。PICC 相关静脉血栓的诊断标准:患者出现置管肢体肿胀、穿刺点发红、渗液和渗血,甚至皮温升高和侧肢静脉扩张,同时通过血管彩超明确 PICC 静脉相关血栓的存在。

(三)检验结果

2021 年 4 月 25 日凝血七项指标示:凝血酶原时间 15.3 s↑(参考值为 9 ～ 13 s)、凝血酶原活动度 62.3%↑(参考值为 70% ～ 150%)、国际标准化比值 1.36↑(参考值为 0.8 ～ 1.2)、部分凝血酶原时间 51.5 s↑(参考值为 20 ～ 36.8 s)、凝血酶时间 16.9 s(参考值为 14 ～ 21 s)、纤维蛋白原 6.94 g/L↑(参考值为 2 ～ 4 g/L)、纤维蛋白原降解产物 5.58 μg/mL↑(参考值为 0 ～ 5 μg/mL)、抗凝血酶Ⅲ活性 61.3%↓(参考值为 70% ～ 130%)。

三、原因分析

(一)患者因素

1. 年龄越大血栓发生率越高　其机制是老年人机体老化,血管弹性差,加之红细胞老化、变形能力差、聚集性强。血浆黏度增高,易促进血液凝固和血栓形成。

2. 男性群体更容易形成血栓　这是由于随年龄增长,男性纤维蛋白原水平逐步升高、凝血因子活性逐渐增高。

3. 肿瘤是血栓高风险易获人群　恶性肿瘤在患者体内生长导致全身改变,包括血清蛋白的改变,肿瘤细胞分泌的产物及其对血浆成分和血细胞的影响,从而改变了血浆或全血黏度,还有助于血小板聚集和红细胞聚集,影响微循环和导致血栓形成。

4. 病情变化未及时告知医务人员　患者认为放化疗后恶心、进食少等症状用属于治疗后正常反应,未及时告知医务人员。

5. 患者肢体活动依从性差　置管后未按要求进行主动功能锻炼,患者认为手指操流程过于烦琐,操作不便。

6. 置管侧肢体受压　该患者喜置管侧方向侧卧,导致置管侧肢体受压,该区域内血流缓慢,进一步增加了血栓形成风险。

7. 放化疗是血栓高风险因素　接受化疗的恶性肿瘤患者 VTE 发生风险比普通人高 2~6 倍,在接受初始化疗的 12 个月内,约有 12.6% 的患者会发生 VTE。同时放疗也是引起血管损伤的重要原因,可使血管内皮细胞与白细胞黏附而发生炎症反应,对血管平滑肌细胞增殖也会产生影响。

(二)管理因素

(1)科室静脉血栓管理制度不健全。

(2)科室督导机制不完善,未及时督导患者肢体功能锻炼的有效性。

(3)功能锻炼标准不统一,不便于护士宣教及患者落实。

(三)医护因素

(1)未动态关注患者病情变化。

(2)置管时穿刺、推送导管会导致内膜损伤,增加血栓发生风险。

(3)新护士、实习护士培训不到位。冲、封管手法不一致,标准不统一,增加导管相关血栓的风险。

(4)护士交接班不严谨,未及时发现置管侧肢体局部肿胀、皮温升高。

(5)医生预见性差,对放化疗引起的消化道反应,如进食少导致出入量不平衡的情况未与静脉导管相关血栓相联系,未及时进行静脉补充液体。

四、治疗护理

(一)溶栓抗凝治疗

发生 PICC 导管血栓后,立即请血管外科会诊,给予利伐沙班片(DOACs)15 mg,口服,2 次/d;迈之灵片,0.3 g,口服,2 次/d。

DOAGs 是肿瘤患者静脉血栓治疗的一线用药或首选用药。在 DOACs 标准治疗方案(15 mg,2 次/d,3 周;之后 20 mg,1 次/d,6 个月)基础上联合微粉化地奥司明(2 片,1 次/d,6 个月)可提高静脉再通速度,降低 6 个月内深静脉血栓后综合征(PTS)发生率,且不增加出血风险。DOAGs 对静脉导管相关血栓也有良好的治疗效果、较低的出血风险和极高的导管保留率。对血栓浅静脉炎,应用利伐沙班(10 mg,1 次/d,45 d)可以预防后续 VTE 事件。

(二)局部护理

穿刺点及周围给予 50% 硫酸镁冷敷,多磺酸黏多糖乳膏(喜辽妥)外用,两种方法交替使用,至局部症状完全消失,臂围恢复正常。

1. 具体用法　单日用 50% 硫酸镁溶液将纱布浸湿,以不滴水为宜,直接外敷于患处,必要时使用保鲜膜,防止硫酸镁挥发过快及浸湿棉被,冷敷时间持续 20~30 min,3 次/d;双日给予多磺酸黏多糖乳膏外用涂抹,涂抹前将穿刺点皮肤消毒并待干,用无菌方法将多磺酸黏多糖乳膏均匀地涂抹在患处,然后给予无菌纱布敷料覆盖并固定导管,涂抹厚度约 3 mm,3 次/d。纱布类敷料固定方法:将纱布从一边剪开至中间,覆盖于穿刺点,导管从中间暴露出来,取另一块剪开的纱布由反方向同样固定并暴露导管,取第三块纱布覆盖穿刺点及导管,并将外露导管给予胶布固定,最后再使用合适型号弹力网套加固。纱布敷料固定期间,每天更换,班班交接密切观察,做好导管滑脱的防范措施。

2. 50% 硫酸镁的使用原理　50% 硫酸镁因其高渗作用,改善局部组织间隙与细胞的渗透压,降低血管损伤,具有消炎、消肿、镇痛作用。能迅速消除局部组织的炎性水肿,减轻静脉炎的症状,同时镁离子具有保护血管内皮细胞、抑制血小板聚集、改善微循环、保护血管完整性的作用。50% 硫酸镁冷敷具有无毒副作用、对皮肤刺激小、患者易于接受、操作简便、成本低、时间短等优势,减轻了患者的痛苦,提高了护理质量。

3.多磺酸黏多糖乳膏的使用原理 其主要成分为多磺酸基黏多糖,在临床治疗静脉炎过程中应用广泛。其主要成分是从动物的内脏中提取,具有抗炎、抗血栓形成、缓解疼痛及强大的促进伤口愈合功效。多磺酸黏多糖乳膏局部应用,具有较强的穿透性,能加快局部血液流动速度,预防浅表血栓的形成。多磺酸黏多糖乳膏具有使闭塞血管恢复再灌注的作用,同时可使损伤的结缔组织再生,阻止炎症的进展。

(三)导管去留

在溶栓抗凝治疗期间,根据患者病情需要持续放化疗。经评估,导管回抽顺利,回血正常,液体滴注顺利。行胸片提示:导管尖端位置位于T6,与原导管尖端位置一致。导管功能恢复正常,持续使用至患者化疗周期结束,于9月16日给予拔管,带管期间未发生肺栓塞等并发症。

在临床实际工作中,发生血栓后是否拔管还需要考虑到患者对使用导管作为静脉治疗工具的依赖程度,以及重新建立静脉通路的可行性。对于暂时性的抗凝禁忌(例如化疗导致的一过性血小板降低),可以采用观察的方式处理,待抗凝禁忌消失后再行抗凝。而对于导管高度依赖且建立新通路存在明显困难的患者,保留导管的价值可能超过血栓带来的潜在风险。

五、案例特点

(一)未重视放化疗副作用对静脉导管相关静脉血栓的影响

1.原因 放化疗引起的消化道反应造成患者脱水也是静脉导管相关静脉血栓的诱因之一。如呕吐、腹泻等使血液浓缩,血液黏滞度增加,药物无法很快得到稀释,易造成血浆渗透压发生改变,血管内皮可出现脱水,血细胞易聚集,且容易形成静脉炎,进一步促进血栓形成。该患者放化疗期间表现为恶心、腹泻,经口摄入量不足和排出量过多,导致出量大于入量,从而引起血流速度减慢,血液浓缩,增加血栓形成的风险。

2.对策 充分引起对放化疗副作用的重视,准确记录出入量,鼓励患者多饮水,告知出入量不平衡与血栓形成的关系,提高患者对摄入量的重视及血栓的风险预防,出现异常情况及时与医务人员做好沟通,共同对消化道反应做好预防及妥当处理。必要时给予静脉补液。

（二）患者肢体活动依从性差

1. 对策　优化肢体活动流程,采用二选一的方法。①使用握力器操作方法:每日 3 餐后连续握球 5～10 min,即以将握力球捏小至 1/2 大小的力量紧握 2 s,再松开 2 s。②未使用握力器操作方法:每日 3 餐后连续进行肘关节运动约 5～10 min,即肘关节屈曲 90°、伸展、内旋、外旋为 1 次运动。通过主动、被动运动等方式能够改变肢体血液淤滞状态。临床制定肢体活动要以患者为中心,确保患者能够实施,护士在交接班、治疗前检查肢体活动准确性,三餐后检查落实情况,针对不能落实的要追踪原因并进一步改善。

六、相关知识链接

（一）Khorana 风险评估量表内容

危险因素	评分
极高危的原发癌症类型:胃癌、胰腺癌、脑癌	2
高危的原发癌类型:肺癌、淋巴瘤、妇科肿瘤、膀胱癌、睾丸癌、肾癌	1
治疗前血小板计数≥350×10⁹/L	1
血红蛋白水平<100 g/L 或者正在采用一种红细胞生长因子治疗	1
治疗前白细胞计数>11×10⁹/L	1
体重指数≥35 kg/m²	1

（二）恶性肿瘤患者 PICC 血栓预防健康教育

医护人员对患者进行 VTE 教育,特别是在增加风险的环境中,如大手术、住院治疗以及接受全身抗肿瘤治疗。恶性肿瘤患者 PICC 置管后预防导管相关性血栓的健康教育包括:置管后肢体活动,包括活动时间、活动强度以及注意事项;置管后 4 h 开始热敷,水温控制在 30 ℃左右,时间控制在 15～30 min;置管后注意清淡、低脂饮食,每日饮水量控制在 2 500 mL 左右。

（三）恶性肿瘤患者 PICC 血栓的早期筛查

CAVDs 及中等长度导管:应至少每天检查 1 次;进行发疱剂药物输液时检查频率应更高;应观察置管侧肢体、肩部、颈部及胸部肿胀、疼痛、皮肤温度及颜色、出血倾向及功能活动情况;超声检查是评估是否存在上肢静脉血栓形成的首选筛查方法,当出现水肿和可疑的深静脉血栓时对上臂围进行测量,应在肘窝上10 cm处测量,与基线测量值进行对比,臂围增加3 cm和水肿均与上臂深静脉血栓有关,使用彩色多普勒超声完成血栓的筛查,可疑导管相关性血栓形成时,应抬高患者并制动,不应热敷、按摩、压迫,立即通知医生对症处理并记录。

(四)恶性肿瘤患者PICC血栓的机械预防

置管后尽可能用非药物法来预防血栓,包括早期活动插管肢端、正常进行日常活动、温和运动及大量饮水;从置管后24 h开始上肢运动,每日3餐后连续握球30次,每次以将握力球捏小至1/2大小的力量紧握2 s,再松开2 s,增加置管静脉血液回流;必要时肿瘤患者置管后,每天进行1次微波治疗,每次20 min,探头距皮肤上方2～5 cm,功率20～30 W,穿透深度3～4 cm,温度40～42 ℃(患者可感受到温暖感),连续治疗2周。

(五)恶性肿瘤患者PICC血栓的药物预防

不建议对VTE低风险患者常规进行药物预防;对Khorana评分≥3分或胰腺癌、肺癌、胃癌患者,可使用预防剂量的低分子肝素(LMWH)、普通肝素或利伐沙班;接受沙利度胺或来那度胺联合化疗和(或)地塞米松治疗的多发性骨髓瘤患者,Khorana量表评估有VTE风险的患者,应接受阿司匹林或LMWH的药物预防血栓。抗凝预防的绝对禁忌证包括:近期中枢神经系统出血和有大量出血的临床情况,如脊髓损伤、活动性大出血且24 h内输血>2个单位;抗凝预防的相对禁忌证包括:慢性临床显著出血>48 h,血小板计数<50×10^9/L、严重血小板功能紊乱、近期接受有出血风险的大手术、潜在出血疾病、颅脑损伤、椎管内麻醉和腰椎穿刺。

参考文献

［1］中华医学会骨科分会.中国骨科大手术静脉血栓栓塞症预防指南［J］.中华骨科杂志,2016,36(2):65-71.

［2］中华医学会骨科学分会关节外科学组.中国髋、膝关节置换术加速康复——合并心血管疾病患者围术期血栓管理专家共识［J］.中华骨与关节外科杂志,2016,9(3):181-184.

［3］中华医学会骨科分会骨肿瘤学组.中国骨肿瘤大手术静脉血栓栓塞症防治专家共识［J］.中华骨与关节外科杂志,2020,13(5):353-360.

［4］中华医学会骨科学分会创伤骨科学组.中国创伤骨科患者围手术期静脉血栓栓塞症预防指南(2021)［J］.中华创伤骨科杂志,2021,23(3):185-192.

［5］中华医学会外科学分会.中国普通外科围手术期血栓预防与管理指南［J］.中国实用外科杂志,2016,36(5):469-474.

［6］米元元,陈婷,周英凤,等.脊柱外科术后患者深静脉血栓预防及管理的最佳证据总结［J］.中华护理杂志,2019,54(2):288-294.

［7］范志英,谢素丽,潘文文,等.骨科大手术中物理预防患者深静脉血栓的研究进展［J］.护理学杂志,2021,36(12):102-105.

［8］孙国玉,姜毅.新生儿血栓［J］.中华新生儿科杂志,2017,32(6):480.

［9］郎景和,王辰,瞿红,等.妇科手术后深静脉血栓形成及肺栓塞预防专家共识［J］.中华妇产科杂志,2017,52(10):649-653.

［10］王秋明,武海英,王焕萍.阴道分娩后卵巢静脉血栓一例［J］.中华围产医学杂志,2018,21(11):777-779.

［11］傅麒宁,吴洲鹏,朱越锋,等.输液导管相关静脉血栓形成防治中国专家共识临床实践推荐［J］.中国普外基础与临床杂志,2020,27(4):412-418.

［12］郑美花,黄凤凤,王璐祯.同步放化疗患者PICC相关性静脉血栓形成影响因素分析［J］.中华肿瘤防治杂志,2019,26(21):1637-1641.

[13] 卢骁,张茂.2021 创伤 ICU 深静脉血栓预防策略:美国创伤危重症学会专家共识[J].中华急诊医学杂志,2021,30(4):390-392.

[14] 毕娜,余清文,任银萍,等.我国上肢创伤骨折患者上肢深静脉血栓发生率的 Meta 分析[J].中华现代护理杂志,2019,25(23):2961-2965.

[15] 成芳,傅麒宁,何佩仪,等.输液导管相关静脉血栓形成防治中国专家共识(2020 版)[J].中国实用外科杂志,2020,40(4):377-383.

[16] 高远,龙安华,孟钰童,等.预防骨科围术期静脉血栓栓塞症的研究进展[J].解放军医学院学报,2018,39(5):447-450.

[17] 何晓红,董雪云,王琦,等.全程血栓防控体系在预防骨科患者静脉血栓栓塞症中的效果分析[J].护士进修杂志,2019,34(1):52-54.

[18] 魏俊强,刘利蕊,王新宇,等.股骨近端防旋髓内钉修复老年骨质疏松性股骨转子间骨折:发生下肢深静脉血栓的特点[J].中国组织工程研究,2016,20(35):5224-5230.

[19] 王敏.主动握拳活动对预防 PICC 相关上肢静脉血栓形成的效果[J].护理实践与研究,2016,13(22):141-142.

[20] 郑毅隽,罗哲.从重症监护角度思考普通外科围手术期静脉血栓栓塞症防治[J].中国实用外科杂志,2020,40(5):527-531.

[21] 刘坚军,董智慧,符伟国.普通外科围手术期静脉血栓栓塞症防治中血管外科干预原则与策略[J].中国实用外科杂志,2020,40(5):515-519.

[22] 吴鸿谊.血栓弹力图在普通外科围手术期静脉血栓栓塞症防治中应用及价值[J].中国实用外科杂志,2020,40(5):538-541.

[23] 魏俊强,刘利蕊,王新宇,等.股骨近端防旋髓内钉修复老年骨质疏松性股骨转子间骨折:发生下肢深静脉血栓的特点[J].中国组织工程研究,2016,20(35):5224-5230.

[24] 罗蕾,王国蓉,郭琴,等.肿瘤患者 PICC 相关上肢无症状静脉血栓的临床调查研究[J].中国护理管理,2021,21(1):25-30.

[25] 段娟,李丹,程琳,等.神经外科重症病人导管相关性血栓的研究进展[J].护理研究,2019,33(15):2651-2655.

[26] 马军,秦叔逵,吴一龙,等.肿瘤相关静脉血栓栓塞症预防与治疗指南(2019 版)[J].中国肿瘤临床,2019,46(13):653-660.

[27] 蒋碧佳,曾锦荣,卢春兰.老年肺癌住院患者下肢深静脉血栓形成的影响

因素[J].中国医科大学学报,2021,50(9):820-822.

[28]蔡芳芳.踝泵运动护理对老年卧床患者发生深静脉血栓的作用分析[J].实用临床护理学,2020,5(23):125.

[29]陈倩,胡雅毅.妊娠相关静脉血栓栓塞的危险影响及其预防决策[J].中华妇幼临床医学杂志(电子版),2019,15(6):623-630.

[30]王丹,阎萍.剖宫产术后的抗凝治疗[J].中华产科急救电子杂志,2019,8(4):215-219.

[31]马军,秦叔逵,吴一龙,等.肿瘤相关静脉血栓栓塞症预防与治疗指南(2019版)[J].中国肿瘤临床,2019,46(13):653-660.

[32]李海燕,张玲娟,陆清声.静脉血栓栓塞症防治护理指南[M].北京:人民卫生出版社,2021:123.

[33]张福先,王深明.静脉血栓栓塞症诊断与治疗[M].北京:人民卫生出版社,2013:43-44.

[34]谢幸,孔北华,段涛.妇产科学[M].9版.北京:人民卫生出版社,2018:209-212.

[35]高小雁,高远,秦柳花,等.医院内骨科静脉血栓栓塞症护理与管理[M].北京:北京大学医学出版社,2020:59.

[36]易群,李凡敏,周海霞.静脉血栓栓塞症诊治与预防390问[M].成都:四川科学出版社,2020:75-98.

[37]孙红.北京协和医院重症医学科护理工作指南[M].北京:人民卫生出版社,2016:309.

[38]闻曲,成芳,鲍爱琴.PICC临床应用及安全管理[M].北京:人民军医出版社,2012:337.

[39]吴钟琪.医学临床三基训练护士分册[M].北京:人民卫生出版社,2018:369.

[40]化前珍,胡秀英.老年护理学[M].北京:人民卫生出版社,2019:203.

[41]范利.血栓性疾病国内外诊断治疗学[M].郑州:河南科技出版社,2021,1-138.

[42]鞠阳,张茵英,周菊珍,等.智能握力系统在PICC患者功能锻炼中的应用[J].中华护理杂志,2021,56(8):1169-1173.

[43]张莹,李爱敏,关晨阳,等.不同活动方式预防PICC导管相关性血栓的效

果评价[J].中华护理杂志,2019,54(9):1390-1393.

[44]王晓燕,江薇,金泱,等.心房颤动患者行经导管经皮左心耳封堵术的围术期护理[J].解放军护理杂志,2018,35(18):63-65.

[45]田伟.中国骨科大手术静脉血栓栓塞症预防指南[J].中华骨科杂志,2016,36(2):65-71.

[46]鲁林花,孔月华,徐海珍.经外周静脉置入中心静脉导管拔管困难的原因与护理对策.[J]解放军护理杂志,2015,32(6):54-55.

[47]林庆荣,杨明辉,侯志勇.中国创伤骨科患者围手术期静脉血栓栓塞症预防指南(2021)[J].中华创伤骨科杂志,2021,23(3):185-192.

[48]郑美花,黄凤凤,王璐祯.同步放化疗患者 PICC 相关性静脉血栓形成影响因素分析[J].中华肿瘤防治杂志,2019,26(21):1637-1641.

[49]姚尧,王业贤,徐志宏,等.人工关节置换术前肌间静脉扩张相关因素分析[J].中国矫形外科杂志,2020,28(21):1945-1948.

[50]中国静脉介入联盟,中国医师协会介入医师分会外周血管介入专业委员会,国际血管联盟中国分部护理专业委员会.下腔静脉滤器置入术及取出术护理规范专家共识[J].中华现代护理杂志,2021,27(35):4761-4769.

[51]成芳,傅麒宁,何佩仪,等.输液导管相关静脉血栓形成防治中国专家共识(2020 版)[J].中国实用外科杂志,2020,40(4):377-383.

[52]桑春妮,师新娟.早期运动护理对偏瘫脑梗死患者下肢深静脉血栓形成的效果[J].血栓与止血学,2021,27(1):145-146

[53]霍玉青,郭英,秦芳,等.改良《PICC 相关静脉血栓风险评估表》对肿瘤患者风险预测效能的影响[J].齐鲁护理杂志,2018,24(7):43-45.

[54]张维,张恒.左心耳封堵术的临床进展和并发症[J].齐齐哈尔医学院学报,2019,40(3):348-350.

[55]郝晓妹,王燕贤,朱媛媛,等.预见性护理干预在左心耳封堵术患者中的应用[J].齐鲁护理杂志,2020,26(10):24-27.

[56]李艳萍,黄洁微,周佩如,等.2 型糖尿病伴右腹部蜂窝组织炎患者的护理体会[J].齐鲁护理杂志,2018,24(1):111-113.

[57]王红磊,张汝赞,胡跃云,等.12 例肿瘤患者 PICC 后深静脉血栓形成原因分析及对策[J].护理学报,2017,24(11):52-53.

[58]马骏,陈春萍.导管相关静脉血栓的研究进展[J].中国现代医学杂志,

2022,32(3):1-6.

[59]曹莉萍.PICC 导管纤维蛋白鞘形成机制和堵管再通方法的研究进展[J].护理研究,2017,31(31):3913.

[60]郝大洁,何海燕,王蓓.一体化护理模式在持续性心房颤动射频消融手术病人中的应用[J].护理研究,2020,34(10):1819-1822.

[61]王萍,王晓飞,金静芬.骨科卧床患者下肢静脉血栓发生的危险因素调查分析[J].中国实用护理杂志,2019,35(12):912-915.

[62]伍梅芳,郑晓玲.1 例蜘蛛叮咬后致坏死性蜂窝组织炎患者的护理[J].当代护士(中旬刊),2021,28(9):154-155.

[63]黄博婷,郑卓双,林卓美.1 例左膝部蜂窝织炎患者的护理[J].中国实用医药,2015,10(17):215-216.

[64]张阳,吴鸣,赵婧,等.全膝关节置换术后小腿肌间静脉血栓的康复策略:动或不动[J].中国康复医学杂志,2021,36(7):881-884.

[65]柳高,李丹,马艳,等.老年患者不同中心静脉置管方式血栓并发症比较[J].解放军医学院学报,2016,37(1):56-58.

[66]张明亮,李爱玲,王玉涛.2 型糖尿病患者发生小腿肌间静脉血栓的危险因素分析[J].中国中西医结合外科杂志,2021,27(4):576-580.

[67]杨逸成,熊长明.小腿肌间静脉血栓的抗凝治疗进展[J].中国医学科学院学报,2021,43(5):822-826.

[68]龚恒,黄斌,付立功,等.全膝关节置换术后小腿肌间静脉血栓临床研究[J].中国运动医学杂志,2020,39(11):863-869.

[69]袁永旭,付新贺.国内房颤治疗领域研究热点主题分析[J].中华医学图书情报杂志,2019,28(5):56-63.

[70]KARASU A,ŠRÁMEK A,ROSENDAAL F R,et al. Aging of the venous valves as a new risk factor for venous thrombosis in the elderly:the BATAVIA study[J]. J Thromb Haemost,2018,16(1):96-103.

[71]高远.骨科专科疾病典型案例[M].北京:清华大学出版社,2021:427-435.

[72]周阳.骨科专科护理[M].北京:化学工业出版社,2020:125-131.